U0382374

本书受到2018年度云南省哲学社会科学学术著作出版专项经费资助

超越卫生

上海市健康城市建设的政策过程研究

李娟 ◎ 著

中国社会科学出版社

图书在版编目（CIP）数据

超越卫生：上海市健康城市建设的政策过程研究／李娟著．—北京：
中国社会科学出版社，2020.7
ISBN 978 - 7 - 5203 - 6487 - 4

Ⅰ.①超…　Ⅱ.①李…　Ⅲ.①城市卫生—研究—上海　Ⅳ.①R126

中国版本图书馆 CIP 数据核字（2020）第 083152 号

出 版 人	赵剑英	
责任编辑	张　林	
特约编辑	郝宜家	
责任校对	周晓东	
责任印制	戴　宽	

出　　版	中国社会科学出版社	
社　　址	北京鼓楼西大街甲 158 号	
邮　　编	100720	
网　　址	http://www.csspw.cn	
发 行 部	010 - 84083685	
门 市 部	010 - 84029450	
经　　销	新华书店及其他书店	

印　　刷	北京明恒达印务有限公司	
装　　订	廊坊市广阳区广增装订厂	
版　　次	2020 年 7 月第 1 版	
印　　次	2020 年 7 月第 1 次印刷	

开　　本	710×1000　1/16	
印　　张	28.25	
插　　页	2	
字　　数	457 千字	
定　　价	158.00 元	

凡购买中国社会科学出版社图书,如有质量问题请与本社营销中心联系调换
电话:010 - 84083683

目　　录

图 目 录

表 目 录

缩 略 词

GDP	General Domestic Product	国内生产总值
GNP	Gross National Product	国民生产总值
HFA	Health for All	全民健康/人人健康/为了所有人的健康
HIA	Health Impact Assessment	健康影响评估
HIV/AIDS	Human Immunodeficiency Virus/ Acquired Immunodeficieney Syndrome	人类免疫缺陷病毒/人体免疫缺陷综合征（艾滋病）
ISA	Intersectoral Action	多部门行动/多部门参与
LEB	Life Expectancy at Birth	出生期望寿命
NGO	Non Governmental Organisation	非政府组织
OECD	Organization for Economic Cooperation and Development	经济合作与发展组织
PHC	Primary Health Care	初级健康保健
SDH	Social Determinants of Health	健康的社会性决定因素
SARS	Severe Acute Respiratory Syndromes	非典/严重急性呼吸系统综合症
UNFPA	United Nations Population Fund	联合国人口基金
UN-HABITAT	United Nations Human Settlements Programme	联合国人类住区规划署
WHO	World Health Organization	世界卫生组织
WTO	World Trade Organization	世界贸易组织

第 一 章

导　论

一　问题的提出

1984 年，在加拿大多伦多召开的一次探讨公共卫生政策概念的会议上，基于 Duhl 和 Hancock 研究的健康城市概念或模型得以明确提出（Ashton，Seymour，1988；Kickbusch，1989）。受此启发，世界卫生组织（英文缩写为 WHO，以后统一用此简称）欧洲区于 1985 年提出了开展一个健康城市项目的想法并进行了可行性论证（Tsouros，1990；Hancock，1993），项目正式发起于 1986 年葡萄牙里斯本论坛（WHO，1988）。在过去近 30 年中，WHO 欧洲区健康城市五年为一期的项目已发起了六期，目前已完成了五期（1987—1992 年、1993—1997 年、1998—2002 年、2003—2008 年、2009—2013 年），第六期（2014—2018 年）正在进行中，有近 100 个城市是 WHO 欧洲区健康城市网络的项目城市，还有 1500 多个城市是欧洲区 30 个国家的健康城市国家级网络的成员（Grady，Goldblatt，2012）。同时，开始于欧洲和北美发达国家或工业化国家的健康城市也"像野火般扩展到除南极外的各大陆"［Duhl 言，见 Tibbetts（2003）的文章］，发展中国家的健康城市项目也从 20 世纪 90 年代中期发展起来（WHO，2002），并且除了 WHO 项目和其他有正式指导结构的健康城市外，还有其他一些独立的、自称的健康城市和网络（Taylor，2010）。总的来说，世界各地都在开展健康城市建设，从而形成了地方层次的全球公共卫生运动（WHO，2003）或健康城市国际运动（de Leeuw，2012）。

我国很早就关注健康城市项目，据 WHO 欧洲区项目负责人 Kickbusch（1989）的文章所言，在 WHO 欧洲区创立健康城市项目之初，其他区也表示出极大的兴趣，曾有南美、埃及以及中国向他们询问了有关情况。WHO 西太区从 20 世纪 90 年代初开始采取促进城市健康的举措（Nakamura，2011），从 1994 年到 1998 年，WHO 的健康城市中国项目（The Healthy Urban China Project）有上海嘉定等六个城市区入选（WHO，2000）。2003 年"非典"之后，全国各地大批城市纷纷启动健康城市建设，中国健康城市建设进入了实质性发展阶段（Kreisel，Duhl，傅华，2006），同年，WHO 西太区成立"健康城市联盟"，中国苏州成为 5 个联盟理事城市之一。2005 年，健康城市联盟中国分会成立，成为健康城市联盟所设五个分会之一，第二届健康城市联盟大会也于 2006 年在中国苏州举办。2007 年年底，全国健康城市（区、镇）试点启动，上海等十个市（区、镇）成为全国第一批健康试点城市（区、镇）。2010 年 4 月 7日世界第 61 个"世界卫生日"，主题为"城市化与健康"，中国 460 多个城市开展了一系列活动。2012 年健康城市建设工作经验交流会在京举行，全国爱国卫生运动委员会副主任、卫生部部长在会上指出，健康城市建设工作是我国医改的应有之义，是促进"健康中国 2020"战略规划实施的有效载体。在新医改推行和实现"健康中国"目标的形势下，我国健康城市建设正迎来新的发展机遇。

随着健康城市项目在全世界城镇的扩张，可以认为"健康城市"在数量方面取得了非凡成就，并在 WHO 和参与城市中取得了一种声望（de Leeuw，2009）。但与之形成鲜明对比的是理论和研究的发展相对滞后，"一个成功的失败，因为实践比理论和研究发展得快"（Hancock，1992）。对健康城市的研究，不仅成果不多，而且缺乏对健康城市举措政治过程的更复杂分析（Baum，1993），在关于什么起作用、如何实际地实施改变等关键问题上，现有文献是相对较弱的（de Leeuw，2003），还不能够建立明确的验证，以便给城市健康的决策制定提供信息。

关于健康城市领域研究缺乏的原因，de Leeuw（2001）认为或许这就是组成运动的东西，理解缺乏理论基础而由巨大的热情弥补了。其他人也认为健康城市是由实践者进行的活动，是行动主义的。如 Davies 和 Kelly（1993）认为健康城市不是作为一个研究项目而发生的，而是一场由一系列当地社区实验组成的实践者行动，Hancock（1993）也持类似看法，认为比起研究来说，健康城市的参加者对行动更感兴趣，由于健康促进是由实践而不是由研究产生的，健康促进实践者最初考虑到的是健康促进不充分性方面的失败，因而需要政策、计划和活动的改变，以便更有效地加强健康。健康城市项目主要由社区层次的积极分子所采纳，他们是政治家、公务员或社区成员。学术思考和研究不是一般健康促进的内容，当然也不是健康城市的，行动主义并不是健康城市项目的传统。Harvey（1994）也认为"健康城市"研究很差的部分原因在于项目的精神是行动主义的而不是为了反思的。

　　但对于健康城市的研究亟待加强，其原因不仅在于健康城市建设是一个摸索发展的过程、城市本身也在发展，所以是没有终点的事业（de Leeuw，2003），相关的研究就是终身工作、有上千问题可以问（de Leeuw，2003），更主要还在于，虽然目前健康城市确实在全面地进行，并且效果确实是显著的，但在健康城市成为现实之路上也遭受了一些困难，这就需要研究来给健康城市实践提供理论指导（Takano，2003）。另外，健康城市理念起源于西方发达国家，现在扩展到了发展中国家，而发展中国家有特定的历史文化、政治经济条件，相应地健康城市一般概念也需要调整以便更好地应用于发展中国家，而做到这些就需要相应的研究。所以，WHO 呼吁各地区加强对健康城市的研究（Takano，2003）。

二　研究地点的选择

　　关于开展健康城市研究的路径或方法，考虑到建立健康城市和健康与生活质量改善状况间的因果逻辑联系不是简单的事情，甚至是不可能的，因此 WHO 建议研究者采取收集"最好实践"（best practices）的路径，特别倡导在健康城市研究方法论中的案例研究设计（de Leeuw，2003）。通过单案例研究，分析其各自发展阶段的特征、过程，以便基于此概括出关于健康城市实践的特征和一般规律，从而给政策制定提供依据。从研究发现的可信度角度看，需要对多个单案例进行研究，以便基于多重案例，提高健康城市研究发现的可信度，也更可能给健康城市的实践、开发和干预的实施作出一般的、通用的预设，从而有助于健康城市研究和实践的发展（de Leeuw，2003）。所以，WHO 强调要对世界各地采纳健康城市方法的城市，在其国家、城市以及社区层次，以具体进行中的项目、个案为对象，收集世界各地采纳健康城市方法的城市的案例

(Takano，de Leeuw，2003)。本书基于目的抽样原则，采用上海市健康城市建设作为个案，以此来分析 WHO 健康城市在中国城市实际开展的情况。之所以做此地点选择，除了本人读博期间身处上海并参加了案例相关的课题组而直接接触到上海市健康城市的建设过程等开展研究的便利条件外，更主要的原因是：

首先，作为中国第一大城市的上海市，在保障城市人口的健康方面面临严峻挑战，从而具有政策问题的典型性。上海是中国的第一大城市（建设部人居中心信息办公室、联合国人居中心，2010），常住人口为2301.91 万人、人口密度 3631 人/平方公里，为全国人口密度最大的城市（上海市统计局，2011）。上海也是中国的经济之都，连续十多年经济以两位数增长，但在经济和社会发展的同时，也面临城市发展进程中的种种问题，诸如环境、资源压力，老龄化和慢性病的挑战，还有不良的卫生行为习惯、大量流动人口问题、新老传染病的威胁，以及如何更好地体现卫生服务的公平性等问题。

其次，在健康城市开始引入我国并扩大发展的各个阶段，上海市都参与并为其中的典型代表。第一，1994 年，WHO 与中国卫生部合作确定"中国健康城市试点项目区"，首批有两个城市区入选，其中之一就是上海市的嘉定区。第二，2003 年 SARS 之后，许多城市纷纷开展健康城市建设，我国健康城市建设进入实质性发展（傅华，2006）或全面发展阶段（李忠阳、傅华，2007），其中，苏州市和上海市的工作颇具典型（傅华，2006；李忠阳、傅华，2007）。上海市政府于 2003 年 6 月通过了《上海市建设健康城市三年行动计划（2003—2005 年）》，是特大型城市中第一个提出健康城市建设的。第三，2007 年 12 月，全国爱国卫生运动委员会办公室在上海召开会议，正式启动了全国健康城市（区、镇）试点工作，并确定了十个市（区、镇）为全国第一批健康试点城市（区、镇），由此拉开了我国建设健康城市的新篇章，而上海市也名列这十个试点城市中。第四，随着健康城市在我国的开展，WHO 与国内的合作也在加强，2010 年 12 月，首个获得 WHO 批准的中国与 WHO 健康城市合作中心就设立在上海。

再次，上海市健康城市建设有明确、详细的政策方案和实施步骤，其政策体系各因素确定且完整。2003 年，上海在特大型城市中第一个提出建设健康城市并制订了《三年行动计划》。这个行动计划是以政府批文（红头文件）形式出台，其中，详细规定了三年内实施健康城市建设的详尽方案，包括目标、指标任务和重点活动、实施步骤和策略，并明确标明了政府各相关部门在其中的具体职责和详细任务（主管或协作）。建立了由副市长牵头、各区县和相关部门负责人组成的联席会议来协调推进，市长也亲自动员启动，并作为上海市政府的重点工作来抓等等。

最后，上海市健康城市建设政策过程脉络清晰，并已经历了四轮以上完整的政策周期。其每轮《三年行动计划》都经历了制定、出台、实施和评估等步骤，并且1994年开始的嘉定区WHO合作试点项目的实践，而后于2003年在特大城市中首个提出健康城市建设，目前已先后出台了五轮《三年行动计划》，并且其中前四轮计划已经完成，这意味着上海市健康城市建设三年行动已经具备四个轮次的完整政策循环周期，从而给系统化地纵向探讨健康城市建设的演变提供了极好的机遇。另外，上海市的健康城市建设《三年行动计划》从2003年开始到现在已历时十年有余，应该能够确认出此活动过程的一些健康成果，从而能够对其政策成效，尤其是其健康成效，进行分析。

三　研究内容与研究目标

对健康城市开展案例研究所需要收集和分析的内容，根据国外相关文献主张，涵盖了过程和结果两方面，如 de Leeuw（2003）强调要研究健康城市的共同因素，如多部门合作、社区参与等在具体项目进行中（发起、建立愿景、行动计划制订、评估等方面的例子）的情况；又如 Baum（1993）强调要包含对健康城市举措的政治过程的更复杂分析，并要分析采纳健康城市方法的城市在健康与生活质量改善方面的情况。

而国内对健康城市的研究，到目前为止总体上更多关注的是健康城市的政策内容或结果领域，有大量文献主要是在探讨诸如计划指标构建、项目标准，以及具体诸如健康管理、社区卫生服务、健康教育、城市建设和规划、环境生态、体育健身、循环经济等在健康城市建设中应该怎么做，甚至诸如虫害防治、动物咬伤要不要纳入健康城市计划。还有文献虽然对爱国卫生或卫生城市与健康城市两者间的异同进行了比较分析，但着墨最多的是结果指标和议题范围的宽窄，如认为国内健康城市多为清洁卫生、缺乏心理健康指标等，而对于两者在过程方面的差别则较少深入探讨甚至很少提及。

对健康城市的政策内容诸如有哪些内容、有哪些指标等方面的研究是必要的，但只是关注健康城市的政策内容是不够的。因为，健康城市这个理念的特色就在于其涉及的过程（Davies, Kelly, 1993）。de Leeuw（2012）也指出，使健康城市运动区别于其他城市健康举措的，是对一套价值观的承诺，这些价值观是统领城市背景下的健康发展的，是与社区开发、平等、社会融合、跨部门管理、政策开发等有关的，特别是明确地提到这个事实，即城市健康开发是每个人的事情。Davies 和 Kelly（1993）更明确地指出，在决定个人和社区的健康状况方面具有决定性影响的通常是一个社会过程，"钥匙"（key）似乎是存在于复杂的自然体系或生态学理念中。正如 Hancock（1993）所说，健康城市的概念化因素包括两个方面，一是健康概念；二是成就健康的战略策略。成就健康的策略是与承认项目作为一个过程以及这个过程的公共政策和社区参与方面等有关的那些方面。这对研究工作的意蕴就是：关注过程，与关注产出一样多。

在卫生政策领域，重视政策内容而忽视政策过程的情况并不少见。早在20世纪90年代，Walt（1994）就指出，太多的卫生政策错误地把注意力放在改革的内容上，而忽视了政策改变涉及的行动者、开发和执行变革的过程以及政策开发于其中的环境或背景，但后者恰是理想的政策结果没有得到实现的原因。政策改变是一个深远的政治过程，影响着政策的发起、形成和执行。因此，Walt 认为卫生政策领域迫切需要更综合的框架，以便更好地解释政策。她借鉴政治经济学和其他学科的有关知识，提出了著名的"政策分析三角"——一个综合了政策环境、过程、行动者和内容的分析框架。该模型更系统地思考了政策的主要影响因素：内容、过程、背景（context）和行动者之间的互动，从而有助于探索政策制定的复杂和混沌的事实（Gilson, Buse, Murray, Dickinson, 2008）。在这个模型提出之后，无数有关卫生和卫生改革的学术论文使用此框架来组织材料，以便解释是什么驱使了政策变迁（Buse, Dickinson, Gilson, Murray, 2007）。而且，由于该模型简明并既能够进行回溯研究，也能够对未来做出分析，这也给政策的战略管理提供了一个工具，因此其影响也在扩大（Gilson, Buse, Murray, Dickinson, 2008）。

根据 Walt 和 Gilson（1994）的"政策分析三角"模型，政策内容是对过程、行动者和环境的一些或所有维度的反映，正是这些维度导致了政策选择和实施的有效或无效，其理由在于：第一，政策是通过政策过程而制作出来的，这个过程包括议题提上政策议程、政策被制定和实施等；第二，行动者必须被看作是真实的人们和实际中存在的群体，没有参与者就没有系统，行动者在权力结构中的地位、其自身的价值观和期望，影响着政策过程；第三，"行动者"又受到其生活和工作的环境背景的影响，政策不仅仅是描述的或规范的，也不是开发于一个社会真空中的，而是复杂的社会、政治和经济因素间的互动的结果，政策建构于和执行于特定的历史背景中，其产生取决于时间和地点。政策环境涉及宏观政府层次和微观的制度层次，并包括社会、经济、政治（包括价值体系）等因素。

本书遵循 Walt（1994）的分析路径，考虑到政策过程的好坏一定程度上可以由其结果来反映，政策结果是对政策内容、过程的检验，所以本书在 Walt 和 Gilson（1994）"政策分析三角"的基础上，加入了政策成效评价，从而形成了一个包括政策内容、环境、过程、参与者和成效"五位一体"的分析框架，以此入手分析健康城市在我国城市——上海的推广和具体实践。在本书中，政策环境因素是所有方面的解释变量，同时政策背景也是动态和变化，政策过程和行动者不言而喻也是政策内容的解释变量，而政策内容可以说受到了其他所有方面的影响，但由于健康城市建设某一时段的政策内容的特点将对随后的政策过程的发展趋势和方向产生影响，所以政策内容也可以成为一个解释变量。至于政策成效，虽然它是政策过程的结果，但因其而起的政策调整等也会影响到未来的政策内容，例如解决了的问题不会再提上议题，错误的会被纠正，所以，政策结果也是一个解释变量。

同时，由于本书的研究主题是健康城市，所以研究的具体问题、分析衡量的标准，主要依据的是 WHO 健康城市的概念、原则原理和战略策略。第一，在政策内容分析方面，本书主要分析上海市健康城市建设对健康决定因素采取行动的范围、层次。WHO 健康城市基于健康的社会模式，其干预的层次远比针对行为等因素的干预更为复杂。WHO 健康城市项目《城市健康计划》或《城市健康发展计划》要求解决更广泛的健康

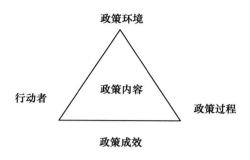

图1—1 健康城市建设政策过程的分析框架

决定因素，包括要延伸到 Dahlgren 和 Whitehead 的健康社会决定因素模型的最外一圈，即总的社会经济和环境条件（Green，Acres，2009）。第二，在行动者分析方面，本书集中分析上海市健康城市建设的多部门合作和公众参与，理由在于多部门合作和当地人们的参与是健康城市的基础策略和原则（WHO，1990），健康城市项目的目的就是要把健康置于政治决策制定者和城市健康和社会体系的关键利益相关者的议程上，并在更广泛的人口中建立健康意识（Hall，Davies，2010）。第三，对上海市健康城市建设的政策过程分析，本书采用 WHO 健康城市开发过程模型，并覆盖 Hancock（1993）所说"一个成功的健康城市所具有的特征"的大部分内容。第四，关于健康城市建设的健康成效分析，主要依据 WHO 健康定义、健康决定因素模型和衡量城市健康状况的指标体系来进行。

通过对上海市健康城市建设政策过程、内容、行动者、环境和结果的分析，本书力图达到如下研究目标：第一，描述、衡量上海市健康城市建设发展的水平、特征，在健康城市的各种关键原则、核心方面，确认其好的、强的或成功的方面，以及不足和问题；第二，发现、确认那些促进和阻碍健康城市的理念、原则和策略在中国典型城市上海健康城市建设中的影响；第三，基于研究发现，对上海市健康城市建设的未来发展提出相应的政策建议。

关于对健康城市进行研究的意义，de Leeuw（2003）指出了两个主要方面，一是可以加强相关知识基础，促进健康城市发展有关知识共同体的建立；二是通过给城市健康的决策制定提供信息，提供有效可行的实践方式，从而推动健康城市实践的发展。而通过开展对中国城市开展健康城市建设情况的研究，提供来自东方的发展中国家健康城市建设的经验，其意义除了以上 de Leeuw（2003）所说的两方面外，还有其他针对性意义，即一是有利于国内健康城市建设的完善和发展；二是以来自东方发展中国家的经验，在全球不同层次国家、城市以及社区不同行动者间进行交流和分享，能够有助于其他类似地区的健康城市项目学习复制别的城市的成功经验，并避免犯同样的错（Ogawa，2002）。

四　事实材料的收集和研究过程

（一）事实材料的来源

1. 《上海市健康城市建设三年行动计划》政策文件

主要的事实材料首先是来自于《上海市健康城市建设三年行动计划》（以下简称《三年行动计划》），因为，第一，该计划是上海市健康城市建设政策的文本表达，得到政府批准后以红头文件下发，所以具有正式性和确定性；第二，《三年行动计划》中不仅明确地阐明了目标、任务和步骤，并附有"指标任务和承担部门"列表，详细列出了指标名称和定义、指标值、时间节点以及负责或协作的部门；第三，该计划从 2003 年开始到 2015 年已经出台了五轮，前四轮已经完成，第五轮（2015—2018 年）正在实施中；第四，政府信息公开制度提供了获取这些政策文本的便利条件。

2. "上海市长宁区健康城市建设中期和终末评估"研究项目

笔者参加了"上海市长宁区健康城市建设中期、终末评估"课题组，从而获得了相关的一手数据资料。在上海市长宁区健康城区建设中，为了掌握政策进展，并给下一轮行动计划的制订和调整提供依据，长宁区引入了第三方评估。复旦大学社会发展与公共政策学院与长宁区组成联合课题组，对上海市长宁区健康城区建设《三年行动计划》的实施情况进行了评估研究。在这个研究中，进行了居民问卷调查以及对政府职能部门和街道办事处的机构问卷调查；另外，还进行了焦点小组的访谈，访谈对象为政府职能部门代表、专家名人、社区单位和居民代表。具体情况如下：

（1）居民问卷调查数据

问卷内容包括市民健康素质、生活品质和社会品质、满意度、健康城市的收益和影响五大方面。调查由复旦大学师生与上海市长宁区爱卫办合作完成。调查为入户访问，样本选择采用多阶段分层整群随机抽样方法，先在上海市C区范围内的每个街道／镇中随机抽取居委会，然后由居委会排摸、提供家庭名单，最后在居委会提供的名单内随机抽取1000户居民，对每户家庭中的一名15—75周岁、具有上海市户籍的居民或在上海市居住满6个月及以上的人员进行调查。

之所以选择上海市C区，因为这个区的辖区范围跨城郊区与市中心区，样本中也包括非户籍人口，主要以常住人口为主，以全面反映上海市健康城市建设情况。所采纳的两次调查，样本规模都为1000户，样本量两次各为1001个，共2002个。数据统计与处理，是将调查问卷用Excel建立数据库输入，核对后经统一编码由SPSS 10.0统计软件处理和进行分析。

（2）机构调查和资料评阅

上海市健康城市建设终末评估时，使用半开放的《机构问卷调查》（调查问卷详见附录）对政府职能部门和街道进行了调查，并对政府文件、工作记录、总结等进行了资料评阅。半开放式机构调查问卷由第三方复旦大学课题组主持设计，问卷内容包括街道和职能部门在健康城市建设中组织领导、活动推进、协调配合、工作成效四个方面。问卷针对不同对象，分为街道调查问卷和职能部门调查问卷两类。机构调查、资料评阅的组织和调查过程，主要是在该区爱卫办主持协调下，根据我们作为评估第三方所设计的"机构调查表"，对相关职能部门和各街道（镇）进行相关培训和指导，而相关职能部门、各街道（镇）根据实际情况完成调查表的填写并按照要求提供相关证明材料，并且，其上交的问卷回答结果和有关证明材料一般都经过该机构负责人的同意。

（3）焦点小组访谈

在上海市健康城市建设终期评估中，由区爱卫办与复旦大学社会发展与公共政策学院组成调查组，分别召开了四场针对来自上海市C区不同街道和居委会的居民代表、各相关职能部门代表、健康场所建设单位代表，以及相关名人专家等不同层次对象的访谈会。这四种受访对象，代表了上海市健康城市建设的政策制定和实施者、受益人、专家等不同群体。

调查内容依据的是全市统一的访谈提纲，其中，有对所有四类访谈对象均一致的调查内容，主要是指"健康城市行动对人群和环境健康问题的改善情况"、"健康城市行动应该关注的重点"两方面。此外，还有针对不同受访对象而专设的调查内容，包括：一是政府职能部门代表的访谈会，还调查了各"部门对城市健康问题的关注度"和"对建设健康城市的支持度"、"部门收益"、"主要经验"、"建设健康城市行动存在的不足和建议"、"部门对下一轮健康城市行动的打算"五个方面；二是专家和权威人士访谈会，还调查了"令其印象最深刻或最满意的健康城市活动"、"值得推广的经验"、"存在的不足和建议"三方面内容；三是社区居民代表访谈会，还调查了社区居民"对健康城市三年行动的知晓度"、"参与度"和"印象最深刻或最满意的健康城市活动"三方面内容；四是建设健康场所代表访谈会，还调查了社区或单位"对建设健康场所的态度和目的"、"社区或单位的收益"、"值得推广的建设健康场所措施"、"建设健康场所的不足之处和建议"四方面内容。

调查采用焦点小组的方法，访谈会由市建设健康城市专家组成员主持，整个过程全程录音，访谈结束后对访谈结果进行处理和分析，首先是将访谈录音转录成 Word 文件并按照访谈对象进行编码（见附录），然后进行内容分析，分析策略大致采取了四个步骤：一是熟悉资料，反复阅读访谈笔录；二是以访谈提纲确定的主题，同时也从反复阅读笔录中归纳出新的主题，结合研究者已经形成的理论主张，来聚焦到相关数据，使得主题框架得到不断发展与修正；三是根据主题框架，把笔录资料对应于不同的主题作归类；四是以确定的主题作为描述性框架来呈现访谈数据材料，或者在有关研究中建立解释来使用这些访谈数据。对于访谈资料的分析与处理，由于没有找到适宜的定性资料软件来进行有关主题设定、编码、检索等工作，所以主要是由笔者手工完成，依靠反复多次阅读分析材料来进行。

3. 客观指标数据——人口普查资料和上海市统计年鉴

本书研究的背景数据涉及上海市的人口、经济、社会等方面，特别是关于人口健康、市政建设等方面的数据资料，主要来源于上海市统计局发布的上海市统计年鉴、历次人口普查资料，数据时间范围从 2002 年开始，一直到可以获得的最新资料即 2012 年和 2013 年的资料（目前可以获得的最新统计年鉴是 2014 年的，最新到 2013 年的情况）。时间段如此选择的原因，是考虑到 2003 年是上海市健康城市三年行动计划的开始年，故 2002 年统计数据可以作为基线，以反映《三年行动计划》实施前人口、市政基础设施等方面的情况，而 2012 年或更新的统计数据可以反映《三年行动计划》实施近 10 年后的情况，通过对这两个时间段进行"前—后"比较来考察政策成效。另外，事实材料还有其他来源，包括 2002 年前后的政府工作报告以及地方志、文史资料等，目的是掌握上海市历史、地理等情况。

（二）研究过程

从 2007 年开始到论文完成，本书的研究过程大致可分为三个主要阶段：一是对上海市健康城市建设全过程进行初步资料收集与分析，主要目的是掌握上海市健康城市建设的政策内容、大致了解其政策过程、明确其政策背景，从而初步确定研究的方向与着力点，为之后进行正式的资料收集和研究做好前期准备；二是全面且深入地进行资料收集，通过专题小组访谈、机构调查和居民问卷等调查以及更全面的文献资料收集和客观指标采集，全面、深入地掌握上海市健康城市建设政策过程的细节，明确影响政策过程的关键因素及原因，为理论分析做好准备；三是资料分析、论文写作阶段和随访，同时不断补充文献资料，通过分析，形成结论，总结健康城市建设实践的不足并试图给出建议。

五 重要概念

1. 健康城市

世界卫生组织出版的《健康促进术语汇编》（1998 年版）中的健康城市定义，是由健康城市的创立者 Duhl 和 Hancock（1986，1988）所给出的，即一个健康的城市，是这样一个城市，它不断地创造和改善其物质和社会环境，并扩大社区资源，使居民能够互相支持，来履行生活的所有功能和开发他们的最大潜能。

de Leeuw（2001）指出这个定义尽管鼓舞人心，但不规范、不是一个科学上有效的定义（例如，一个定义，可以使我们确定理论假设，以及随后的研究问题）。所以，她提出了一个"更具操作性"的健康城市定义，即健康城市是一种策略和方法，这种方法以一个地方为基础，以便系统化地解决健康和疾病的社会的、自然的和个人的决定因素，并特别强调在政策制定、实施和评估以及旨在实现健康平等和可持续发展的干预措施中的多部门协作与公众参与。

2. 建设

Lawrence（2005）针对有关健康城市的争论，认为应该进行概念上的澄清，其中首先是有必要对英文里的 building 一词做产品（product）和过程（process）两种区分。作为"产品"是指建成物，指的是结果；而作为"过程"就是建设，是指发生在城市中、城市间和其地方的一系列复杂的过程。而常见的理解只是解读了某一方面。Lawrence（2005）以此认为，"建设"一词代表着资源、人类及其活动的秩序，以及一套目标、优先序和实现理想目标的行动。

3. 过程

健康城市语境下的"过程"一词是指"实现、达到健康目标而采取的战略策略"（Hancock，1993）。Hancock（1993）提到 Tsouros 对"一个成功的健康城市项目的特征"的概括，即"强的政治支持；有效的领导；广泛的社区所有权；高的可见性；战略性取向；充足和适宜的资源；有效的委员会；强的社区参与；多部门合作；政治的和管理的问责"（Tsouros，1990），并指出这些都是关于过程及其支持该过程的结构（Hancock，1992）。健康城市评估中的"过程"指标主要都是关于工作机制方面的（WHO，2002）。

4. 公共政策分析

公共政策，从广义上说，它可被看成是政府当局的决定和行动的总框架（约翰·格鲁姆，1996）。Hancock（1993）指出，健康城市的概念化因素，除了健康概念外，还指关于成就健康的战略策略。而与策略有关的主要因素之一就是公共政策，并且开发健康的公共政策的战略策略是健康城市项目的根本。此外，健康城市本身就是对地方政府在建立广义健康的条件方面的重要作用的承认。

关于公共政策分析，Dye 的定义比较通用，他把公共政策分析定义为"对政府活动、行动的原因和结果的描述和解释"。政策分析的目的包括科学（理论建构）和实践（开药方）两方面。

5. 环境

环境的英文"context"一词也可译为"背景"。据"政策分析三角"的主要提出者 Walt（1994）的论述，政策不仅仅是描述或规范的，也不是开发于真空中，而是复杂的社会、政治和经济互动的结果。行动者生活和工作于其中的背景环境（context）是指政治、经济和文化结构，包括在宏观政府层次和微观制度或机构层次。

6. 行动者

Walt（1994）用行动者（actor）一词（有时翻译为活动者）并指出，政策制定过程或政策形成和执行中的行动者，包括个人、团体或组织（或团体的成员）。而对于政策过程中活动着的个人或组织，研究者一般使用"政策主体"或"政策参与者"等概念。政策主体是与政策客体概念相对应的，后者是指政策发生作用的对象，例如服务使用者等，而政策主体主要指政策过程中起主导作用的制定者或实施者。相对于政策主体一词，政策参与者这一概念要宽泛很多。

在 WHO 健康城市有关文献中，常见的用词有"参与者"（participant）（WHO，1996）、"玩家"（player）（WHO，1997）和"利益相关者"（stakeholder）（WHO，1997）等几种，而且互换随意。健康城市的理论基础是健康的社会模式，几乎所有人都应该是健康城市的行动者，健康城市强调的是尽可能多的参与者。

7. 政策内容

据 Start 和 Hovland（2004）的观点，政策内容（content）是指与某个具体议题有关的书面的法律、政策和预算，例如，反家庭暴力的法律。Breton 和 de Leeuw（2010）更明确地指出，政策内容指的是政策的本质、影响和演进。

在卫生政策领域，政策内容主要指政策的技术方面，指出政策是什么政策——如是否在健康照顾融资中提倡对使用者免费比医疗保险更公平和有效（Buse，Dickinson，Gilson，Murray，2007）。

六　本书的篇章结构

本书除去导论和结论，主体共有八章，分为六部分。

第一部分是文献综述，主要在第二章。本书涉及的理论主要是健康城市和政策分析理论这两方面。关于健康城市，通过对 WHO 健康城市指南、各国实践和理论研究文献的回顾和梳理，描述了健康城市的来龙去脉，以及健康城市运动背后的理念、原理，其倡导的战略、策略和原则。这些文献范围涉及健康城市建设的国内外研究。另外，回顾了与本书有关的政策过程分析理论。文献综述的目的是为上海市健康城市建设的研究提供理论基础。导论部分所述的主要研究思路、分析框架、研究方法、资料收集以及研究过程都是建立在文献回顾基础上的。

第二部分是关于上海市健康城市建设开发过程的描述性分析，主要在第三章。是以政策过程的阶段分析方法，就上海市健康城市建设《三年行动计划》从调研、方案起草和讨论通过，到下发实施，然后结果评估和政策调整、延续，下一轮三年行动计划又出台的过程，进行描述并确认政策制定过程中的有关事件、影响因素，以及概括该市健康城市建设在实施过程中的特点。分析涉及过程和结构等方面。

第三部分即第四章，关于上海市健康城市建设的政策内容分析。是以 WHO 健康城市原理原则为依据，通过对上海市健康城市建设的政策文本《三年行动计划》的指标任务和重点推进活动的主题归纳、结构比例分析和四轮《三年行动计划》的时间序列分析，揭示上海市健康城市建设采取的行动或开发的进入点。

第四部分就是第五章，关于上海市健康城市建设的政策环境分析。以政策环境的一般理论以及 WHO 健康城市关于环境背景的有关论述为分析框架，通过综述、合成有关统计数据和文献资料，从城市人口地理、经济、政治、社会和文化，以及卫生系统和国际环境等方面，以宏观和中观角度，来描述上海市健康城市建设的政策环境及其可能产生的影响。

第五部分是关于上海市健康城市建设的行动者分析，包括第六、第七、第八章，涵盖多部门合作和公众参与两个健康城市的关键特征。首先，第六、第七章主要描述多部门合作，其中，第六章是关于上海市健康城市多部门合作的参与者特征、地位、作用，而第七章则描述有关部门参与的意识和策略、成绩和收益及促进因素，以及存在的问题和困难障碍；其次，第八章是关于上海市健康城市中的公众参与，主要以"参与之轮"的四个方面为分析框架来描述上海市健康城市建设中鼓励公众参与的策略和机制，并分析其成效、不足与问题。

第六部分是第九章，关于上海市健康城市建设的政策成效分析。主要描述上海市健康城市建设的政策过程产生的健康结果，包括人、环境、社会等方面健康改善情况，包括成绩与不足。首先是基于 WHO 健康城市评估的内容、指标等方面的经验和建议，结合上海市健康城市建设实际，本书建立了自己的评估设计；其次基于统计定量数据、访谈等质性分析，确认了上海市开展健康城市建设后在自然物理条件等健康决定因素方面的变化、人群健康成果以及市民"知信行"的改变和满意度，目的是以健康成果来检验上海市健康城市建设是否很好地实施了 WHO 健康城市所倡导的过程和结构，进而也可以检验和证明健康城市倡导的过程或干预的有效与否。

第二章

与研究主题相关的文献综述

　　本书是对某地健康城市建设的政策过程分析，国内外已有丰富的研究理论成果，包括健康城市研究的理论成果以及政策分析方面的理论和模型，为本书的分析研究提供了理论基础。基于本书的研究目的，对相关文献进行梳理，于本章对目前为止健康城市的国外和国内的相关研究进行综述，并梳理与本书有关的政策分析框架和模型。鉴于健康城市概念起源于国外，其文献成果也较丰富，所以分两节叙述。

第一节　健康城市的缘起、原则与策略

　　本人目前所获得的国外健康城市有关文献，首先，是 WHO 的各种公开文献，大致有这几种类型：一是概念和工具类，诸如《开发健康城市项目的 20 个步骤》、《如何描述城市的健康》、《计划——框架性的工作》、《城市健康计划与可持续发展》、《社区参与的方法与技术》等；二是项目战略与工作文件，如 WHO 欧洲区项目城市的入选条件和任务要求；三是政治宣言类，还有会议文件、案例研究；新闻简报、宣传册类等其他类别。文献出自 WHO 总部和各区，但以 WHO 欧洲区的公开文献最多。其次，是发表在国际学术刊物上的文章，这些刊物包括卫生领域的刊物，如 *Health Promotion International*、*Public Health Reports*；政策和公共管理领域的刊物，如 *Journal of Public Health Policy*、*Public Administration Review* 等，还有城市环境相关领域的刊物，如 *Environment and Urbanization* 等。另外，还有文集或编著，如 *Healthy Cities*、*Healthy Cities*：*Research and Practice*、*Healthy Cities and Urban Policy Research* 等。研究者以 Hancock、

Duhl、de Leeuw、Ashton、Tsouros 和 Kickbusch 等为代表。

一　健康范式的转变和城市化趋势

关于健康城市的缘起、背景，即健康城市因何而产生、如何产生，有丰富的文献对此进行了回顾，通常涉及历史背景、理论基础诸如对健康概念的理解和获得健康的方法，还有现实背景，诸如城市化、政治上非中心化，以及实践基础，如 WHO 政策的进展、城市公共卫生的复兴等。

（一）公共卫生的演进、健康范式的转换

关于什么决定健康和其决定方式，历史上有多种解读。古希腊人把疾病看作是一个人的内在和外部环境自然平衡的打破，而罗马人通过保证优质的水供应、道路和住房而对公共卫生做出贡献。然而，只有到 19世纪，个人环境和生活条件才成为科学的和现代意义上的医学所关注的焦点。接下来的一段时间，则一直是"治疗模式"（treatment model）为主导（Davies，Kelly，1993）。但后来，在人们看待疾病—健康的方式以及个人、家庭或政府对此回应等方面，根本性的改变也在发生（Ashton，Seymour，1988）。

1. 19 世纪的公共卫生：机械式的清洁卫生方法

19 世纪在英格兰和其他地方，伴随工业化而来的迅速城市化，人们涌入城市，废物、污水、毒气、烟雾及传染病等接踵而至，严重健康问题激发了强有力的应对——19 世纪公共卫生运动，主要措施包括修建水道和公园、改善水供应和住房规范、采用防止污染的方法、建立食品监察和控制，并确立法律，伴随而来的城市规划作为公共卫生的一个分支而变得重要。这些理念在 19 世纪后期形成了理想中的健康城市的乌托邦愿景，诸如 Benjamin Ward Richadson 的《海捷亚——一个健康的城市》（英文为 *Hygeia*，该词原意指司健康的神）、20 世纪早期的花园城市运动以及现代重建、郊区开发等（WHO，1990）。这时的公共卫生运动主要集中于工业镇和解决城市的肮脏，其领域是地理性的，重点是环境，而其逻辑基础是机械式的清洁卫生理念，考虑的是把人类和动物与食物和水分开，采取的应对措施是地方驱动的公共卫生运动和公共卫生立法支持，内容诸如修建下水道、重整街道，并供应安全的水等（Ashton，1998）。

2. 健康的生物医学—病理学范式

到 19 世纪后期，新技术诸如免疫和疫苗、出生控制以及对个人健康和卫生教育的强调，环境主义与个人预防的混合使以建立培训课、专业的协会和公共卫生部门为特征的公共卫生事业繁荣起来（Ashton，1998）。到了 20 世纪 30 年代，随着胰岛素和磺胺类药物的发明，以及病后治疗可能性的增多，历史进入了"治疗时期"。从此时期开始，传染病明显消亡，福利国家政策在一些发达国家得到大力发展。历史上，这标志着公共卫生部门和全科医务工作者（general practitioners）角色作用的变弱，而权力和资源转移到以医院为基础的卫生服务方面，特别是那些教学医院（Ashton，Seymour，1988）。这一时期主导的健康范式是"治疗模式"（treatment model）（Tsouros，1990；Davies，Kelly，1993）、"医疗范式"（Tsouros，1990）或"健康的机械—生物医学范式"（Hancock，Duhl，1988）。在英国及其他许多国家，健康方面的公共政策主要为治疗因素所驱动着，其所蕴含的逻辑基础和假设是：疾病是产生于单一原因的线性过程，适当的医学干预可以预防或治疗此问题（Hancock，Duhl，1988），药物学产业可以提供应对所有情况的"魔弹"（Ashton，1992）。Duhl（1992）还把以化学药物和手术疗法为主的方法称为"西方对抗疗法"。这一生物医学范式逐步取得了优势，即便在今天，医疗模式仍然是重点，对于工业化世界的人们而言，医院和医生就是健康，医生、医院和健康保健体制（事实上是疾病治疗体制）被认为是健康的同义词（Hancock，Duhl，1988）。

3. 生活方式议题导向的"受害者责备"方法

20 世纪 70 年代早期或中期起，生物医学模式的局限性被揭示出来（Tsouros，1990）。McKeown（1976）对英格兰 1830—1970 年死亡率和传染病的分析结果显示，死于肺结核等传染病的死亡率降低，多数都在预防或治疗方法出现之前就已经发生了。这意味着死亡率的降低并不主要是由预防或治疗方法的出现而导致的。医疗模式的缺陷被揭示出来，加上高科技现代医疗保健对资源的无止境要求、全球费用危机和消费者对其自身健康的关注，不断挑战着健康的医疗范式（Tsouros，1990），使公共卫生复兴，新的范式出现。1974 年，加拿大健康和福利部的首长 Lalonde 的报告《加拿大健康的新视角》，在史上第一次以政府报告承认健康保健服务不是最重要的健康决定因素，而是其中心概念——"健康领域"，包括人类生物学、生活方式、健康保健的组织和人们生活于其中的社会和物理自然环境等影响因素。这使开发更广范围健康公共政策和实践具有了合法性（Hancock，1986）。同时，对健康的环境决定因素和个人预防的强调，与新出现的对生态思维的强调相契合，生态思维也强调要超越旧式公共卫生的机械的清洁卫生方法（Ashton，1998）。

不过，此时生活方式议题导向的"受害者责备"又占了上风。有流行病学证据表明，个人行为诸如吸烟、喝酒、饮食和锻炼等影响着人口健康，因此，改变生活方式也是改善健康的重要方面。但关于改变的方式，如果其预设是认为个人行为是自由的选择，则减少这些生活方式风险因素的策略，就是告知人们不同风险因素对健康的负面影响，从而激发他们改变不良生活方式而做出更健康的选择（Dahlgren，Whitehead，2007）。基于这种认识的生活方式导向方法，健康教育被看作是干预措施、作为治疗的一种形式，其效果则用"之前"和"之后"的方法来进行测量。由于这种方法把不健康生活方式看作是"自我强加的风险"而对环境因素的关注较少，没有考虑到影响健康的更广泛的社会—经济和环境因素，其实质就是对健康不良者的怪罪，所以，这种方法被称为"受害者责备"（victim-blaming）（Hancock，1986；Davies，Kelly，1993）。Dooris（1999）认为，强调治疗和个人的生活方式，其重点都是生病和死亡，都属于健康的"生物医学"模式。

但后来，生活方式导向方法的局限性也被诟病。人们认识到其预设是有问题的，因为周围的社会和经济环境才是决定他们生活方式的重要因素，生活方式被结构性地决定了。这也凸显了财政政策结构化干预的重要性，如提高有害商品的价格并通过立法来限制其发展，还有提供公共补贴和增加健康食品和娱乐设施来使健康选择更为容易，这些对于那些低收入人群显得特别重要。所以，有必要把结构性干预和健康教育方法相结合，以改善总人口健康。从 20 世纪 80 年代早期起，"'受害者责备'的生活方式方法"受到广泛批评，诸如 Hancock（1986）和 Kick-busch（1987）的研究，引起了一种修正性的对更多基于环境而不是生活方式的健康的社会模式的考虑（Davies，Kelly，1993）。1984 年加拿大"超越健康保健"会议的起因之一就是要扭转"'受害者责备'的生活方式方法"（Ashton，Grey，1986；Ashton，Ubido，1991）。

4. 健康的社会—生态模式

生活方式议题重点再次转换向更广泛的健康模式，反映了对健康决定因素——环境、社会、政治、经济、行为、生物和医疗——的现代理解（Tsouros，1990）。de Leeuw（2012）称此为一种健康的社会模式。健康和医疗议题的复杂性要求采取一种系统的、生态的观点（Dule，1992），一个增长的共识认为，健康不主要是医学干预的结果，而是复杂重叠的社会、政治、经济、环境和遗传基因与行为因素的社会生态产物，大量健康是在健康部门之外创造的。这个推论的本质是一种问题重点的转移，这种问题重点不是医学的，也不是健康行为的具体类型如不安全的性和吸烟、具体风险人群如同性恋者和孕妇，而转向的是环境和场所（Dooris，Dowding，1998）。正如 Hancock 和 Duhl（1988）所指出的，只要健康被看作是医生和医院的事情，或被看作是个人责任，城市就只扮演很小的角色。

（二）WHO 的 HFA 战略、初级卫生保健和健康促进

WHO 在其几十年历史中一直是健康政策改革的先驱（WHO，1990）。1946 年的宪章扩展了健康理念，认为健康不仅仅是没有疾病，强调身体、心理和社会方面的互动。在公共卫生新运动中，对健康的新认识、健康获得的新方法也为 WHO 所采纳并表达在三个相关的举措中，1977 年世界卫生大会号召国际社会和成员国为实现所有人的健康而奋斗；《阿拉木图宣言》则描述、整合了公共卫生、人口和环境考虑的初级卫生保健的图景，"2000 年为了所有人的健康"（英文缩写为 HFA，以下统一用此简称）目标得到了多数国家的响应和支持，初级卫生保健成为了实现目标的关键途径（WHO，1978）；1986 年渥太华健康促进首届会议所发布的《渥太华健康促进宪章》定义了 HFA 的关键概念——健康促进的战略和策略（WHO，1986），基础理论为：健康的创造是一个多因素的现象，需要跨部门合作、社区行动和政治支持（WHO，1988），行动方向是调整卫生服务方向、健康支持性环境、社区行动和开发个人技能，以及健康的公共政策（对每个公共部门政策的健康后果加以研判的政策）。

（三）城市化、非中心化趋势及城市新公共卫生兴起

1. 城市化及其健康意蕴

在人类历史的长河中，城市是在最近的几千年才发展起来。起初，人类多数生活和工作于乡村。随着历史的推移，人口的天平渐渐地从乡村向城市倾斜。19 世纪，伴随工业化发展而来的城市化步伐加快了，到 20 世纪，城市数量、人口和总表面面积以前所未有的规模增长，在 1990—2000 年，世界人口增长 15%，同期，城市人口增长 25%；仅 1950—1995 年，发达国家超过百万居民的城市中，从 49 个增加到 112 个，发展中国家从 34 个增加到 213 个。随后，这个趋势在工业化国家有所放慢，而发展中国家则在加快。此趋势在 21 世纪继续发展，推测到 2008 年，城市人口首次超过世界人口总数的一半（UNFPA，2007）。在 20 世纪八九十年代，也即健康城市起始的时候，欧洲已有 2/3 以上的人生活在城市和镇，并预计到 21 世纪，世界人口的一半将生活在城市。

如此多的人口生活在城市，其政策意蕴是多样的。从人口健康的角度，意味着大部分人的健康状况会受到城市这样一个场所的影响，因为以健康新范式看来，"健康是由人们日常生活、学习、工作、玩乐和相爱于其中的场所所创造和维系着的"（The Ottawa Charter，1986）。这样，就改善健康而言，城市就是一个明显的开始点。从 WHO 健康城市项目的产生到向全球扩展来看，首先是在城市化早已经达 2/3 的欧洲和北美一些国家的城市建立，而后在全球各地迅速蔓延，也与全球城市化的快速发展扩大到发展中国家相联系。城市化的发展，使如此多的人生活于城市，城市人口的健康在总人口健康中的分量越来越大，使城市中的健康影响因素日益受到关注。WHO 健康城市项目选中城市来作为实施全民健康战略和健康促进原则与策略的一个载体，原因之一就是巨量人口集中于城市，所以，任何关注于 HFA 的努力，都不可能忽略城市。

Kenzer（2000）指出，促成健康城市的另一个因素就是对城市区域健康问题的规模和性质有明确认识。在整个 20 世纪 70 年代，国际机构倾向于把重点放在乡村贫困问题和与之相关的健康问题上。但 1983 年情况开始有变化，参加 WHO 和联合国儿童基金会"城市初级卫生保健"联合会议的代表同意就城市健康问题展开研究，特别侧重于南半球的国家，以"贫民窟和棚户区"、低收入和高危人群等为对象。当时这两个组织都在

认识城市作用方面面临困难，因为其大多数的工作人员以及大多数的国际机构仍然认为城市居民在获得健康保健和其他基本服务方面拥有特权（Kenzer，2000）。WHO 东南亚区网站的"Healthy Settings"网页也有这样的表述：健康城市项目是对与城市化有联系的日益恶化的健康状况的应对（WHO SEARO，2002）。

2. 非中心化、权力下放

WHO 健康城市项目提出并能够在欧洲以及后来在全球得到响应，还得益于新的政治现实，一些政治变化奠定了地方政府的基础制度（Grady，Goldblatt，2012），其中主要是指"去中心化"或"权力下放"趋势。欧洲大部分国家以及其他国家，为减少中央的影响和促进地方权威而把责任放在地方层次，使地方政府有能力独立承担一些具体专门行动包括健康行动（WHO，1990、2003；Ashton，1992；Grady，Goldblatt，2012）。这就为增加地方政府权力、加强灵活性提供了契机。由于地方政府可以更好地回应当地的需要，也更了解当地情况（Grady，Goldblatt，2012），有利于提高有效性。正如 Ashton（1992）所说，初级卫生保健的全国部门不会约束一个市政的活动。Lawrence 和 Fudge（2009）也指出，如今，国家层次的政府对住房、城市规划和当地城市经济的影响比 20 年前的要少，而以前大多数的城市发展决策是在国家级层次作出的。

3. 城市新公共卫生的兴起

20 世纪 80 年代，在全欧洲城市范围出现了新公共卫生普遍复兴的现象，似乎是适时的，WHO 支持已在进行中的过程（Tsouros，1990）。其中比较突出的有英国和加拿大的城镇。1980 年，加拿大多伦多就提出要把该市建成为北美最健康的城市的目标，也就是在该市召开的一个名为"超越健康保健"的会议上，健康城市理念得以提出（Ashton，1990）。而在英国，一群力量日益增长的地方当局，如谢菲尔德、伦敦朗伯斯区、利兹市等都在采取公共卫生举措，其中，牛津城市委员会的举措可以回溯到 1984 年。当时，其地方劳动党由于不满意缺乏回应性的健康当局，所以在新一轮选举中承诺要提升城市广义的健康，并动员了各有关责任部门如住房、规划、娱乐和环境健康的当局，另外还要开展社区参与公共卫生的激进计划，涉及食品政策、吸烟、职业健康、娱乐和锻炼、艾滋病预防、癌症，健康信息与研究，从而开发和实施了一个解决个人、社会和环境健康问题的健康战略（Fryer，1988）。他们还与社区医院相结合，进行了针对其服务的连续健康听证，并发起了预防心脏病、艾滋病，保护家庭安全、少数族裔健康等主要举措。这些在英国城镇进行的活跃的新公共卫生举措都是开发在医疗控制之外的，是以地方当局为中心的，服从于地方民主的控制，所以是一个市政或社区模式（Fryer，1988）。

（四）城市及其地方政府的特性与潜能

选中城市作为实验新公共卫生方法的地方，还与城市的特点及地方政府的特性与潜能有关。Kickbusch（1989）的文章里这样提到城市：城市的场所提供了一个社会的和文化的实体、以一个可确认的空间和自然物理环境，并以一个政治的实体来作出决策。其他论述指出了一些具体方面，包括：一是城市是最接近人民的治理层次（Ashton，Grey，1986；Hancock，Duhl，1988；WHO，1997）；二是在城市中，城市政府当局对这个地方、其居民、移民和访问者的福祉负责（Grady，2012；WHO，2005），地方政府也有授权、权威（WHO，2005），还有资源（Hancock，Duhl，1988）；三是城市是一个其公民确认身份认同的地方，其中产生了超越社会差别的市民自豪感、邻里尊严（Ashton，Grey，1986）。

以上几方面对于新公共卫生来说，首先，城市作为一个地方，能够使得政策问题个人化，使要解决的问题具体化，成为其日常生活中的现实问题（Kickbusch，1989），在地方层次，HFA和健康促进的抽象的全球理念，最容易被具体化。其次，与健康决定因素相关的议题，诸如食品政策、住房、吸烟、社会网络等多数是能够在地方层次处理的，而且地方政府通常负有规划或提供一些服务的首要责任，更不用说地方政府也有能力影响发展进程，如行政的、规制的、规划的、商业的和社会的过程（Grady，2012）。最后，多部门参与和公众参与是健康城市的基础策略和原则，而在地方层次是有利于这两者发展的。

在城市等地方层次，多部门合作更容易建立（WHO，1998）。正如健康的社会—生态模式指出的，健康促进要求健康服务之外的部门密切合作。人们的关心，超越了健康保健，要考虑到公共政策的健康含义，而城市政府通常有必要的权威和行政资源，可以使必要的技能和资源聚集起来，用多部门的方式来促进健康（Hancock，Duhl，1988）。文献也揭示了当地方当局处于强势地位，可以以健康保健部门独自不能做到的方法使地方行动者走到一起激发行动（Grady，2012）。而且，在地方层次，政府机构更愿意以合作的方式进行规划和行动（Green，Price，2009；Lipp，Winters，de Leeuw，2012），与那些来自各部门并真正关心其市民福祉的人们一起（Lipp，Winters，de Leeuw，2012）。最后，在地方层次，即便在大城市，由于有更多的机会见面和一起工作，政府机构更容易互动（Green，Price，2009；Lipp，Winters，de Leeuw，2012），对于进行多部门合作过程，其网络也是理想的（Morris，1987）。

只有在基层，才能实现有效的公共参与。由于健康促进强调使人们能控制，并为其健康负起责任及以此作为每日生活的重要内容，社区参与就是关键。而在城市这一地方层次，参与和社区赋能也更可行（WHO，1998），更容易参与（Ashton，Grey，1986）或进行街坊的参与性治理。因为，一是城市是最接近人民的治理层次；二是环境和服务维度的问题在地方层次更明显，所以改变更迫切；三是传统的改善健康的行动和政策是集中在国家干预，用国家健康服务和保险计划来专门负责人们的健康，但如今，面对日益复杂的世界，社区要求为其自己的健康负责，选民选举出的代表必须比以前更多地对其需要做出反应（WHO，1998），而相对于开发当局或国家的部，地方政府对社区压力更具敏感性（Harpham，1992；Ashton，1992），由于此层次的政治家与其选民联系更紧密，所以能够更清晰地对他们的关心做出反应；四是在地方层次，健康公共政策发展的影响最引人注目（Green，Price，2009；Lipp，Winters，de Leeuw，2012）。

（五）城市在加强健康和福祉方面的历史作用

19 世纪以清洁卫生为主的公共卫生运动，发生在当时的欧洲和北美，由于工业化和城镇的快速发展导致了流行病猖獗，而城市第一个迎接了挑战。地方和国家政府有组织地通过立法、专门培训医师与设立环境卫生官员来解决问题，重点改进了住房和环境卫生设施的标准，提供干净的水、食物、住房和清洁卫生设施，并取得显著成就。正如 Parfitt（1987）所言："当听到说在过去 150 年对国民健康的最大贡献，不是由医生或医院而是由地方政府做出的，一些人可能会感到吃惊。"（Hancock，1993）

这段历史告诉我们，城市是开展公共健康活动最合适的地方（WHO，1992），地方政府在创造健康条件、加强健康和福祉方面能够且应该起重要作用（Hancock，1993）。健康城市概念的产生，也是由于肯定了地方政府在创造健康条件方面的重要历史性作用，并坚定地相信，地方政府能够且必须再次地在健康促进中发挥领导作用（Hancock，1993）。详细说来，19世纪的公共卫生运动与健康城市的关联主要在于，首先，都与城市化有关，英国150年前描述的问题在今天的部分城市中也出现（Ashton，1992），从而也都是针对工业镇和城市；其次，以环境为重点（Ashton，Ubido，1991）的思维，虽然19世纪的公共卫生运动是机械保守的，但确实也表明了一种认识，即健康是由比个人行为还要广泛的因素所决定的，并表达了一种解决不良健康的根本原因的目的（Dooris，1999）；最后，18世纪40年代在英国成立的城镇健康协会（Delamothe，1988），使城市中的关键行动者走到一起，他们收集城市健康特别是贫民区信息并进行了宣传，建立了联盟、机构，来改变、干预和立法，而健康城市建设多多少少与此相似（Ashton，1992）。

不过，文献也指出了旧的公共卫生与新的公共卫生之间的区别（Delamothe，1988），或18世纪40年代镇级健康协会与健康城市间在基础理念方面的差异：首先，从健康范式看，19世纪中期的清洁卫生理念所驱动的维多利亚时代的公共卫生运动（Ashton，Ubido，1991），对健康的常见解释主要是基于疾病控制和行为控制方法，对环境与健康的关系的认识主要集中于对细菌和化学污染物如何影响人类的理解，如霍乱就与受污染的饮用水相联系，卫生工程方法就是这种理念的具体运用。虽然，这种认识没有错，但问题在于过于狭窄，不足以此应对城市中的一些特有疾病，诸如职业事故和精神疾病。其次，曾经在英国150年前描述的问题，在今天的城市特别是第三世界迅速发展的城市中出现的规模更大（Ashton，1992）。而"新公共卫生"则修正了19世纪公共卫生运动所描绘的领域，为其增加了一种生态性理解、整体的观点，强调经济、社会、政治和物理自然环境间的相互联系及对健康产生影响，之后更扩展了这种社会生态的理解而强调健康的动态和发展的本质，延伸到了生活质量、社会资本和人类发展等相关概念（Dooris，1999）。最后，从政策过程看，18世纪40年代的镇级健康协会担当起19世纪清洁改革的责任，议程是由专家建立，是"由上而下"、分等级体系的（Delamothe，1988）。Dooris（1999）明确地指出，旧的公共卫生模式本质上是家长制和保守的，而新公共卫生希望有社区参与，并且采用健康促进来帮助人们控制自身健康（Delamothe，1988）。

1986 年，WHO 欧洲区正式发起了健康城市运动，作为 20 世纪 80 年代新公共卫生框架——HFA 这个系统思维的新方法的第一个实际可行的努力，作为在地方层次实施 HFA 战略、把渥太华健康促进宪章的原则转化到实践中的一个载体、试验场或媒介，其意图是要通过健康城市运动，使 HFA 战略走下书架而进入欧洲的地方层次。五年为一期的项目形成于1987 年年底（Goumans，1992）。WHO 欧洲区健康城市项目第三期的入选条件和选拔过程的文件这样表述健康城市项目：WHO 健康城市项目是一个长期的国际开发项目，目的是把健康置于欧洲城市的决策者的议程之上，并通过建立组织、制定程序来加强城市健康（WHO，1997）。

二　健康城市政策选择的逻辑基础

Hancock（1993）指出，在构建更有效的政策来解决健康问题之前，需要理解健康及其形成的根本原因、路径，这提供了政策选择的逻辑基础。他进一步明确指出，健康城市的概念化因素首先就是关于健康的概念，其中包括三个关键因素：健康的积极模式、健康的生态模式或健康的社会—生态模式、对健康不平等的关注。de Leeuw（2012）也指出，健康城市运动所基于的是一种健康的社会模式，而不是健康的生物医学和病理学范式。

1. 健康的积极模式

Hancock（1993）指出，由于健康城市项目是被作为在地方层次实施健康促进的方法、途径，所以应该在健康促进的背景下来理解健康城市项目。在健康促进宪章——《渥太华健康促进宪章》中，健康是一个积极概念，强调社会的、个人的资源，以及身体的能力。根据《宪章》，健康是一种生活资源，使个人或社区能够确认和实现其愿望、满足其需要和应对周围环境。

健康的积极模式植根于 WHO 宪章（1946）："健康不仅为疾病或羸弱之消除，而系体格、精神与社会适应性的完满状态。"WHO 的定义虽然本身无助于客观测量，但表明了一种理念，超越了传统的死亡率和发病率（Hancock，Duhl，1988）。

2. 健康的社会—生态模式

Hancock（1993）指出，健康促进和健康城市项目概念的根本是健康的生态模型或健康的社会—生态模型。这个模式认为健康的决定因素是多方面的，协同了自然、社会环境，从个人层次到我们的文化以及全球生态系统等层次（Hancock，1993）。后来，WHO 欧洲区的 HFA 战略文件《健康21》（1999）更详细完整地解释了该模式，即认为健康是由个人的生物学开始点、我们社会中大多数部门的活动和作为一个整体的人口的活动，通过个人和集体的决策和行动，而导致的结果。人们所作出的选择会受到外部因素的控制，这些外部因素包括个人性的生物学和遗传基因构成、物质环境、社会经济环境和生活条件，以及各种政治和文化特性，与之相关的还有人们被赋能的程度和加强个人健康选择的能力大小。所有这些因素一起，决定了人们的健康（WHO，1999）。Dahlgren 和 Whitehead（1995，2007）的彩虹图模型（见图2—1）作为一个概念框架，显示了决定健康的各种因素以及它们之间的互动（WHO，2005）。

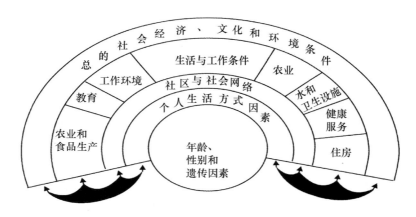

图2—1   健康的主要决定因素

资料来源：Dahlgren，Whithead，2007。

健康的社会模式包含了对什么决定健康及其决定方式的理解。首先，从范围方面，健康的决定因素是多元、多方面的，健康的创造是一个多因素的现象。Dahlgren 和 Whitehead（1995，2007）这个图的中心，是个人的性别、年龄和影响他们健康的天生因素如基因，这些因素是人们的本质属性，具有稳定性。而围绕这个中心的健康影响因素由里到外依次为：个性行为和能够促进或危害健康的生活方式因素，诸如饮食、吸烟习惯和身体活动，以及在工作与休闲之间的平衡；社区和社会网络影响，是个人与其同龄人、所处社区的互动并受到影响；一些结构性因素，诸如住房、工作条件、服务的可及性，以及必要条件设施的提供，包括农业和食物生产、教育、工作环境、生活和工作条件、失业、水和卫生条件、卫生保健服务、住房等。个人保持其健康的能力受到了这些因素的影响，具体如当地的经济，工作机会和收入；另外，自然环境，如清洁的水和空气；而建筑环境的可得性、方便和安全，以及徒步、骑行设施，公园和玩的地方，都会成为促进身体活动的因素。最外的一层，是指包围着上述因素并能够对全社会产生影响的总体因素，包括在全社会中占优势的社会经济、文化和环境条件，如新自由主义的经济增长战略，全球化、金融市场的主要参与者的行动等。地球生态系统也是维持健康的一个至关重要的因素。

其次，各种健康决定因素间是复杂地和内在地相联系着的，其中，上游因素是健康差异的根源。Dahlgren 和 Whitehead（2007）的模型不仅描述了健康影响因素有哪些，而且也以依次向外的布置展现了这些因素间的相互关系。这个图示表明，个人的生活方式是嵌入到社会规范、网络和生活、工作条件中的，而这些社会网络、生活和工作条件又与更广泛的社会经济和文化环境有关。对这种关系的类似表述还有 Turrell（2002）的模型（见表 4—1）。Turrell（2002）运用了上游下游的暗喻来描述健康影响因素间的关系及其影响健康的方式。他依据有关证据总结了造成健康差异的主要原因，并根据这些原因在健康因果关系联系统中的作用、地位而把其归为上游的（宏观的）、中游的（中间的）和下游的三类健康决定因素。其中，上游的是指宏观的社会的、经济的、物理和环境的背景，中流的是指中介性的因素，而下游的则指微观的因素，而且总的来说，后两者主要是指个人特征领域。他申明此表没有穷尽健康的社会决定因素的所有方面，箭头表明了影响的方向。Turrell（2002）的图示要说明的是，健康不良是由于生理和生物功能的持续或长期的不利改变而导致的，但这些变化或反常本质上是与心理因素和健康行为（中游）相联系的，是由社会心理的过程和健康行为的作用和互动带来的，

而社会心理的过程和健康行为又受到上游因素诸如个人教育、就业状态
和收入等的影响，是不同程度地暴露于不利的社会的、物理自然的、经
济学的和环境的结果。因此，所有这些因素是复杂和内在地相联系的，
其中，上游因素就是健康差异的根源。

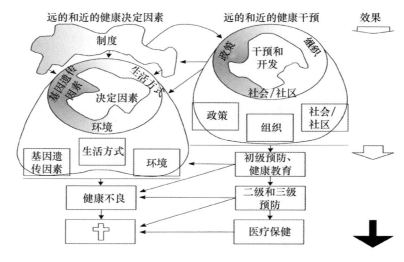

图 2—2 健康城市 Meta 理论

资料来源：de Leeuw, 2009。

　　最后，还有权力议题、复杂路径，因而需要有一个整合的、生态的
而非碎片化的解读。Nancy Kriege 指出，即便引入了影响和行动的各种层
级，但如果忽略了权力问题以及健康决定因素的不同功能间的相互依赖
的多层次互动、在一个由政治生态决定的世界中的时间和空间多维度的
相互依存，则也是不够的（de Leeuw, 2011）。她进而指出了过于简单化
健康问题的因果关系的谬误，她发现，公共卫生研究者可能是无意识地
采用了一个有关健康决定因素的话语，试图以此最小化医学研究，但这
种话语却没有涉及对人类福祉产生影响的复杂和互动的关系。这个话语
强烈地受到了"上游、中游、下游"（有时候还加上"在河中"以代表
社区参与和赋能）隐喻的影响。这个隐喻通常讲了一个故事，在河岸上
的人看到上涨的河水正把人们冲向下游，他赶快跳入河中去救这些受害
者（下游干预），但后来他决定到上游看发生了什么。在上游（上游干预

方法）是一座繁忙但很摇晃的桥，从这里，那些最无力和无依靠的人掉了下去或被推下去河中。上游干预是修桥或用一个更好的新桥来取代老桥，中游干预是警示人们这座桥的危险或教人们游泳。下游干预被认为是临床健康专业的领域，中游或在河中的干预是公共卫生和健康促进人士的属地，而上游干预则落在政治家、决策者肩上。Kriege 认为这种方法还是过于简单化了人口健康问题的复杂性和多层次的本质。Lawrence（2005）也指出，人类福祉的现代社会生态模式认为在健康产出和其范围广泛的决定因素间存在多重的、复杂的、通常是相互影响的路径，所以，对城市健康的一个整体的、整合的和生态的解读而超越治疗和碎片化方法是很关键的。

总之，健康的社会模式认为：健康是由远距离的、结构制度性因素（"原因的原因"）所决定的，这些因素与更接近身体的因素一起嵌入在相互作用的复杂因果链条中。de Leeuw（2009）把健康城市的概念基础和具体指导健康城市工作的假设表达在一个"健康城市的元理论"（meta-theory）中，并用一个图来表示这个理论框架（图 2—2）。

三 健康城市的愿景及成就策略

1. 健康城市的工作定义和 11 个品质或参数

世界卫生组织出版的《健康促进术语汇编》（1998 年版）中的健康城市定义，是由健康城市的创立者 Duhl 和 Hancock（1986，1988）所给出的健康城市的工作定义，即一个健康城市是这样一个城市，它不断地创造和改善其物质和社会环境，并扩大社会资源，使人民能够互相支持，以履行其生活的所有功能和开发他们的最大潜能。继而，在同一篇文章中，Hancock 和 Duhl 在对关于各种因素如何决定城市健康的各种观点进行回顾之后，把一个城市应该提供的条件概括为 11 个方面（见图 2—4，图中内圈），并称其为健康城市的 11 项组成部分、"品质"或参数，指出这是健康城市要致力于实现的目标。

2. 健康城市所倡导的成就健康的策略：过程

在《健康城市：研究与实践》一书中，Hancock（1993）指出，关于健康城市的概念化因素，除了健康概念外，还有关于成就健康的策略。而与策略有关的因素有三个方面，即过程、公共政策和社区赋能（Hancock，1993）。WHO（1990）文献中明确指出，WHO 健康城市项目要努力实现健康城市的愿景，通过这样的过程：政治承诺、健康宣传倡导、结构制度组织改变以及采取改善健康和环境的创新行动（WHO，1990）。首先，政治承诺和领导力的建立，为项目提供必要的合法性、指导和资源；其次，进行宣传倡导，以促进对城市健康问题，以及影响健康的经济、社会和自然因素的理解和认识；再次，结构制度组织改变是城市改变的基础前提，必须多部门共同参与，因为健康是受到各种部门影响的，并且要加强社区参与，以支持和引导政治领导权并确保该过程的社区所有权；最后，健康举措和支持性活动中的创新行动，目的是要促进平等、可持续、支持性环境、社区行动和健康的公共政策。Hancock 和 Duhl（1988）也作出了同样的表述，他们总结了 WHO 健康城市项目使城市迈向健康的过程，指出健康城市倡导一套过程和支持这些过程的结构，这些过程和结构包括：政治承诺和领导、健康意识、结构制度组织改变如多部门合作和社区参与、健康举措和支持性活动中的创新行动等（Tsouros，Green，2009）。

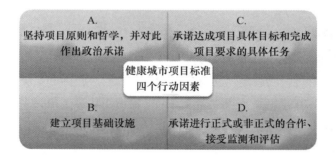

图 2—3　健康城市标准：行动的四个因素

资料来源：Tsouros，1998。

　　以上过程因素体现在 WHO 欧洲区健康城市项目城市的入选条件和任务要求中。WHO 欧洲区健康城市项目五年为一期，每期都规定了城市入选的资格条件及要求城市完成的任务，入选城市必须达到资格条件，并对健康城市项目的原则和目标做出承诺并完成所要求的任务。这些条件和要求的结构化为四个方面（图 2—3）：一是坚持健康城市原则和哲学，并对实施这些目标作出政治承诺。这些原则和观点是从 HFA 战略、渥太华宪章吸收而来的，一般包括公平、参与和赋能、多部门战略伙伴关系和可持续发展等（WHO，2009）；二是建立项目基础设施，包括促进多部门合作和公众参与的机制等；三是承诺履行项目城市职责，完成所要求的任务，包括制定《城市健康档案》、《健康开发政策和计划》，建立问责机制等，还有各期特定的主题任务，如 WHO 欧洲区项目第四期主题有健康影响评估、健康老龄化和动态生活（de Leeuw，2009）；四是投身于正式和非正式的网络和合作，包括进行国际合作、建立联系、接受监测和评估（WHO，1998）。

对 WHO 欧洲区健康城市项目第一期的中期回顾聚焦于什么促成了一个成功的健康城市项目，结果发现包括近 10 个方面的内容，即：较强的政治支持；有效的领导；广泛的社区所有权；较高的可见性；战略性取向；充足和适宜的资源；有效的委员会；较强的社区参与；多部门合作；政治与管理问责（Tsouros，1990）。其中，基础策略是多部门合作和社区参与。这些内容都是关于政策过程以及支持这个过程的结构，并涉及了行动者（Hancock，1993）。

3. 健康城市所倡导的方法、策略背后的逻辑

de Leeuw（2011）解释了健康城市倡导这些方法策略的理由。健康城市所基于的是健康的社会模式，认为在健康产出和其范围广泛的决定因素间存在多重的、复杂的、通常是相互影响的路径。而且，正如 Kriege 所强调的，不能忽略其中的权力问题，因为这是在一个由政治生态决定的世界中的时间和空间多维度的相互依存。具体到城市领域，Lawrence 强调对城市健康的一个整体的、整合的和生态的解读是超越治疗和碎片化方法的关键。Hancock 和 Duhl（1988）提出的健康城市的 11 个参数也很少被认为是简单、同质而缺乏多样性的，而且还包括这些要素间的互动。

而 WHO 欧洲区健康城市项目的本质和观点与 Lawrence 和 Kriege 提出的方法途径很匹配：明确然而非层级的，以城市健康档案、健康发展计划、伙伴关系、社区伙伴关系和赋权、平等、健康影响评估、城市规划、建立网络等方法，作为实现健康城市 11 个参数的行动。这些方法涵盖了相互影响的多层面因素、因果关系的复杂路径与权力议题。WHO 项目各期的入选条件和任务要求中，有六个主要方面是项目各期基本都有的共

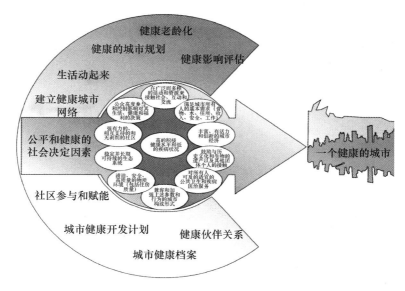

图2—4　健康城市的品质与 WHO 欧洲区健康城市项目标准之间的关系

注：内圈是健康城市的 11 个品质或参数，外圈是 WHO 欧洲区健康城市项目第四期的要求
与任务优先事项。

资料来源：de Leeuw，2011。

同主题，包括：政治承诺、多部门合作与伙伴关系、城市健康档案、城市健康发展计划、社区参与和赋能；另外，各期会有一些新增的主题如第四期也有"健康影响评估"、"健康老龄化"和"动态生活"等主题。所有这些应该被认为是通向综合全面城市健康发展或健康城市的路径（de Leeuw，2011）。

第二节　健康城市政策分析各因素

WHO 健康城市相关文献中，除了有关健康城市的总原则和战略外，还涉及许多具体的方面。现基于本书研究的分析路径，梳理相关内容，在本节综述如下：

一　健康城市的开发过程
WHO 欧洲区项目文件《开发一个健康城市项目的 20 个步骤》

（WHO，1997）是关于开发健康城市项目的程序性指南，该指南是基于项目城市的经验而制定的，是 WHO 健康城市开发过程的模型，此外，相关的还有城市健康计划模型。制定这些模型的初衷，是认为虽然没有可以运用于所有个案的单一模式，但是仍然可以基于本地区健康城市项目的经验而归纳出一般模式，以此作为开发和实施健康城市项目的共同框架。已有的共识表明，存在相似的过程，如果正确地进行则将会有助于健康城市项目的成功。WHO 其他区都参照了此框架，并做了适当修正，从而适应该区实际，诸如 WHO 非洲区（2002）的《健康城市评估指南》和 WHO 西太区（2000）的《开发健康城市的区域指南》等。

按照该指南，项目开发过程分为启动、组织和行动三阶段，另外，城市健康计划模型主要针对计划制订过程而把其分为制定、实施和评估与循环等几个环节。同时，指南也申明该系列是就理论逻辑而言的，但在现实中这些阶段则可能是重叠的，而该模型分别地进行描述，其目的是分辨在每一步中需要做的不同工作。

首先，健康城市开发过程的第一阶段是启动阶段，这是项目开发的非正式阶段，由七个步骤组成，其起点始于有人认为该城市能够获益于由健康城市项目所倡导的新公共卫生方法，而项目议案获得正式批准则标志着启动阶段的结束。此阶段的目的和结果，就是获得批准、合法化（WHO，1997）。主要涉及建立城市的支持以确保项目提案得到批准，包括理解和接受项目理念、建立支持小组，继而把它运用到实际议案中并获得批准。这个阶段的目标，通常是一个得到批准的健康市政和社区行动计划。取得尽可能高层次的批准，意味着得到高层次的政治承诺，政治家确认和接受了他们在健康城市项目中的角色。

其次，经过启动阶段的工作，健康城市计划取得正式批准、项目正式成为制定地方公共卫生政策系统的一部分或健康城市提议被城市管理战略采纳，接下来就要开始组织项目，目的是使项目具有成为有效率的公共卫生倡导者的能力。此阶段也包括七个步骤，如建立组织机构和管理机制，为领导、跨部门行动和社区参与打好基础，并找到项目人员、资金和信息等资源。

最后，当项目有了有力的领导、有效的公共卫生倡导和项目持续所需要的组织能力时，就到了行动阶段。行动主要包括六个方面，每方面都产生相关系列成果，包括为新的公共卫生方法提供支持，并使全城市的活跃者都参与到健康发展中，最后就是在城市行政管理以及项目其他伙伴中建立健康的公共政策。WHO 西太区（2000）从计划制订过程的角度，称此阶段为"实施计划"阶段，包括实施计划的行动以及对实施进行监测、评估，并更新行动计划和开发可持续机制来确保城市健康的促进。

二　健康城市的政策内容

1. 健康的社会模式对政策内容的意蕴

健康城市的基础是健康的社会—生态模式，这对于政策内容的意蕴将包括议题范围及议题间的关系等两个主要方面：首先，健康的社会—生态模式明确表明，健康的决定因素不仅仅是医院和医疗服务的提供，健康是由多因素决定的，这意味着要系统加强个人健康则必须考虑所有这些因素（Hancock，1986）。健康城市要解决与城市生活的社会、环境和经济等方面相联系的范围更广的健康决定因素，"议题清单是很长的"。Hancock 和 Duhl（1986，1988）提出的健康城市 11 个参数的主题范围很广，包括社会、政治、环境、经济和文化因素、城市规划、人类服务、文化遗产传统、社区赋权和参与，而健康城市项目要把这些提上议程。其次，这些因素间存在复杂互动的关系，正如上下游、里外远近等关系，意味着要采用多层面的方法，充分考虑下游（downstream）和上游（upstream）的健康决定因素及其相互联系，对上游的不健康的经济和社会因素，需要与一定疾病和健康问题的下游原因相联系；相反地，下游的健康决定因素，诸如不健康的生活方式，应该将其置于上游影响因素的背景中去考虑。

为了给项目城市提供一个概念模型和规划工具，Hancock（1993）提出了健康城市模型（见图 2—5）。图示表明，健康和福祉是社区资本、环境资本和经济资本等领域的相互作用的产物。社区欢悦是指社会关系的网络，以及市民社会和社会团结；环境可存活性（Viable）是指地方生态系统和自然物理环境的质量，包括空气、水、土壤和食物链；经济足够是指所拥有的经济活动的水平，能够满足基本需求。而三部分间相交之处，表明的是社区欢悦、环境可存活性和经济足够间的所有这些因素的

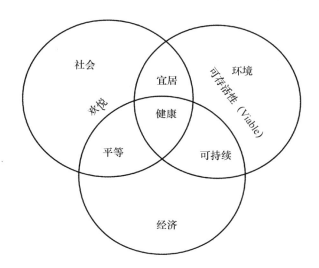

图 2—5　健康城市概念和规划模型

资料来源：Hancock，1996。

相互影响和作用结果，只有在这样的情况下，城市才是公正、可持续和宜居的，良好的健康和可持续的人类发展也才能实现。

2. 关于"做什么"的建议和总原则

关于某地、某时一定要具体做什么，WHO 健康城市项目并没有规定，甚至对项目城市的各期要求与主题任务也只是方向性的。而且，虽然 WHO 为那些后加入的城市，尤其是那些中低收入国家的城市提供了指南，但指南主要是关于组织结构、实施步骤和体系等，由于城市之间差别较大，不可能对其开展的活动做一个综合性清单（Werna，Harpham，Blue，Goldstein，1999）。健康城市项目强调每个城市必须确认自己的优先健康问题，并开发和实施自己的解决办法。Ritsatakis（2012）从总结经验教训的角度指出，健康及健康不平等的决定因素较多，需要多部门参与，20 世纪 90 年代项目开发的早期，对这种复杂性或许没有充分理解，但到了 2009 年项目第五期，城市开始明白它们必须做什么且能够做什么，并不是所有的议题都能够在第五期解决。关键要分析所处的环境（Ritsatakis，2012），估计可以获得的资源和所面对的挑战以及其目标，最终决定行动的最适宜空间（WHO，1997）。

具体到计划内容，首先，根据不同的接入点，决定城市自己的优先序，从环境行动到支持个人生活方式变更等，反映出健康促进的关键原则（Ashton，Seymour，1988）；其次，这是由一个政治和财政预算等因素影响所决定的。WHO 非洲区（2002）指南指出，有关"工作计划的问题，是本册子不能够回答的"，因为优先序通常都是主观的，必然会受到政治和财政预算的影响，最终的决定由指导委员会来做出。而由于财政资源总是有限的，通常优先处理那些用最小的花费可以获得最好的收益的议题，特别是有机会获得资源的议题，诸如增加基础设施和人力资本，更容易纳入计划内容。

关于确认开始点，WHO 欧洲区（1999）的《健康 21》、Dahlgren 和 Whitehead（2007）的报告给出了几个建议：第一个方法是具体疾病策略，聚焦于具体的健康问题如艾滋病等，在于容易为公众和健康专业人士所理解，有时候侧重具体疾病的协作的、系统的方法在动员公共行动方面是有效的。不过，问题在于这种方法局限于疾病的下游原因链，所以要考虑把这些策略与解决社会和经济因素的政策和项目联系起来，避免狭隘的仅侧重于下游的风险因素。第二种方法是从确认特别风险群体开始，针对特定人群的策略。已有证据表明，风险会在同一个社会群体中累积。高的优先序会给予针对某个特定年龄人群的干预，如免疫率、家庭计划服务、母乳喂养、压力管理服务，但是疾病预防政策应该是针对全人群的。第三种方法是整合了健康决定因素的战略。已有证据表明，更合适的是解决风险因素和健康差异的根本原因，如明显的收入差距，或严重失业、差的住房，特别是在地方层次，而当人们享有良好的健康、就业保障，安全的环境和服务，他们能够享受高质量的生活并更积极地参与到社会和经济中。所以，最有效的策略是用整合的方法，把经济增长、人类开发和健康改善相结合，通过把健康整合到现有社会和经济政策和计划中，包括经济增长、税收、就业、教育、住房、社会保护、交通和健康服务和其他。将这些因素纳入计划是一个很重要的进步。

总的来说，各国城市应该选择最适宜的方法，通常采用的是混合的、整合的方法（WHO，1999）。同时，Dahlgren 和 Whitehead（2007）也强调，健康问题的类型不同，相应的政策也应不同。

3. 从《城市健康计划》到《城市健康发展计划》的演进

WHO 欧洲区健康城市项目入选城市要制订一个 "行动计划"（WHO, 1998），以此为战略在城市层次实施 HFA 和健康促进计划（Tsouros、Green, 2009），具体来说，就是以此作为工具将健康提上其他部门的议程，使健康成为城市战略和愿景中的一个可见的价值观。这个计划也随着项目的发展而演变，WHO 欧洲区健康城市项目第二期要求实施《城市健康计划》，但从第三期（1998—2002 年）起要求实施《城市健康发展计划》，原因是通过对项目第二期进行回顾后认为，虽然通过制订健康计划而使至少 8 个项目城市把健康提上了政治议程，但总体上《城市健康计划》在规模和战略方向上存在较大局限，该计划通常是集中于健康部门进行的健康教育和疾病预防，但健康城市要解决范围更广的健康决定因素，要与城市生活、社会、环境和经济方面相联系，这就需要对计划进行改善（WHO, 1998；Green、Acres, 2009），所以，项目从第三期（1998—2002 年）起要求项目城市制定《城市健康发展计划》，该计划与前者的区别在于要进一步从上游来解决更广泛的健康决定因素，要一直延伸到 Dahlgren 和 Whitehead 健康决定因素模型中的社会经济和环境条件这一外围圈，因此可以说，《城市健康发展规划》的范围更广（WHO, 2001）。

表 2—1　　　　　　　　　　　**WHO 健康城市的进展水平**

	进展阶段（低到高）				
	水平 1	水平 2	水平 3	水平 4	水平 5
焦点	健康教育与疾病预防，主要在健康部门内部实施	疾病预防和一些健康促进活动的数量增加，新的行动者加入	多部门健康促进和疾病预防计划	政策跃进：将健康提上政策议程。解决不平等问题。制订城市健康计划，但基于有限的多部门参与	开发整合的城市健康计划，城市中与健康有关的所有关键部门都参与

续表

	进展阶段（低到高）				
	水平 1	水平 2	水平 3	水平 4	水平 5
途径、方法	传统的	传统的	全民健康战略、渥太华宪章和 21 世纪议程的原则被应用	更加强调政策、健康决定因素、脆弱人群的需要、建立联盟	健康和可持续发展成为城市愿景和政策的核心价值。强调为健康负责，解决不平等和健康问题

资料来源：*A Working Tool on City Health Development Planning：Concept，Process，Structure，and Content.* WHO Centre for Urban Health，March 2001（WHO，2001）。

    de Leeuw（2009）指出了传统的健康干预与健康城市干预的区别。健康教育和更传统的健康促进工作传统上是典型的聚焦于"下游"因素的干预（见图2—2），其特征是生活方式和环境健康议题高置于地方健康服务和政府机构的议程。而 WHO 欧洲区健康城市项目从开始到现在一直试图要把注意力更多地转移到上游决定因素。WHO 欧洲区健康城市项目第二期对制定《城市健康计划》的要求，明显的是要把下端的观点和干预整合到一个更全面的方案中，而第三期的《城市健康开发计划》要求更进一步，通过聚焦于制度化干预框架，制订更整合的方案（de Leeuw，2009）。Tsouros（1998）把健康城市项目的进展大致分为 5 个阶段（表2—1），该图表显示了这些阶段在《城市健康计划》和《城市健康发展计划》的不同位置。其中的第三阶（水平 3）就进入到了调整上游结构，以改善健康状况，而第五阶（水平 5）更是为取得最大成效，承认和促进健康行动的积极协同效应，健康和可持续发展成了城市政策和长期计划的核心价值观。Tsouros（1998）的健康城市的发展进程模型中，包括了各阶段健康城市在内容、焦点方面的发展水平（WHO，2001）。

    关于实际采纳的政策内容，经对 WHO 欧洲区健康城市项目第一期的10 个案例城市进行回顾发现，在确认健康城市项目的贡献时，其关键知情人认为健康城市确实带来了一些改变，但活动内容的改变不够直观。

常常，旧活动在新标签下继续，或有一些新活动被发起，但其起因可能是现有其他政策和活动的逻辑结果。健康城市的作用主要是成为"激发人们热情的一面旗帜"（Tsouros，1995）。

三　健康城市的政策环境

WHO 健康城市非常强调城市的背景，在几个项目官方文件中都有相关调研内容，涉及城市规模、健康问题、经济发展水平、政治和行政，以及社会和文化及历史等方面的影响因素，说明了这些因素的不同，而使健康城市项目在各区的具体实施方法、在各国被组织的方法等有很大不同（WHO，2000），因此，虽然健康城市项目总的原则和策略适用于各个城市，但需要在实践中根据各个城市的不同情况进行细节方面调整。关于各地情况，主要影响因素包括：一是健康状况；二是决定健康的因素；三是谁可能参与或影响项目，包括项目会涉及的部门，并评价其影响项目风险和解决方法（WHO，2002）。

据 WHO 欧洲区健康城市项目第一期的中期评估，发现健康城市项目发展的影响因素具体包括四个主要方面：第一，城市规模对于项目的开发方式是一个重要的影响因素，事实证明城市中社区参与和扩大项目知悉范围是比较困难的，尽管大城市拥有更多资源，但项目有必要集中于城市中某个或几个区、一个或多个群体。而且，健康公共政策多部门行动在较小城市中更容易些，因为其规模小，有更密切联系的官僚体制。第二，经济状况的区别。一些城市有更强劲和稳定的经济，而另一些城市受长期经济低迷、工业衰退的影响，其人口的健康状况，以及项目能力受到质疑。第三，城市的社会和政治文化。如有城市公共部门中缺乏长期计划的传统，此导致对健康计划的抵制。第四，司法权和组织的不同。尽管健康城市项目认为城市对健康负有责任，但是项目中有一些城市，是由全国政府负责健康服务，而城市政府在健康促进中的作用较小（Tsouros，1990；Hancock，1993）。

WHO 西太区（2000）对该区域的健康城市举措进行回顾发现，健康城市项目在本区域的实施方法、在各国的组织方法存在很大不同。这些不同反映了经济发展水平、地方历史和文化、政治和行政发展等的水平（WHO，2000）。第一，有些国家如老挝有全国协调机构，通常是其卫生部，而其他的国家和地区，尽管有许多健康城市项目，但是却没有任何全国性的协调机构，如澳大利亚的健康城市项目。第二，所实施的任务也不同。总的来说，发达国家如澳大利亚、日本等，主要的议题是犯罪和伤害预防、环境保护，而在发展中国家，清洁水的供应、卫生和城市基础设施是首要的。第三，西太区国家建立的健康城市项目协调组织结构也是多样的。澳大利亚的有些项目，建立在政府的正式组织机构架构之外，甚至是作为非政府组织发起的行动，他们致力于从外部对政策和其他部门的行为产生影响。而其他有些项目是政府架构的一部分。每种模式各有其优势（WHO，2000）。

四 健康城市的多方行动者

健康城市的最终目标是改善人类健康和福祉，而由于人们已经认识到健康决定因素的多样性和复杂性，健康的先决条件存在于诸如和平、教育、支持性物质环境、住房、人权等政策中，就使健康成为了所有部门和每个人都有的责任（WHO，1990）。其中，具体强调三个方面：政治支持、多部门合作和社区参与。

（一）政治领导的参与

WHO 健康城市项目强调取得政治承诺、政治支持，这意味着取得来自对城市有政治影响的行动者如市政领导、高级公务员、地区和省的政治家的承诺（Harpham，Burton，Blue，2001）。城市领导对健康城市项目承诺的方法有很多，诸如发动资源、城市领导参加健康城市委员会、参与健康城市项目活动等（Harpham，Burton，Blue，2001）。

取得政治承诺和领导支持的重要性在于，可以给项目提供必要的合法性、指导和资源（Tsouros，1990）。按照 WHO（1997，2002）健康城市开发步骤模型，开发健康城市项目的第一步就是要争取获得城市委员会或议会的批准而合法化（WHO，1997）。取得尽可能高层次的批准，意味着得到高层次的政治承诺、政治支持，政治家确认和接受了他们在健康城市项目中的角色，他们理解和接受这个项目的基本原则、功能并愿意给项目提供便利。政治支持和参与，为健康城市进入城市政策打开了大门，而且，能赋予项目能见度和合法性，并提供充足的资源、领导和引导多部门合作（WHO，1997），另外，在鼓励社区参与到城市事务过程中，出现有争议的问题时政治领导愿意处理（Tsouros，1990）。所以，可以说强的政治承诺是健康城市工作的关键（WHO，1997）。

关于获得政治支持的困难、障碍，文献主要提到了健康的社会决定因素（英文缩写为 SDH）改变的长期性与政治、组织特征间的矛盾。政治或组织的特征是期待迅速见效（WHO，1997），政策制定者和政治家、选举产生或任命官员的任期都有一定期限，政治也是变动的（Harpham，Burton，Blue，2001），而健康的社会决定因素的改变通常需要长期的努力才有结果，城市健康的状况不会一夜之间就发生改变，可能需要几十年甚至百年，组织间的变化也需要多年时间而非几个月。其结果就是，相关的政策可能不为政治家接受（WHO，1997），且接受了也可能会中途改变、不可持续，承诺可能会丧失（WHO，1997），支持者的联盟也不可能持续到重大改变（Kelly，Morgan，Bonnefoy，Butt，Bergman，2007）。

获得和巩固政治支持的方法主要有三个方面：首先，针对 SDH 寿命视角和政治或组织文化之间矛盾的解决办法，一是要有一个明确的时间范围和目标，需要告知政治家所需要的时间期限或能够看到产出所需要花费的时间，这对于防止违背承诺是很必要的（WHO，1997）；二是也包括要在伙伴中建立确定性，长期的合作行动需要确定性从而有助于合作，要使新部门参与，就要有一个明确的时间表，目的目标也要清楚（WHO，1997）；三是重要的是要看到成效或取得进展。这就需要在计划优先序的确定中，有一些可行的、短期可以见效的行动，同时也有长期目标。虽然所有对健康有影响的领域都应该考虑，但重要的是只有那些能够采取行动的领域才能纳入到计划中（WHO，1997）。这样，如果地方政治家看到了进展，则会参与到能够成功的项目并由此在其选区获得尊重（WHO，1997）。最成功的实例也表明"小规模、增益的，但是战略性的发展"是重要的促进因素之一（WHO，1997）。其次，要加强社区、草根的参与。在政治变动时，要花时间和精力去取得城市新领导的支持，其中一个机制是社区高度参与，以支持和引导政治领导权（Tsouros，1990）。通过促进高水平社区参与，可以使之确信健康城市项目的重要性（Harpham，Burton，Blue，2001）。最后，所有权的问题。最初引入健康城市的人，一般不是一个政治家，而是某个公务员或学者，但是，破冰者的功能和移交这个想法的所有权是特别重要的，这个过程对于所有的健康促进和社区开发工作是一个关键。实际工作中当政府工作人员和官员被咨询并参加了启动阶段，取得市政府的批准就不会太难（Harpham，Burton，Blue，2001）。

（二）多部门参与

多部门参与是公共卫生新方法中的本质的、基本的方面，其目的意义在于，通过这样的行动，城市部门和以前被认为是工作在健康部门之外的其他组织能够改变他们的政策和工作计划，从而增加对健康的贡献（WHO，1997）。"创建健康的支持环境"，必须使环境，包括物质环境、社会经济环境和政治环境等都能有助于健康，而不是有损于健康[《松兹瓦尔宣言》（世界第三届健康促进大会宣言），1991]。而且，多部门参与还潜在地释放了之前没有得到很好利用的资源（WHO，1997）。Kegler等（2000）指出，多部门合作可以吸收多方资源和专业知识、分担责任、促进协作行动，并减少服务的重叠（Kegler，Twiss，Look，2000）。

1. 非健康部门、关键部门、多组织类型部门的参与

在WHO健康城市有关文献中，多部门参与中的"部门"一词的英文原文多用"sector"一词，所指范围很广。由于健康城市运动的核心信条是认为健康的社会决定因素超过了传统健康服务范围，健康是在健康服务部门之外制造的（Dooris，Dowding，1998），因此健康城市强调健康部门之外的部门参与。同时，健康城市还强调关键部门的参与（WHO，2002）。关键部门是指塑造了重要的健康社会决定因素的部门，这些部门除了健康和社会服务外，还包括商业、交通、环境、工业、教育和经济等部门（Green，Price，2009）。《城市健康规划框架》中使用了一个帕特农神庙的模型（图2—6）（WHO，1996），很好地图解了这个理念，即一系列部门对健康均有影响，由此所有这些部门都应该参与（WHO欧洲，2001）。健康城市进展阶段模型（表2—1）显示了这些阶段中多部门参与的进展水平。

此外，"部门"（sector）还指不同的社会部门或者组织类型，健康城市所强调的多部门参与，既强调政府承诺并切实负起相应责任、政府内多部门参与，也强调私人部门以及第三部门或社会组织的参与。正如Ashton（1992）所指出的，健康城市项目潜在的意图是要使公共的、私人

的和志愿部门都走到一起，共同聚焦于城市健康和应对健康相关问题。特别当健康部门是在政府部门中的情况下，与非政府组织、市民社会和私人部门的互动就更加关键（Canada，2007）。甚至，健康城市运动在有的国家如美国的发展并没有按照 WHO 健康城市的市政府模型，其许多举措都作为地方或州范围的项目的一个部分在城市政府之外开展（Tibbetts，2003）。其原因在于，他们认识到城市本身不是有效解决问题的唯一单位，而且，与欧洲相比，政府在美国社会中（较少中心化）具有不同的角色，所以，美国项目是由包括医院、州健康部和公众非政府组织诸如慈善机构和商会来推动，在名称上也主要为"健康社区"运动（Tibbetts，2003）。

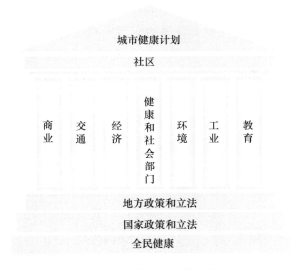

图2—6　健康城市的支柱

资料来源：*City Health Planning*：*The Framework*. Copenhagen, WHO Regional Office for Europe, 1996 （document EUR／ICP／HCIT 94 01／MT06／7）. 绘图源自 Alistair Lipp and Tim Winters, 2012。

而强调私人部门或者商业部门参与的原因主要在于：一是作为雇主，商业部门要采取行动来促进和保护其雇员的健康；二是与经济发展有关，新工作的创造和现有工作的保持对于健康城市的发展是必要的；三是与城市规划和环境条件有关，他们对健康的影响必须被承认，这里的一个关键联系是资源的可持续利用和自然资源的保护；四是通过其销售和生产活动，商业可能用积极健康促进的方法来进行，但也可能使用有害于健康的方法（WHO，1997）；五是从组织层次的角度，由于"复杂问题的多重决定因素"是"存在于各部门和组织的各层次的"（WHO，1986；Freudenberg，2008）。

2. 动员多部门合作的方法、机制

健康城市项目的一个基本方面就是要建立动员多部门参与的组织结构和管理系统，动员是其工作的优先项目之一。而方法可以有多种，包括指导委员会成员结构设计、健康影响评估、制订和实施计划、激励机制、社区参与和责任机制等（WHO，1997）。

第一，创造组织机制，使城市政府各部门和其他组织能够走到一起来协商、支持健康行动。在健康城市项目的组织阶段，建立指导委员会、专门委员会或任务小组（负责具体的活动）和项目办公室（是项目运作的职能部门），这是城市建立跨部门健康伙伴关系的重要机制。其中，委员会结构是健康城市发展的中心，它提供多部门行动的政治联系、方向和平台（Tsouros，1990）。为此，强调其成员的多样性及其层级（Kenzer，2000），并特别强调办公室的组织安置，代表了项目的所有权。另外，还强调其得到的资源，包括人财物和信息等，是项目成功运作所需要的，并表明了项目的价值（WHO，1997）。

第二，引入健康审计或健康影响评估。以表明各部门活动如何有助于改善健康，显示政策和城市管理项目对健康的影响（WHO，1990、1997）。WHO健康城市有关文献指出，健康跨部门合作方面早期失败的原因之一就是因为没能定义"谁做什么"。现在已经清楚，成功至少必备三个因素：一是对各种发展行动的健康影响进行测量。二是要求把健康问题与环境、社会条件等联系起来加以考量；既要分析各种开发活动对健康的不利影响，也要分析其可能促进健康的潜在机会。分析之后，作为其成果，健康部门可能开发出一个有关住房、工作场所、学校等的健康政策。三是由健康部门向有关的各个执行部门或机构来宣传倡导，以促成健康政策和健康项目（WHO，1996）。

第三，加强社区参与。用来鼓励社区参与的工具也有助于多部门参与，如对地方需求和公共服务的市民满意度评估，将提供需求变动数据，因此项目应该确保把市民参与的结果与跨部门行动涉及的决策过程相联系。而且，社区参与也把人们的需要带入政策发展过程，并通过引起一种对生活环境的控制感，从而直接有助于改善生活质量。此外，健康意识也是一个驱动力，能使人们产生对健康的公共政策的要求，进而推动城市各部门为其行动负责（WHO，1997），这样通过加强社区参与以支持和引导政治领导权（Tsouros，1990）。

第四，采用计划工具，并引入激励和问责机制。WHO 欧洲区健康城市项目要求项目城市都要制订和实施一个计划，诸如《城市健康计划》、《城市健康发展计划》，其主要作用之一，就是开发一个平台，鼓励所有部门把其工作集中于健康（WHO，2001），其过程和结果都能够被用来作为开发这种合作关系的渠道，并把健康稳定地置于其他决策者的议程，以便他们把健康、福祉和生活质量在其工作中给予考虑（WHO，2001）。在制订计划的时候，要考虑其他领域部门的目标和困难并对所需要的资源进行预估（Ritsatakis，2012）。另外，要引入激励和问责制度，前者主要以经济上的激励为主要途径，所需财政来源可以是专门的预算，或是其他预算的一部分；而问责机制是一种政治与管理层面激励跨部门行动的有力途径，方法有出版年度健康状况指数，可供发现那些重点问题领域，还有发布相关工业的健康影响的报告（WHO，1999），健康影响评估公众讨论会使特定部门需采取的紧急行动受到重视，另外还通过立法使各部门有责任来进行健康支持行动，并为其政策和工作的健康影响负责（WHO，1999）。

第五，取得高层次的政治承诺和领导支持。WHO 欧洲健康城市要求项目城市要有政治的和城市政府执行层的高水平承诺，对第四期项目的评估也多表明这是部门合作成功的关键促进因素（Lipp，Winters，de Leeuw，2012）。其理由除了之前已叙述的一般理由外，针对多部门合作还有几个方面，一是组织和部门是相互竞争的实体，会要维护其"领地"，而地方政治家的支持则能够绕过这些问题，因为政治家通常能够调解、斡旋内部竞争（WHO，1997）；二是政府对项目的明确批准和承诺，会给所有市政工作人员和机构一个重要信号，就是公共卫生问题现在提上了日程，值得更多的思考，并为相关机构提供一个理解公共卫生工作的框架（Harpham，Burton，Blue，2001）。

第六，其他还有一些方面，主要包括：一是要通过解释、宣传、健康影响评估等，推广健康城市行动的理念和原则，便于人们认识到健康的社会决定因素并承认所有这些因素都对健康有作用；二是要揭示采用健康城市组织结构此途径取得的项目成果；三是多部门合作的机会"在部门和领域的接口处"（WHO，2001）；四是计划中"小规模、增益的，但战略性的发展"是重要的促进因素之一（WHO，1997）等等。

3. 合作类别、层次和健康合作关系的复杂性

多部门合作的结构与方法是多样的，包括正式的和非正式的，而WHO健康城市强调的是正式的合作关系，因为更好的合作实践都有一个正式的合作关系，也更可持续（Donchin，Shemesh，2006）。正式的关系体现为政治承诺等，包括由市政议会通过，政府领导签署声明、给予各方面保障等（Donchin，Shemesh，2006）。而且，健康促进中多部门参与的层次也是多样的，由低到高为"建立联系—协调—合作—协作或整合"。在对WHO欧洲区健康城市项目第四期项目城市的评估文献中，在对多部门合作的评估方面，把合作伙伴参与的水平、程度由低到高分为了五级：没有联系、分享信息、同意协作、产生了达成一致的规划或战略和项目、对达成一致的计划或项目实施（Lipp，Winters，2012）。

另外，文献还谈到了健康促进或健康城市中的多伙伴合作关系的复杂性（Lipp，Winters，2012；de Leeuw，2012），认为这有别于其他形式的合作伙伴关系，例如其不同于联盟，因为在联盟领域，其理论化的"游戏规则"是更清楚的。简短说来，在一个政治联盟中，有必要就某个具体议题在一些更小的可能的利益相关者间建立合并的权力基础，而健康领域中的大多数伙伴关系都不是由如此简单和直接地参与来治理的。至于健康促进或健康城市伙伴关系额外复杂的原因，是由于社区健康议题的多层面性和变动性。Goumans认为对健康促进领域进行描述是一件有挑战性的事情（Lipp，Winters，2012；de Leeuw，2012）：在一些地方政府区域，它包括了教育部门，但排除了商品、能源方面的参与者。而在别的地方，可能是以当地警察为健康促进工作的中心，而卫生部门却处于边缘。并且，随着国家、区域和社区议程的转换，行动者的突出地位和中心性可能会改变，因此伙伴关系的本质也会改变。

4. 多部门合作或参与的障碍和困难

健康促进伙伴关系中的大多数利益相关者都承认，建立和维持伙伴关系并得到想要的结果是很难的（Lipp，Winters，2012；de Leeuw，2012）。而常见的困难和障碍概括起来主要有（WHO，1997）：一是传统的垂直障碍，存在于城市管理不同部门间（Tsouros，1990），Hancock（1996）把此描述为"用 19 世纪的治理来解决 21 世纪的问题"，Kelly 和 Morgan 等（2007）提到"筒仓"或"烟囱"方法不能应对跨传统机构和过程的议题。Logie（2006）认为政府部门的组织结构以及政治或行政文化天然不适应多部门合作，有文件把此障碍具体描述为不仅有职权方面的竞争，也有利益、意识形态，乃至领地的竞争（WHO，2008）；有文献提到了部门主义和保护主义（WHO，1997）。二是有人担心健康项目或健康部门可能会控制其他部门的活动。有人认为健康城市与传统健康保健的利益太一致，这反倒成了障碍（Tsouros，1990）。三是商业或私人部门较难参与健康城市活动（Tsouros，1990），通常动员公共部门参与和承诺比动员私有部门更容易成功，确保私有部门参与仍然是一个挑战（WHO，1998）。四是在跨部门行动方面发现新资源或者重新分配已有资源存在困难（Tsouros，1990）。

（三）社区参与

1. 社区与健康城市中的社区参与

社区一词，通常被用来指或以地理、或因共同利益、或因身份或互动所组成的群体（Heritage，Dooris，2009；Dooris，Heritage，2011）。WHO 提出了一个健康城市中"社区参与"的工作定义：社区参与是一个过程，通过这个过程，人们能够积极地或真正地参与到确定与其有关的议题中，就影响其生活的因素作出决策、实施政策以及对开发、服务进行规划和采取行动来实现改变（Heritage，Dooris，2009；Dooris，Heritage，2011）。这个定义也表明社区参与要纳入规划过程的各阶段、战略和操作等层次，且密切与赋能过程联系，要使人们获得自信，自己衡量、理解和控制他们自己生活的权力。WHO 欧洲区健康城市项目城市是要通过提供信息、咨询、代表性参与和赋能来加强社区参与。

"社区参与"常常与一些其他词互换或一起使用，如咨询、卷入、公民参与、社区行动、赋能、社区能力建设、社区开发、社区组织。这些概念主要可以分为三类：一是指参与的不同类型和层次，如咨询、赋能；二是代表工作方法的，指给予优先权和加强参与，例如社区能力建设和社区发展；三是旨在描述或概括受到参与影响的和与健康和福祉有关的社区间的互动关系，诸如社会资本和社区和谐一致（Heritage，Dooris，2009）。

2. 社区参与之必要性

参与的必要有规范性和功能性两方面的理由（Coenen，2009）。规范方面强调的是民主和自由，而功能或工具方面则侧重于其有用性，强调的是讲究效率和效益。总的说来，社区参与可以极大地有助于实现如下目标（WHO，2002；Heritage，Dooris，2009；Dooris，Heritage，2011）：第一，提高民主程度。社区参与决策、规划和行动，是一项人权。越来越多的市民对政府感到失望，希望看到更多的参与民主的方法途径，需要新方式和结构的治理，不再把人看作是由机构提供的、由选举出来的代表决定的服务的被动接受者，而是促使真正的参与、赋能和公民权。要通过重新分配权力和资源以扩大社会正义的基础——民主原则。第二，减少社会排斥。社区发展和社区组织常常与人口中的具体群体一起工作，特别是那些处于边缘和弱势的人群。欧洲与各国形势变化的背景（如在欧洲国家寻求庇护的人数激增），产生了特别的文化与政治的挑战和要求，有效的参与要求个人具备相应的技能、知识和态度。通过赋予这些社区发言权，社区参与可以在防止社区排斥方面发挥重要作用。第三，赋能人民。社区参与既是赋能的成果，也是有效的赋能策略。参与的实际过程能够赋能给个人和社区，使得他们理解自己的处境，获得对影响其生活的因素的控制。这反过来能够提高人们的幸福感和生活质量，人民的福利与健康水平、参与程度、受益程度和开发的水平程度是相互联系的。第四，动员资源和能量。社区拥有丰富的未开发的资源和能量，可以通过社区参与来动员和驾驭。在社区开发工作中，要使用一系列可行的技术来动员人们参加，并在适当的地方进行培训或形成雇佣关系。用赋能社区的方法来调动资源，或通过动员以减少服务成本。第五，有助于开发全面、综合的方法途径。老百姓的想法不会仅限于某一领域，所以他们能够为全面、综合交叉的开发做出有价值的贡献。第六，有助于实现更好的决策和更有效的服务，并确保项目可持续。如果人们参与需求的确定、规划、采取行动，就可以促使项目采取更好和更有创造力的决策，以及提供更具回应性的和更适当的服务，而且有助于确保项目可持续发展。第七，社区成员的成功参与，有时候更直接地导致了健康改善（Baum, Fran, 2006），特别是在政策的目的之一就是要改变人们的行为的情况下，政策只有为广大受影响的公众所接受才能是有效和成功的（Coenen, 2009），通过参与，个人有机会来发现其自己的资源，并自己承担起责任、改变其行为。

3. 公众参与的方法和机制

关于公众参与，有相当数量的概念框架，其中最早、最广为人知的是 Arnstein 的"参与之梯"（Arnstein, 1969）。它围绕公众参与的动态变化将参与程度分为从非参与到公民权力的八个层次，即操纵、矫正、通知、咨询、安抚、合伙、权力下放和市民控制，并用一个 8 级的梯子使之形象化，阶梯越往上移动，参与就更加有意义或"更真实"。类似的有Brager 和 Specht（1973）的参与之连续统（见表 2—2）。

表 2—2　　　　　　　　　　　　参与之连续统

控制	参与者的行动	举例
高 ｜ ｜	具有控制权	组织要求社区确定问题，并制定有关目的和手段的所有重要决策。愿意在实现目标的各阶段给社区提供帮助
｜ ｜	已授权	组织确定并向社区提出了一个问题。规定了界限，并要求社区做一系列决定，这些决定能被纳入其接受的计划中
｜ ｜	共同计划	组织提出一项暂定计划修改项目，这个计划可以修改并对那些受影响的人们开放。期望至少有轻微或更多的改变
｜ ｜	建议	组织提出一项计划，并征集问题。除非绝对必要，不准备改变计划

续表

控　制	参与者的行动	举例
| | |	被咨询	组织努力推销一个计划。寻求支持，来促进对计划的接受，或给予计划的同意、批准，以便行政规定（遵守）可以预期
| | |	接收信息	组织制订并宣布计划。出于通知（告知、提供信息）目的，社区被召集。期望得到顺从、承诺
低	无	什么都没有告诉社区

资料来源：*Community Participation in Local Health and Sustainable Development*：*Aproaches and Techniques.* WHO，Regional Office for Europe，2002。

"参与之梯"后来也受到了广泛批评。批评意见认为其低估了咨询等机制的重要性，而事实上咨询也可以加强公众的影响，这取决于决策制定者用他们从咨询过程中获得的信息来做什么（Coenen，2009）。另外，参与的程度也不仅仅是一个有权或无权的问题，有时即便有机会也不一定会有真正的参与，由于公民可能无法参加，也可能由于他们感觉自己无能或缺乏承担责任的意愿，因而甚至可能会拒绝参与（Maier，2001）。Davidson（1998）指出，过去由于使用了不适当的技术和不清晰的目标，所以往往使促进参与的目标没有成为现实。过去期望促进参与的目标总是要爬到这个梯子的顶部，但这并不总是可能或适当的，因为不同的政治、社会、经济和组织的背景可能会创造不同的条件、提供不同的机会和约束（WHO，2002）。

英国的南凯夏市议会（South Lanarkshire Council）开发了一个"参与之轮"模型以协助社区规划（见图2—7）（Davidson，1998），这个模型采纳了"参与之梯"的内容，区分了在信息、咨询、参与和赋权四个方面的不同目标和技术（WHO Regional Office for Europe，2002a），但却不是用一个有层级的梯子，而是用一个轮，其所要表明的是，社区参与的适宜程度是取决于想要达到的参与目标的（Davidson，1998）。具体到健康城市中的社区参与，Tsouros（1990）强调必须用不同层次的若干方法

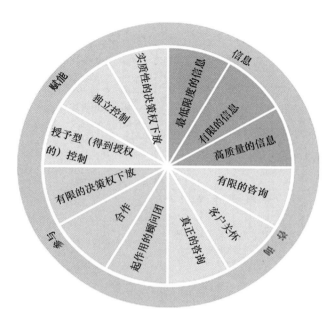

图2—7　"参与之轮"

资料来源：*Community Participation in Local Health and Sustainable Development：Aproaches and Techniques.* WHO，Regional Office for Europe，2002。

来进行（见图2—8），包括：一是使公众参与到决策制定的正式机制中，个人或集体有权利，应该有机会参与到规划、实施和评估其健康环境的过程中。二是社区层次的活动和机制。通常，社区对巨大的没有开发的资源和能量缺乏认识，而这是能够通过积极的市民参与来动员起来的。三是社区组织应具备一定的技能和得到训练。其中一个重要方面是要发挥公共卫生专业人士和社区工作者的作用（Tsouros，1990；WHO，2002）。最后，WHO（2002）强调社区参与战略的重要性，要想使社区参与有效且可持续，必须用一致、协调和战略性的方式来开发和实践，而不是作为仍然处在主流政策之外的一系列的特设或"试点"项目（WHO，2002）。

　　4. 社区参与的困难、障碍

　　有人对社区参与也存在一些质疑，一是认为社区参与是造成低效率的一个原因；二是认为其通常是用来装门面的，真正的权力仍然是由规划官员和委员会成员所掌握；三是认为公众参与的促进是浪费资

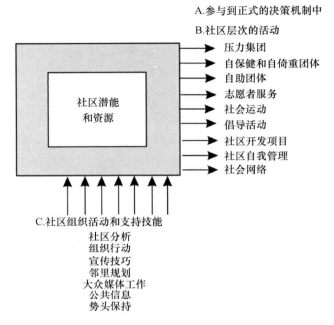

A.参与到正式的决策机制中

B.社区层次的活动

压力集团
自保健和自倚重团体
自助团体
志愿者服务
社会运动
倡导活动
社区开发项目
社区自我管理
社会网络

C.社区组织活动和支持技能
社区分析
组织行动
宣传技巧
邻里规划
大众媒体工作
公共信息
势头保持

图2—8　社区健康行动的类型

资料来源：Tsouros，1990；WHO，2002；Dooris，2009。

源的，因为得到的回应通常是冷漠、无动于衷的（Davidson，1998）。而造成这些困难的原因，Arnstein（1969）认为是存在于双方的，在当权者这方，障碍包括种族主义、家长作风、对权力再分配的抵制等；而在无权者一方，障碍包括政治的、社会经济的基础知识不足，加上由于徒劳无力感、疏远和不信任而难以组织一个具有代表性的和负责任的市民团体。

具体到健康促进活动中，公众参与的一个障碍还来自专业权力（Ashton，Seymour，1988），由于专业人士的权力和影响力是通过知识的控制和神秘化来获得的，而健康促进强调人的健康是受到多方面因素影响，这些影响因素常常在卫生部门的控制之外，而且人的健康行为的塑造也不完全取决于是否懂得健康知识，而这些是与大多数专业人士的理念相冲突的。Tsouros 等（1990）指出，健康促进中的公众参与方面最常提到的困难主要有：缺乏官方或政治支持；难以确定代表性；需要更长的时间来实现目标；可能造成更多冲突。

除了 Tsouros，其他文献也谈到了关于公众参与代表性、广泛性的问题，认为此事关是否实现了真正的广泛的公众参与，而一个公认的难题就是，当在进行咨询并以社区咨询为政策构建的必要因素的情况下，如何做到更多人参与，而不仅仅是领导人和社区中那些最畅所欲言的人参与。Naerssen 和 Barten（2002）的研究也发现，在南美的一些城市，市民社会的代表不是自治的而是由地方或国家政府指派或控制的，并日益依赖外部资助。在实践中，社区参与通常是限于向城市人口中的"目标人群"进行咨询。虽然参与本身在帮助减轻社会排斥方面是一个重要方法，而要做到真正的参与则取决于一个政治过程。不过，Minkler（2000）指出了另一方面的问题，即尽管参与方法能够激发能力建设和社区开发，但也可能会导致不胜任的行动者参与到较难的决策制定中。

关于市民参与的数量与层次，Kegler（2009）就如何平衡这两者的关系，并对保持市民参与到有关举措的政策过程的所有阶段中的重要性提出了质疑。她认为某处可能有上百的人参与，而另一处可能仅有少数人参与但可能是深入参与到设计和管理中，并且，使大量市民参与到治理中是不可行的，更不用说把社区评估和项目实施作为促进大量市民参与的手段机制。她进一步指出，在一些社区建设举措中，全程和持续地保持大量居民参与也是没有必要的，特别是在一些技术性和操作性的方面尤其如此。并且，在政策全过程中居民参与的层次和密度不必要很高，实际上在政策过程的有些阶段，一般多是由项目工作人员来进行的。

五　健康城市评估的方法论

WHO 欧洲区健康城市项目可以被描述为社会运动，由意识形态的、理论的和询证视角来激发的，用范围广泛的政治、社会和行为的干预来发展和维持城市人口的健康。在数量方面（WHO 项目城市以及国家级网络的城市和社区成员的数量）"健康城市"可以被认为是取得了非凡成就，并在 WHO 和参与城市中取得了一定声望。但对健康城市运动的批评仍然存在，主要是认为证明健康城市成功和效果的证据很少（de Leeuw，2009）。

1. 健康城市受到质疑的方法论原因

de Leeuw（2009）认为这种批评产生于对证据、科学政治学和城市管理的理解和视角的不同，以及对健康规范的偏好和断言。关于健康城市评估面对的方法论困难，de Leeuw（2009；2010；2011；2012）认为主要是由于健康城市的运作是建立在健康的社会模式基础上的，其最终目标是要解决健康的更根本的决定因素包括健康的制度性问题，其干预比行为干预更复杂，这就给证据的产生提出了特别的挑战。这些挑战主要有两方面：一是因果关系复杂，难以归因；二是也不能使用传统的方法，如随机对照和实验方法来解决因果辨认问题。

2. 科学研究的三类错误和"4GE"方法

de Leeuw（2009）提到了科学研究中的第三类错误。科学哲学已经承认了两类错误，第一类错误是指某假设被否定了而事实上这个假设是真实的；第二类错误是指虽假设被接受了而事实上是错误的。后来，Mitroff和 Featheringham（1974）引入了第三类错误概念，指虽错误地概念化了问题，但有重大的研究产出或结果。第三类错误的一个例子是长期以来对贫困和健康领域进行的研究，对问题的概念化表明要研究贫困对健康的影响，而且这种研究也被证明是有深度的。不过，只是在最近，这种对问题的概念化才真正被用来进行更有意义的深究，从而揭示了贫困和健康之间更复杂的因果关系路径，就此打开了对可能的干预的新争论（de Leeuw，2009）。

而避免第三类错误发生的评估方法，de Leeuw（2009）提到了第四代的评估。第四代评估（英文缩写为"4GE"，以后统一用此简称）是一种参与性的、辩证法的、后现代的系统，来就评估参数、其使用和所期望的产出等最终产生共识。de Leeuw（2009）还提到了"社区反映性行动研究"，它协调了政策开发中利益相关者的观点。4GE 方法假定了开发过程所包含的 12 个步骤：缔约；组织；确认利益相关者；开发内部组织结构；开发联合利益相关者结构，通过新的信息或混合；分出解决了的请求、关心和议题；优先序化没有解决的问题；收集信息或混合；准备协商的议程；实施协商；报告；循环。

3. "务实主义"的健康城市评估

基于以上讨论，de Leeuw（2009；2010）指出了另外一个在复杂的社会政治背景中进行有效评估的新方法，就是"务实主义的评估"。de Leeuw（2010）认为这是与"4GE"类似的，承认政治和社会的不同会影响有效性证据的产生，是一种超越了传统的流行病学模式的嵌入背景方法，并认为这种"务实主义"的第四代评估技术对于测定健康城市项目的绩效是适宜的。

具体说来，de Leeuw 所说的务实主义的评估主要指两个方面：首先，你只能评估"你做了的事"。WHO 欧洲区健康城市项目已很好地结构化了，从一开始就是一个实验性的项目，项目城市有入选条件、入选后有任务要求并接受监测，五年为一期，其中年度有记录、终期有评估，并在逐步探索之后从第三期起形成了一个较固定的成熟模式。在评估内容方面，从 1987 年第一期项目开始到现在已经完成的第五期来看，每期的要求有一些一贯的或共同的方面，同时各期又有一些不同的主题，评估就以这些作为评估内容，如评估《城市健康发展计划》的制定情况、对健康城市原则和策略的实现程度等（de Leeuw，2009）。

其次，关于评估中原因与结果之间联系的建立，第一，由于健康城市的政策框架——1986 年渥太华宪章的最关键原则信条是人处于健康活动、健康计划和健康政策的中心："健康促进是这样的一个过程，通过这个过程，个人、群体得以增加对健康决定因素的控制，由此改善其健康"，来自社区开发和赋能研究的原则已经被成功地运用于广泛的健康促进项目的开发和评估中，包括场所方法，诸如健康促进学校、健康岛、健康市场等，所以，个人和社区有必要参与到健康促进评估的开发、实施和报告中。这使这些评估更与真实需要相关、更具有回应性和敏感性。第二，混合使用多种方法论，而这样做合适与否，关键在于评估者要与利益相关者一起参与到所评估的对象中，以建立这种混合配制。而且，认为"软的"（质性）证据与"硬的"（定量）证据一样也是很重要的（de Leeuw，2010）。

另外，Krieger 还指明，健康城市不只是可以对其效果进行测量的干预，更重要的是要培育一个为了健康的价值观系统，这是一个整体的、创新的城市健康政策方法（de Leeuw，2011）。因此，不仅对具体干预的效果进行评估是必要的，而且对于这个价值系统的采纳如何给干预的实际实施产生新的和加强了的选择进行评估也是必要的。为此有两种不同类型的结果测量：影响和产出。"影响"指更为复杂互动的结果（期望的和不期望的），而"产出"被定义为一个有意识地开发（规则的、促进的和可沟通的）的干预的所期望的结果（de Leeuw，2011）。

第三节　健康城市的国内研究综述

随着健康城市建设实践在我国的开展，健康城市也得到国内研究者的关注，相关研究在不断展开和深入。从研究内容看，相关文献总体可分为三类，第一类是对国外和港澳台健康城市实践和理论成果的引介，第二类是对国内各地健康城市建设的历程回顾、可行性论证、策略措施和经验的总结与评估，第三类是提出有关看法和观点，包括一些较系统的分析探讨。

一　对国外及港澳台理论与实践的引介

1. 对国外及港澳台健康城市理论和实践的翻译介绍

由于健康城市是先由国外发起的，介绍、引入 WHO 健康城市项目和国外理论和各地实践情况、经验就成为必要，所以，这方面文献比较丰富，数量上占到国内文献量的近 1/3。

从文献出现的时间来看，在 WHO 健康城市于欧洲开发的初期，国内就有文献进行了翻译介绍，最早是江美球等人（1989），其文提到"健康城"起源于 1984 年加拿大，并引述了 Hancock 和 Duhl 的健康城市定义："健康城就是一座不断地创造与改善其自然环境、人工环境和社会环境，扩大其社区资源，使居民能够互相支持，以完成人生的全部使命，并最大限度地发挥各人潜力的城市"。

20 世纪 90 年代初，廖世雄、管纪惠（1991）的文章介绍了 Ashton 对健康城市的有关论述，包括 WHO 健康城市项目的缘起是世界卫生组织"2000 年人人健康"（Health For All）战略在欧洲的城市层次的实施，而以城市为站点的原因在于 19 世纪欧洲和北美工业城镇的公共卫生传统、城市政府的管理层次和职权的特点，以及城市化趋势使城市作为人类生活环境的日益重要性和市民认同等，并提到衡量城市健康状况的 13 个参数，最后介绍了 WHO 欧洲区健康城市网络第一个五年期（1987—1992）

的参与城市、工作内容、重点、实施步骤等。此外，90 年代国内翻译出版的 WHO 出版物，其中一些包含有健康城市的内容，如《我们的星球、我们的健康》（WHO，1992；中国预防医学科学院，1994）和《城市卫生危机——面对快速城市化，实现人人享有卫生保健的策略》（WHO，1994；张妤、覃毅翻译，1996），其中包括后来广为流传的健康城市 11 个"特点"。有趣的是，这两个报告中文版都把健康城市翻译为"卫生城市"。另外，修建军（1996）翻译了 WHO 信息及出版处提供的 1996 年世界卫生日材料（World Health Day 7 April 1996 Material），其中，有关健康城市的 10 个"标志"等在国内广为流传。

21 世纪初以来，详细介绍国外健康城市的开发步骤、指标、评估及 WHO 各区健康城市历程、世界各地健康城市的经验、案例等的文献大量出现。其中，王书梅（2002）介绍了健康城市项目开发步骤，郑英杰（2006）介绍了荷兰世界卫生组织健康城市研究合作中心负责人 Evelyne de Leeuw 提出的健康城市元（Meta）模型，胡善联（2003）文中提到了 WHO 欧洲区健康城市的指标内容并呼吁吸取国际经验来制定 2020 年分阶段的我国小康社会的卫生目标，黄敬亨、邢育健等（2011）介绍了健康城市运行机制的评估——SPIRIT 框架。此外，许丛宝（2006）的博士学位论文、傅华（2007）主编的《健康城市理论与实践》一书，比较系统地介绍了健康城市运动的发展历程、概念和原理以及技术方面如《健康城市计划》、《城市健康档案》的制定或制作，以及健康城市评估等。

还有许多文献介绍了世界各地健康城市的实例，展现了国外健康城市建设的丰富经验，如 WHO 欧洲区英国和波罗的海地区的健康城市建设情况（周向红，2007）；WHO 西太区 2001 年"健康城市"评估与展望讲习班情况（严强，2003）；日本"健康城市"主要特征及可借鉴的经验（李卫平、成莉，2003）、澳大利亚昆士兰州健康城市概况（陈少贤，2000）、韩国的经验（南银袼，2007）、日本健康城市建设（史慧静，2007），其他如宋言奇（2008）基于 WHO 西太区健康城市联盟第二次大会交流材料而概括了西太区健康城市建设的一些走势。另外，关于北美地区的健康城市实践，李丽萍（2003）介绍了美国印第安纳模式和拉丁美洲模式，周向红（2006）介绍了加拿大的开展情况。

最后，有文章介绍了我国台港地区健康城市建设的开展情况，如曾曦与冯磊（2006）"香港政府防范儿童肥胖的措施对建设健康城市的启示"，台湾学者许世雨（2006）"台湾地区健康城市与健康社区之营造"，周镇邦与周奕希等（2007）关于 WHO 西太平洋区域"健康城市联盟"创会会员——香港九龙葵青区把安全小区及健康城市建设相结合的情况介绍，荣休、李绍鸿等（2007）的文章涉及香港健康城市建设经验。

2. WHO 健康城市的特点在于过程特征

许从宝、毕胜（2006）一文中提到"那些关于健康城市的具体指标并不成其为硬性的目标限制，而只是一种用来发现问题、调动健康城市工程参与各方的共同努力解决问题的方式"。

周向红、诸大建（2005、2006、2007）辨别了"健康城市"与"健康城市项目"的区别，认为"健康城市和健康城市项目逐渐形成了两个不同的概念"，健康城市"应具有清洁美丽、居住安全的城市环境，稳定的、可持续发展的生态系统，能为所有城市居民提供食物、饮用水、住房等生活必需品等特征"，而"健康城市项目是指在城市管理中发挥着独特的作用，促进地方健康政策的变革和创新，宣传促进公共卫生的新方法，探索将人人健康战略的基本原则和目的转化为实践的新途径"。并提到健康城市项目通常具有"对健康的共同承诺、被纳入到政策制定等环节、各相关部门互相配合、社区积极参与、变革和创新贯穿于项目的全过程、最终形成相关公共卫生政策"6 项特征。

李忠阳、傅华（2007）在其书中提到"'以健康为中心，通过政治承诺和健康的公共政策，促成跨部门行动和社区的参与，并不断地创新，达到健康的社会、健康的环境和健康人群的目的'这个核心内容也就成为世界上千万个健康城市的共性特征——健康城市之路（healthy city approach）"。

二 国内健康城市实践的回顾总结

国内研究者在介绍国外健康城市经验的同时，也对健康城市在国内的开展进行了回顾总结，有大量文献是关于这方面的内容的。

1. 关于国内健康城市建设的历程回顾

卫生部医政司于军（1997）的文章，回顾了从 20 世纪 90 年代初起 WHO 对我国的咨询、考察和提议开展健康城市项目，以及从 1994 年起与我国卫生部合作选定城市开展健康城市项目试点、在各地开展培训和召开会议等情况。另外，一些亲历者，包括地方官员、专家学者对各地试点开展情况进行了回顾，如上海市嘉定区卫生局爱卫会的陈政、许文忠等（2004）回顾了上海市嘉定区作为 WHO 首批 "中国健康城市项目试点区" 工作情况；中山医科大学教授郭清（1997）对海南省海口市成为 WHO 健康城市项目试点区过程的回顾，邢育健（2001）回顾了苏州被批准为全国爱卫办向 WHO 西太区申报 "健康城市" 项目规划试点的市健康城市的过程，严强、邢育健（2001）和周向红（2006）的文章中提到 1997 年后卫生部考虑到创建国家卫生城市与健康城市有相似性而把这个项目移交全国爱卫办。

2003 年 "非典" 之后，我国各地城市纷纷自主启动健康城市建设，傅华等（傅华，2006；李忠阳、傅华，2007）认为中国健康城市建设由此进入实质性或全面发展阶段，并以苏州和上海为代表。2007 年，全国爱国卫生运动委员会办公室正式启动全国健康城市（区、镇）试点工作并确定了上海市、浙江省杭州市、江苏省苏州市等十个市（区、镇）为全国第一批健康试点城市，诸大建、周向红（2008）把此作为中国 "全面开展建设健康城市（区、镇）活动" 的开始。陈柳钦（2010）提到，2008 年卫生部提出 "健康中国 2020" 战略。

2. 关于健康城市建设在各地的实践

随着健康城市在全国范围的扩展，有关各地实践的回顾、工作经验探讨的文章大量出现，其中，以涉及上海、江苏和浙江三省市的文章居多，江苏主要涉及全省以及几个县市如苏州、通州、连云港，浙江省主要涉及杭州、宁波等。其次是有关重庆、北京、广东和深圳等地情况的文献。近年来，涉及其他地方健康城市建设开展情况的文献也不断出现，如辽宁大连市（大连爱卫会刘小平，2007）、广西南宁市（龚维玲等，2010）和新疆乌鲁木齐（刘艺、李维青、罗春、康鹏旭，2011）。此外，还有其他地方健康城市开展的信息散见于各种新闻报道中。总的来说，文献内容地区分布的时间序列与健康城市建设在中国各地的扩展同步，是对全国健康城市工作进展情况的反映，而就这些文献涵盖的内容来看，可以概括为三个主要方面：

首先，各地健康城市建设的指标构建和可行性研究，如苏州市健康城市指标体系研究（谢剑峰，2005）、上海徐汇区的指标体系（玄泽亮、魏澄敏、王克利、傅华，2003）、上海市徐汇区开展的可行性研究（玄泽亮，2003）、浙江宁波建设健康城市的可行性研究（许国章、程志华、马藻骅，2006）、健康城市行动计划的制订（李光耀、张浩，2005）等。

其次，各地健康城市建设历程回顾、做法、策略、经验教训，以及对问题、不足和障碍及其对策的思考和未来展望等内容。如苏州建设健康城市总体情况（邢育健，2004；王书梅，2007；赵秀萍，2008），各种场所如健康社区、健康单位建设的实践与思考（陈小民，2005）；对上海市健康城市建设的回顾（杨晓渡，2004；张浩、李光耀，2008）；关于上海市徐汇、长宁和浦东等区"健康城区"建设（周秀芬，2004；梁鸿、李娟、仇育彬，2009；盛新春，2004；盛新春、倪根、罗惠平，2006），杭州健康城市建设（张爱珍、包家明，2006），江苏新时期健康促进策略的实践与探索（陈华，2010）；关于江苏淮安（王向明、2005；丁解民，2005）、常熟（顾志良，2005、2006）、江阴（吴亦，2010）、通州（管军，2006）、张家港（张家港爱卫会杨芳，2007）等县市健康城市建设策略、做法；广东南海健康村建设系列如南海区建设健康村的主体思路与策略（陈少贤等，2009）；对"健康奥运、健康北京——全民健康活动"行动计划实践和未来北京健康城市建设思考（王鸿春，2011）；广西南宁市健康城市（龚维玲等，2010），深圳（深圳罗湖区，2005）、宝安（聂志刚、潘醒民，2008）健康城区建设；大连市健康城市建设（大连爱卫会刘小平，2007）、"健康重庆"建设的研究（谢勇，2010；宁德强、何定军，2010）；乌鲁木齐"健康城市"发展研究（刘艺、李维青、罗春，2011）。

最后，项目标准和各类评估研究和报告，如苏州健康城市项目标准（试行）（府采芹、邢育健，2003）、苏州开发的健康城市标准（谢剑峰，2004）（高峰、王俊华，2005）、苏州市建设健康城市的场所评估策略与方法（黄敬亨，2006）、苏州市各级卫生机构健康促进能力研究（高翔等，2011）、上海市健康城市建设及其健康促进能力研究（赵芳，2010）、广东南海健康村建设评估（陈少贤，2009）、KAP 知信行调查评估（王继伟等，2005；严幸，2006）、阶段工作自我评估（徐建康、缪美英，2005）、健康社区和单位等场所建设评估（谢剑峰等，2001；黄敬亨，2006；胡兆铭、顾沈兵、张浩，2007；潘耀东等，2008）、职能部门工作评估（梁鸿、李娟、王国强、吴琼，2009）、街道工作评估（梁鸿、李娟、余兴，2011）、上海市建设健康城市行动评估研究（顾沈兵，2009）、南海健康村评价指标体系构建（张瑛、陈少贤、靳娟、徐英、汪君、姜征、郭海秀，2009）；对乌鲁木齐城市健康状况的诊断（刘艺、李维青、罗春，2011）、健康社区基线调查（顾志良，2005）。

三 健康城市相关方面的探讨与争论

（一）提出了一个"更容易理解的"定义

傅华、玄泽亮、魏澄敏等（2002）提出了一个"更容易理解的定义"，即"所谓健康城市是指从城市规划、建设到管理各个方面都是以人的健康为中心，保障广大市民健康生活和工作，成为人类社会发展所需求的健康人群、健康环境和健康社会有机结合的发展整体"。

（二）关于中国健康城市的愿景模型和建设内容

1. 健康城市的愿景

比较早提出的系统模型主要有两个：一是社会、经济和自然生态亚系统模型。江美球等（1989）提出健康城市实质上就是社会生态亚系统、经济生态亚系统和自然生态亚系统都达到动态平衡状态的城市。二是人群、社会和环境三大构成要素及其互动关系模型。梁鸿等（2003）提出，健康城市由健康人群、健康环境和健康的社会关系三大要素组成，其中，人群与社会关系是主体要素，环境是客体要素，其作用原理是，环境是支撑系统，社会关系是保障环节，人群是终极目标。在健康政策的制定过程中，私人部门和城市居民积极介入，其间的利益冲突通过健康政策充分协调，并通过私人部门与城市居民之间的良性互动，使社会总体的健康收益与成本之差即健康的纯收益最大化。公共部门健康政策作用于影响健康环境的诸变量，又通过健康社会关系这一保障环节，控制诸变量间接作用于身体、心理和行为健康的程度，从而实现健康人群这一最终目标（梁鸿、曲大维、许非，2003）。

2. 西太区发展中国家的城市需要应对的问题

关于健康城市建设的政策问题优先序，严强（2003）介绍了西太区发展中国家城市需要应对的问题，如城市基础设施（饮用水供应、污水处理、娱乐设施、道路建设、垃圾收集处理等）、自然环境保护和改善（清洁河道、园艺绿化、建造公共园林等）、社会和经济（公平经济、减少资源浪费、控制赌博和艾滋病、解决失业、改善住房、健康生活方式的普及、文化价值观等），还有一些容易忽视的问题，如精神亚健康（沮丧、自杀、压力、孤立）、人口老龄化、意外伤害（车祸、溺水）、家庭暴力等。

3. 健康城市建设应有的政策内容

首先，从卫生各领域讨论健康城市建设应该包括的内容。这类文章不仅数量多，而且覆盖领域甚广，主要包括：一是健康教育（顾志良、王惠文，2011；于文平、钱跃升，1998；夏春翔，2005；鲍科臻、张学军，2005；温泉、郭春江，2007；亢健之、许革、王建晶，2007）以及健康传播与生活方式塑造（周向红，2008）；二是居民营养与食品安全（秦品章、秦高，2007）；三是病媒生物防治（白勇、黄福伟、徐荣，2007）；四是社区卫生服务方面，社区卫生服务中心与健康城市的关系（刘树昇、张民庄、金荣，2003；孟仲莹，2008）、社区卫生服务"收支两条线"管理（何华明、王小合、许亮文，2009）、社区卫生在建设健康城市行动中的作用（李忠阳，2010）、将社区卫生服务的指标纳入健康城市指标（鲍勇、龚幼龙、玄泽亮、陈冬冬、张惠琴，2005）；五是健康城市背景下绿色医院建设（叶炯贤、廖素华、任陆华，2012）；六是心理健康方面，如心理健康与健康城市社区建设（刘晓民、刘东慧，2010）、健康城市建设中加强市民心理健康的措施（邱慧萍，2006）；七是健康管理方面，如健康管理在中国健康城市建设中的应用（王煜、黄建始，2008）、健康管理是建设健康城市的重要基石（鲍勇，2008）；八是健康公平，如全民基本卫生服务均等化（孙统达、童亚琴、马藻华，2007）、关注弱势人群（府采芹，2006）；九是《中华人民共和国国境卫生检疫法》的修改与健康城市（许剑鸣、卢建立、杨朝春，2007）；十是医疗保健服务纳入健康商务楼宇建设（蔺世平、王千、陈洪人，2005）；十一是将动物咬伤控制指标纳入健康城市创建评价体系（杨亚明、武鸣，

2008）；十二是突发公共卫生危机管理（谢翔，2003）。

其次，从经济角度探讨健康城市建设，包括：一是从人力资本角度，认为健康城市与经济发展相辅相成。健康城市建设具有增进人力资本的巨大功能，健康城市的宗旨、过程和具体指标都起到了增加人力资本存量的客观效果；反过来，对教育、医疗保健、劳动力流动等方面的投资又是健康城市建设的先决条件，因此，必须优化人力资本投资的主体结构、类别结构、地区结构和城乡结构，推进健康城市建设（耿香玲，2006）。二是从城市竞争力角度，认为健康城市能够帮助城市更好地参与全球竞争，创造发展优势，克服或减少发展问题，争取更好的发展资源和环境并产生更好的结果，从而促进城市发展在战略上从量向质的转变。因此，在城市竞争力的多要素中，强调产业集群是提升城市竞争力的有效途径和未来城市发展的核心内容，应当引起充分关注（杨振山、蔡建明，2011）。

再次，从城市规划、住区角度，有大量文献对健康城市建设进行了探索，反映了健康城市与城市设计规划、建筑等的天然联系。一是从都市优美环境的角度，涉及环境的可持续发展、公共交通、城市绿化，市政建设、城市历史文化的保护等方面（杨晓群，1999）；二是从城市病、21世纪的理想住区角度谈健康城市及其规划的关系（万艳华，2000），以及对SARS暴露的城市规划建设问题、健康与人居的关系探讨（毛其智、鲍世行，2003；潘跃红，2003）；三是从城市的山水、人文角度谈城市建设与健康（尹会荣、王景，2005）；四是强调健康城市应该以健康、公平、福利、安全和可持续等为导向（许从宝，仲德崑，2005）；五是讨论了都市规划专业发展与健康城市的关系（孔宪法，2005）；六是从城市路网和交通角度，如周伟丹（2008）从路网体系，周向红（2008）、徐璐与王耀武（2010）从城市交通探讨了健康城市建设内容，刘太格（2006）在这方面明确强调城市规划要以人为本；七是以某地的城市规划探讨了健康城市与城市规划的结合，如四川省资阳市沱江东区城市规划（刘志波、黄倩，2009）、重庆城市规划（宋思曼，2009）；八是从城市中央商务区、公共空间、开发区角度探讨健康城市建设的重点领域和优先项目（周向红，2008）；九是针对人群的空间设计角度探讨健康城市应有的内容，如邓晓君（2010）基于健康城市理念的老年人生活空间研究；十是从步行环境营建的角度探讨，如张洪波、徐苏宁（2009）强调步行环境建设，还有明确指出健康城市空间的保健性和促进性此双重属性（董晶晶、金广君，2009；单卓然、张衔春、黄亚平，2012）；十一是从环境调控角度，强调布局合理的医疗设施、完善的公益设施、良好的城市物理环境，通过制定政策来保护健康城市理念得到落实（陶德凯、农红萍，2006）。

在从规划角度探讨健康城市的文献中，有一些明确指出了健康城市建设实践中存在的问题，如罗勇（2011）指出目前我国健康城市建设中存在的一个问题是软体项目多、硬件建设少。认为"软体项目"集中在健康服务、健康环境、健康社会、健康人群等方面，并认为硬件建设少，容易导致健康城市与城市规划建设的不协调。而造成这种状况的原因，认为一是许多已有的完全不以健康为导向的城市规划所导致的健康问题，只能由软体项目进行事后弥补；二是健康城市建设的软体项目（活动、宣传、教育）容易实施，硬件建设（建筑、场地）则需要科学数据的支持才能规划和设计。又如查长松（2010）倡导健康城市拒绝"物本意识"，要打造真正的人的城市；杜立柱、刘德明（2008）认为健康城市就是以满足城市人的快乐原则为出发点，将城市的自由度、舒适度、宜居性作为规划目标，既要实现城市客观存在的有序协调发展，也要满足城市居民的心理需求。

最后，从生态环境、可持续发展角度讨论健康城市的建设内容也有大量文献，主要包括：一是总的从生态环境谈健康城市建设，如生态环境因素对健康城市发展的影响（卢虹虹、王德耀，2011）；城市在发展过程中面临的生态问题（陈炎兵，2005；黄肇义、杨东援，2001）；现代化健康城市本质就是可持续发展的生态型城市（蔡社会，2005）；健康城市是可持续发展战略实施的最佳切入点（杨国庆，2008）。二是水、气、森林、气象方面，如钱芳和金广君（2010）关于健康导向下的城市滨水区空间设计的探讨、城市水系健康（赵彦伟、曾勇、杨志峰、刘静玲，2008）；城市森林（民建北京市委，2005）；热环境（黄海静、陈纲，2004）和健康城市住区的热环境探索（黄海静、陈刚，2004）；从城市服务角度（王明浩、肖翊，2007；孙凤华、胡伟、白乐生，1999）的探讨。

还有其他文献从多种角度探讨的健康城市建设内容，主要包括：一是科学发展观（王资博，2009）；二是和谐社会建设（朱敏贞、杨国安，2011）；三是安全社区（文小舟、陈景龙、白杰，2007；香港职业安全健康局，2009）；四是体育健康促进、全民健身，如体育健康促进与健康城市（吕东旭，2007、2008、2009），高校体育（易礼舟，2011）、全民健身与健康城市（浦义俊、王如倍，2011）；五是文化、城市精神，如司子强（2006）提出要通过发展文化产业来推动健康城市的建设，谢翔（2003）从城市精神角度谈健康城市建设的目标内容等。

4. 各地健康城市建设指标体系、项目标准及其内容特征

谢剑峰（2005，2006）提出的苏州市的健康城市指标体系分 3 个板块，共 122 条，基本板块包括优化健康服务、营造健康环境、构建健康社会、培育健康人群、提供健康食品、健康场景、市民满意度、行政推动等 8 个方面。玄泽亮（2003）认为上海徐汇区健康城市指标体系共分总体层、系统层、要素层三个层面，其中，系统层包括 12 个系统，即人群健康、社会参与性、生活行为方式、卫生资源及其利用、教育权利、环境质量、居住环境、人口学特征、地方经济、基础设施、劳动就业、家庭收入支出。此外，有文献提出的健康城市项目标准中还包括健康家庭、健康社区等标准（府采芹、邢育健，2003；高峰、王俊华，2005）。

对目前中国健康城市建设的内容，肯定的意见认为中国健康城市建设在内容方面表现出"大卫生"的指导思想，即影响健康的因素是一个多层面和交互作用的社会生态学模型（傅华，2006）。而否定意见则认为健康城市指标体系所囊括的范围和涉及的领域广泛，有"大杂烩"之嫌（杨国庆，2008），但同时有质疑认为其内容狭窄，多限于卫生设施改善和环境绿化（许丛宝，2006），或限于环境卫生、饮食与运动、传染病和资源问题等，缺乏心理健康方面的指标（周向红，2008）。

（三）健康城市建设的政策过程

在议程设定的影响因素方面，国内尚无专门研究文章，一些观点散见于有关某地、全国健康城市的历程描述、分析必要、可行、背景的文献中。如认为由于目前的经济增长方式 GDP 崇拜等，急功近利、违背自然规律、肆意妄为，使环境污染、健康等问题不到火烧眉毛时（如"非典"事件等）是很难进入政策的议事日程的（周向红，2008）。

关于国内城市健康城市建设开发的步骤，陈少贤（2000）的文章提

到总的有 7 步, 一是开展健康城市的形势分析和主要问题分析; 二是确定健康城市的规划目标和实施模式; 三是提出规划策略与政策措施; 四是编制规划预算; 五是可行性论证; 六是规划的实施; 七是规划的过程评价与结果评价。有一些研究者的论述涉及了健康城市在国内开发过程的一些方面, 具体主要有:

首先, 关于优先序确定, 认为健康城市实施的第一步是要开展健康城市的形势和主要问题分析以确定健康城市的规划目标 (陈少贤, 2000), 要坚持 "市民有需求、部门有措施、解决有可能、评估有标准" 的原则, 综合多方意见, 聚焦重点, 有步骤地确定需要优先解决的健康问题 (李忠阳、傅华, 2007)。

其次, 中国健康城市建设的执行模式是指标任务的自上而下的层层下达, 分解, 层层落实, 并采取目标管理, 常利用目标任务分解表的形式, 将任务分解落实到各专业小组和职能部门, 其益处在于, 一方面使各专业小组和职能部门在健康城市建设工作中具有一定的针对性; 另一方面也便于领导小组及其办公室有的放矢地开展检查、指导、评估与考核工作 (周向红, 2008)。

最后, 中国健康城市建设的组织机构与 "自上而下" 执行模式相配合, 城市从上到下各级各层次如区级、街道层面, 都设有与上级相对应的组织机构, 如在街道一级, 有街道党工委书记、社区医院院长为名誉主任, 街道办事处副主任和医院副院长任常务副主任, 其他成员包括驻街道单位、街道办事处民政、城建、文教、环保、市容、绿化、爱卫、计生, 以及机关、工厂。而副主任、理事、委员等则由商店、学校、公安等单位的主要领导担任 (周向红, 2008)。

（四）健康城市建设的参与者

周向红 (2008) 提到了一个总的概括, 即健康城市建设的总原则是 "政府组织、部门推进、属地负责、行业促进、群众参与"。有许多研究者的论述涉及了一些具体内容。

1. 政府主导模式及其问题

1994 年卫生部副部长王陇德在嘉定会上指出 "在中国实践的基本要求", 包括政府承诺、支持; 财政投入; (政府) 部门共同协调 (陈少贤, 2000)。傅华等 (2007) 把我国健康城市建设归纳为 "政府主导" 模式。

从研究者的论述中可以看出"政府主导"模式在组织结构上表现为四个主要方面：一是上海、苏州等地健康城市的推进都由政府负责，政府专门成立了领导机构，并由一名主管副市长领导；二是参与建设健康城市的政府部门多达 20 多个，如教育、卫生、体育、环保、环卫、市政、公安、财政、水务、规划、工商、旅游、交通、绿化等，各部门都根据自身的特点制定了各自建设健康城市的规划并组织实施；三是协调机构通常是爱委会，它作为政府的议事协调机构，承担着协调各部门建设健康城市工作的职责；四是协调方式有市政府每季度召开由各部门领导人和下级政府参加的工作例会，讨论工作进展，布置下季度的工作安排，以及制订实施多部门参与的健康城市计划等（傅华、玄泽亮、李洋，2006）。

关于"政府主导"的原因，从傅华（2006）的论述中可以看出主要有三个方面：一是健康城市建设的主要动力来源于政府，执政党"以人为本，树立和落实科学发展观，建设和谐社会"的政治纲领成了以政府推动健康城市建设的强大动力；二是符合中国社会文化背景和现状，尽管健康问题涉及千家万户、与每一个人的利益都息息相关，但个人要改造环境，尤其是社会环境的能力实在是太微弱，况且许多居民对他们的健康问题往往是到了发生疾病后才去关注，在这种需求察觉不够而且能力有限的情况下，来源于民众的推动力显然不足也不现实；三是我国有很成功的历史经验，如爱国卫生运动就是一项政府直接领导，多部门通力合作、发动各阶层群众参与的具有中国特色的卫生工作方式，并且我国历史上取得的许多公共卫生的伟大成就与这一工作方式不无关系。

关于政府主导模式的问题和可能导致的障碍，首先就是政府支持的可持续问题。赵秀萍（2008）提出，加入健康城市联盟需要有市长亲自签名的申请书和承诺书，但随着政府换届、领导更换，新任领导对健康城市项目的认可和支持将对健康城市项目的发展起到决定性作用，这在很多国内外健康城市项目上都有这方面的教训，因此做好新任领导的工作至关重要，将直接影响政府对健康城市项目的支持和承诺。其次，周向红（2008）从地方政府是相对独立"领地"的政策制定者角度指出了其障碍。由于行政权力下放至地方政府及中央与地方之间财政分配关系的调整，城市政府逐渐从单纯的由上传下的中转机构演化为国家经济管理的一个层次，并拥有组织地方经济活动的权利如独立的财政等。由于财政状况与经济发展水平密切相关，此利益需求只有在推动经济增长的过程中才能得到满足，而生产要素如资本、技术、人才等流动性增加，地方政府间竞争，将导致城市政府短期机会主义行为，向辖区经济倾斜而忽视全社会的整体、长远利益。自 20 世纪 90 年代"分税制"后，地方政府维持正常运转的费用更多地依赖当地企业利税，利税大户可能是污染企业，但为了经济利益，当地政府对企业损害环境的行为"睁一只眼、闭一只眼"，即使企业的环境责任没有履行，政府往往也会"体谅"其难处，不予追究，这直接导致环境问题层出不穷。再次，具体到地方政府官员方面。周黎安（2004）建立了一个地方官员政治晋升博弈的简单模型，旨在强调地方官员的晋升激励对地区间经济竞争和合作的影响。由于政治晋升博弈的基本特征是一个官员的晋升机会降低另一个官员的晋升机会，这使同时处于政治和经济双重竞争的地方官员之间的合作空间非常狭小，而竞争空间巨大。在这种情况下，地方官员不得不通过政策制定、奖励、优惠等以及在政治决策、监督、管理等方面的权力，谋求自身经济利益、政治晋升和社会地位等。在目前的体制下，一个普通的公务员成长为副处级领导的时间平均为 15 年，甚至更长。因此，在自身利益主要通过升迁、上级和社会对其政绩评价等表现的体制中，地方政府官员的自身利益与其所辖范围的地方利益不是完全一致的，而是地方利益和自身利益代表的综合。城市政府官员和中央政府官员的任期相比，城市政府的任期约束是硬性的。这进一步诱使地方政府官员倾向于追求短期租金的最大化，放弃对社会长远利益的追求。这将对短期效益不明显的健康城市建设非常不利。最后，梁鸿等（2003）认为障碍之一在于，由于健康城市的收益难以在短期内显示，以及其显示方式的不完全利润化，很容易受到政府短期行为的制约。相应地，健康城市是一个系统工程，其有效运行必然要求我国政治体制改革的进一步完善，而这也不可能一蹴而就。这些问题在健康城市的推行过程中要逐步加以解决（梁鸿、曲大维、许非，2003）。

2. 多部门参与不够及对策建议

多方参与不够，首先表现在部门种类方面：一是规划部门参与少，如周向红、诸大建（2006）认为规划部门参与少从而尚未考虑城市规划指导意见，另有文献也提到上海市健康城市项目的主要负责部门中没有规划局这一城市规划建设管理部门（董晶晶，2010）；二是从组织类型角度，非政府组织没有充分发挥作用（王书梅，2007），如赵秀萍（2008）基于苏州健康城市研究，发现健康城市建设存在的问题之一是第三部门，如苏州市行业卫生协会力量发挥不够，进一步，周向红（2008）提出要避免政府万能论，应该建立包括政府机构在内的各类组织和社会成员参与的健康城市建设组织框架，包括政府部门、公私部门、非营利组织伙伴关系。

在参与状态和机制方面，顾沈兵和傅华等（2009）的研究发现：一是社区企事业单位对社区活动或者决策的参与是零星的、时断时续的，或者仅出于自身的眼前利益，或者出于在社会动员之下的一时热情，或者因为上级的行政命令等；二是社会团体等非政府组织参与建设健康城市行动的机制、形式尚未形成，或者比较单调，如企业参与目前一般是提供经费，非政府组织参与也局限于送温暖等活动。虽然，在社区健康促进推进过程中，也有各类志愿者队伍、健康促进俱乐部、健康咨询服务点等群众互助组织，但是政府的痕迹很明显，也没有形成整体推进的格局。

关于促进多方参与的策略建议，首先，针对不同性质的单位采用的推动方式、手段要有区别。赵秀萍（2008）主张对事业单位和企业单位要使用不同的推动手段，其中，社区和政府指导下的事业单位可以通过行政力量进行推动，如健康机关、健康社区、健康学校等，而对于市场化单位的健康企业、健康宾馆、健康饭店、健康市场、健康商场等建设，由于市场化较强，没有一个直接的主管部门来推动，就只有通过第三部门推行健康企业认证来引导企业参与，目前，前者较容易，而后者是难点。其次，有研究者提出了类似"政策的健康影响评估"的方法，如周向红（2008）提出中国现阶段制定健康公共政策的途径之一，是检查所有的政策法规，以确定它不会对健康造成负面影响。

3. 关于公众参与方面存在的问题

第一，健康城市的知晓率和认知水平不高。陈钊娇、蓝剑楠、单蔚、许亮文等（2011）采取分层抽样和偶遇抽样的方法对700名杭州居民进行了有关健康城市的了解程度、满意度和需求的问卷调查，结论认为居民对健康城市满意度高，但知晓率不高。类似的还有顾沈兵等（2009）调查了上海创建健康城市中社区公众参与现状，结果发现，知晓率在60%左右上下，而且上海建设健康城市行动已开展5年多而上海市民对健康城市的认知水平一般，很多人仍认为社区发展是政府的事情，依赖意识严重，有问题等着政府帮助解决。

第二，活动参与度不高。陈钊娇等（2011）对杭州居民进行的问卷调查结果显示，居民的参与度不高，顾沈兵等（2009）对上海健康城市建设的调查也发现，相较于知晓率，社区公众参与率总体更低一些。

第三，参与群体分布不均衡。顾沈兵等（2009）基于对上海创建健康城市中公众参与状况的调查，认为存在参与群体分布不均衡的现象，居多的是老年人、学生、下岗失业人员、困难家庭等弱势群体，而中青年、在职在岗人员参与少，具体多为社区退休或待岗的中老年人，而30岁以下青年人鲜见（顾沈兵、李光耀、李洋、傅华，2009；顾沈兵，2009）。

第四，参与领域比较狭窄。顾沈兵等（2009）基于对上海创建健康城市中公众参与状况的调查，认为参与领域比较狭窄，居民参与大多停留在健康社区建设的具体事务，如居委会组织的讲座、调查等，且这些活动大都是政府分派的任务，很少是由业主管理委员会、志愿者或者其他组织发起的，社区事务行政化的现象十分明显。健康社区创建缺乏对居民实际需要的调查研究，脱离了居民的真正需要，在影响到健康社区创建重大进程的事务，如社区领导组织、社区规划、社区工作考核等方面，基本没有参与或者参与程度很低。社区居民在健康城市社区建设中参与程度不深，社区参与的形式化、表面化严重影响着社区参与的积极性和主动性，背离了健康城市社区参与的初衷（顾沈兵、李光耀、李洋、傅华，2009；顾沈兵，2009）。

第五，参与活动零散化、组织化程度不高。顾沈兵等（2009）基于对上海创建健康城市中公众参与状况的调查，认为参与活动零散化、组织程度不高。居民多以个人身份参与社区活动，虽然社区也形成了一定的兴趣组织、娱乐健身组织如高血压俱乐部、健康服务咨询点等，以及在政府和社区的指导下形成了志愿者组织，但居民的自助组织、利益团体等远未发展起来。居民参与的零散化，使"自身的健康问题自我决定"

流于形式，社区在进行有关健康问题事务决策时，几乎不考虑或者很难切实考虑广大居民的建议和利益（顾沈兵、李光耀、李洋、傅华，2009；顾沈兵，2009）。

第六，社区居民参与只不过是一句象征性口号。顾沈兵等（2009）在对上海创建健康城市中公众参与状况的调查中发现，在上海市的建设健康城市联席会议、健康促进委员会和上海市建设城市专家咨询委员会中，真正动员社区居民参与的不多。在第一轮建设健康城市三年行动计划中，虽然11项重点推进活动主旨在于提供社区参与的载体和渠道，但许多活动其实就是政府部门自身的职责，在实践中，多为自上而下的行政命令，缺乏自下而上的群众呼应。因此，社区居民参与只不过是一句象征性的口号而已（顾沈兵，2009）。

（五）健康城市建设的政策背景和环境

研究者强调健康城市的含义是广泛的，每个城市都有其特定的历史和社会发展背景，在朝着健康城市发展的过程中，都有不同于其他城市的明显特点和个性化发展道路（李忠阳、傅华，2007），包括要结合地方的社会和文化背景对健康问题进行界定，并根据现状设定阶段性优先目标和重点建设领域（傅华、玄泽亮、李洋，2006）。还有，解读中国城市案例时需要注意其实质条件及规划政治与台湾的差异——区域尺度、配套支撑、计划体制、管制机制等，才可能具有启发性的意义（吴玉成，2003）。关于具体构成健康城市建设的环境或背景的因素，文献提到的有城市化、经济、政治、城市规模、历史和社会文化背景等。

1. 经济发展、国际化、城市化等背景因素

首先，城市经营是一个重要背景因素。健康城市在我国兴起的原因之一是"城市经营的策略需要"（周向红，2008），即为了吸引资金、技术和人才等要素。城市品牌是城市发展的"导向牌"，凝聚人心的"吸铁石"、城市名片，而"健康城市"是目前具有国际语境的城市名片。郭幸福、孔宪法（2003）也指出，策略上加强营销的原因之一，是健康城市的形象，衍生了吸引外人投资、观光和消费等效益。其次，我国城市化进程短、总体层次不高（周向红，2008），和西方国家建设健康城市背景、动力有所不同（周向红、诸大建，2006），所以，不能盲目照搬国外的做法。最后，中国城市加大对外开放，要求各方面与国际接轨，还有2010年世

博会举办的压力，经济上也有能力，所以建设内容上实质性环境和生态方面的分量重而社会发展方面较弱（吴玉成，2003；郭幸福、孔宪法，2003）。

2. 政治背景因素

首先，执政理念如"以人为本，树立和落实科学发展观，建设和谐社会"是政府推动健康城市建设的强大动力（傅华、玄泽亮、李洋，2006）。其次，由于意识、政治认知不足，由此有必要加强教育以期有所改善。如吴玉成（2003）认为，生理及社会面的健康促进既需要外在条件也需要人的改变，同样，健康城市支持性环境的营造固需实质建设领头，更需人的观念与行为转变，如限制塑料袋的使用、降低汽机车排放，而当城市的环境意识、政治认知还不能支持对污染行为的限制时，只好讲倡导教育以期待观念的改变。再次，政府行政组织结构方面，玄泽亮（2003）在有关上海市徐汇区开展健康城市建设的可行性研究中，认为"两级政府、三级管理"模式，以及责任书方式，给健康城市建设的开展提供了组织网络；郭幸福、孔宪法（2003）也提到，依据上海市目前的三级政府网络结构，健康城市规划了一个互动性的三级组织架构，包括了其中第一级"市"、第二级"区"和第三级"镇（街道）"，此第三级的组织类似台湾地区的村里或小区层级。最后，爱卫会的原有功能、组织结构与其后来能够成为健康城市的负责部门的关系。郭幸福、孔宪法（2003）提到整个计划的推动执行系由上海市爱国卫生运动委员会（以下简称爱卫会）所负责。爱卫会原有的工作是消除危害健康因素，提高环境质量、生活质量和人民健康水平，其成员包含了上海市副市长、副秘书长、市卫生局、市绿化和市容管理局等30余个政府部门，提高了其在健康城市的执行力。

3. 人口、地理，城市规模因素

首先，我国幅员广大，社会与经济发展有很大差异，各地存在的健康问题也不一致，因此不可能制定全国统一的标准（黄敬亨、邢育健、胡锦华、夏国美、陶茂萱、乔磊，2008）。其次，城市规模大也成为由行政部门来主导的原因之一。如郭幸福、孔宪法（2003）认为，由于上海市健康城市计划希望能够在三年内达到阶段性的目标，在时间短、计划面积和人口规模大的条件下，就借由行政部门的全力投入来提高执行效率。最后，重视宣传的原因之一也跟城市规模范围有关。郭幸福、孔宪法（2003）指出，为了能够迅速发挥计划之效果，上海市在第一年的阶段计划中便强调广为宣传的重要性，透过营销的过程，提高社会的认同，短期达成推动健康城市之目标。

4. 历史、社会文化背景因素

有研究者指出，中国社会文化背景和现状是中国建设健康城市采用政府主导模式的原因之一。如傅华、玄泽亮和李洋等（2006）在谈到该原因时，提到一是民众的推动力不足；二是以政府主导、多部门合作来解决公共卫生问题的工作方式早在我国就有很成功的经验，如河北定县公共卫生实践和新中国成立后的爱国卫生运动等。

5. 既有政策和工作基础因素

研究者主要提到卫生城市（夏震华，1999；周明浩等，2000；玄泽亮，2003；周向红、诸大建，2006；周向红，2008）、上海市环保三年行动（郭幸福、孔宪法）、城市初级卫生保健（郭清等，1996）和公共卫生体系建设三年行动计划等几个方面。而这些既有政策对健康城市建设的影响主要表现在：首先，提供了机构和网络。玄泽亮（2003）关于上海市徐汇区健康城市建设的可行性研究，提到了创建卫生城市形成的网络；周向红（2006）文中提到，1997 年卫生部考虑到我国创建国家卫生城市与健康城市的相似性，把这个项目委托给爱国卫生办公室。其次，建设指标构成是基于上海市既有的城市发展特性和目标的，如上海市健康城市建设指标中创建"基本无燃煤区"、黄浦江上游水源保护区等（郭幸福、孔宪法，2003）。最后，关于由此带来的问题，如健康城市运动常常被等同于爱国卫生运动。有关这方面的内容见"争议"部分和其他背景部分。

6. 突发事件：非典

SARS 由一场国内公共卫生事件演变为全球公共危机，危机后的反思促成健康城市建设（周向红，2008）。2003 年《南方周末》题为"新概念健康城市"的深度报道使"健康城市"这一概念进入了公众视野。非典促使中国健康城市建设进入实质性阶段（傅华，2003）。天津市卫生局副局长田惠光在 2005 年该市政协会上提出将"健康城市"的概念引入中国，因为与其建立一个疲于应付的环境，不如建立一个相对健康、可控性强的环境。

（六）健康城市有关的争议

1. 健康城市是过程还是结果

在论及健康城市过程的时候，通常会提到健康城市是一个不断发展的过程。如李忠阳和傅华（2007）在其主编的书中说道："健康城市是一个动态的概念，健康城市建设更应该被看成一个过程而非结果，是一个不断推动促进卫生事业向前发展的过程。"但马祖琦（2007）质疑了"健康城市是一种过程，而非一种结果"的说法，认为"健康城市既是一种过程，又是一种结果。'过程'表明了城市健康的目标具有长期性和艰巨性，需要不断地探索、实践；'结果'表明，城市健康的目标不是虚幻的、遥不可及的梦想，在特定时段是能够达到阶段性目标的，'结果'一定意义上既可以看作是探索过程中经验和教训的总结，也是对追求城市健康目标各种行动和努力的肯定"。

2. 关于健康城市的评估

评估是健康城市争论的一个方面，争议内容围绕要否需要评估、是否需要统一标准、由上级或外部评还是自评、评估过程还是结果等展开，而争论的存在都多少与卫生城市的评估模式有关。

（1）评估的必要与否

多数都肯定了评估的必要，如邢育健（2006）认为，关键在于评估机制；又如邢育健、朱章利（2007）肯定了评估是健康城市建设中的重要步骤；周向红、诸大建（2006）强调不能照搬国外健康城市不进行评估的模式，原因在于我国背景、动力不同。赵秀萍（2008）认为由于缺乏统一的评估方法和标准，而且没有 WHO 推动的较高层次和规模的评估而由各城市组织进行自我评估，使各城市容易失去压力和动力，造成健康城市项目的影响力减弱。所以，评估是必要的，但应结合各地实际情况，以解决问题入手，选择评估指标，设计具体环节（周向红、诸大建，2006）。

（2）能否延用卫生城市那样的评估

总体是持否定意见的，如邢育健（2006）认为不能够"延用"达标的办法，黄敬亨等（2008）更明确地指出不应成为第二次"创卫"。具体是，一是不搞通过，不要达标，不要表彰（邢育健，2006），类似的还有

"三不"原则,即不搞运动式指标、不搞先进性竞赛、不搞达标性评估(黄敬亨、邢育健、胡锦华、夏国美、陶茂萱、乔磊,2008)。二是在评估主体、评估介入时间点和评估目的等方面,过去的检查和评估是检查方和受评方的"两军对垒";"以往的评估,都是一次组团完成评估。"(邢育健、朱章利,2007)

而不能够沿用过去达标办法的原因,认为一是这只能让达标的地方、达标的单位止步不前;二是难以充分反映健康单位建设已取得的成效,在一定程度上挫伤了受评单位的积极性(邢育健,2006)。

(3)关于改善评估的建议

首先,评估要着重于评估过程本身带来的收益,包括:一是采用进展性评价以充分反映取得的成效但不挫伤积极性;二是提供指导而使受评对象有目的地整改,如2006年度的对苏州评估就是提前介入并加强指导的程序而使受评单位受益匪浅(邢育健、朱章利,2007)。

其次,主张内外部评估相结合,让被评估对象参与到评估中。"现在的评估增强了受评单位的主人翁意识,受评方派出多名志愿者参与评估。"(邢育健、朱章利,2007)

最后,强调过程和结果同样重要,认为在健康城市建设中,人们更注重实施过程,这一过程指标包括协作关系(社区团体、非政府组织、相关的协会、市政机构)的形成、每个阶段完成的日期、实际所做的工作(如举行会议的次数、参加会议人数、会议成果)等(梁鸿、曲大维、许非,2003)。

3. 对爱卫机构承担健康城市建设协调工作的赞同与质疑

(1)对爱卫机构承担健康城市建设协调工作的赞同意见

首先,"创建卫生城市与建设健康城市的目标、方式方法和指标体系基本上是一致的"。如白勇、黄福伟、徐荣(2007)提到在苏州召开的第二届世界健康城市联盟大会上卫生部蒋作君副部长指出,创建卫生城市与建设健康城市的目标、方式方法和指标体系基本上是一致的。严强、邢育健(2001)等人的文章也提到两者具有相似性。

其次,实践证明也是成功的、经济有效的。傅华等(2007)认为,回顾我国50多年来公共卫生发展经验,非常成功的就是我国政府实行"预防为主"的方针、发动群众参与的大卫生观以及坚持科学的专业指导相结合，具有中国特色的爱国卫生运动、20 世纪 50—60 年代消灭血吸虫运动以及妇幼保健项目等所取得的伟大成就是如此，抗击"非典"的骄人成绩也是如此。决策者的健康优先观，社会的动员和部门的合作，以及群众的参与，是公共卫生的核心和基础，这就是第三次公共卫生革命的核心成分。健康为人人，人人为健康，只有众志成城，共同构筑和夯实公共卫生这道墙，我们大众的健康才能有保障，社会和经济才能可持续发展。而且结果也证明是经济有效的，作为一个 13 亿多人口的泱泱大国，经济水平相当低，而我们却仅用占世界 1% 的卫生总费用，解决了世界 22% 人口的基本卫生服务要求。居民期望寿命由 20 世纪 40 年代末的35 岁，提高到现在 71 岁。中国人民的总体健康水平已处于发展中国家前列，接近发达国家 20 世纪 80 年代初期的水平（傅华、玄泽亮、李洋，2006；傅华、李洋、郑频频、傅东波、戴俊明、彭伟霞，2007）。所以，尽管我们的公共卫生必须拥有新的工作模式，但其根本是不应该改变的，我们不能舍经济有效的成功经验而去追求一些没经实践检验所谓时髦的方式。

最后，可以充分利用现成的爱卫会组织网络和人力资源来推进建设健康城市工作。在现行行政体制的约束使建设健康城市领导组织不可能长时期地设立专门办事机构情况下，由于考虑到健康城市与爱卫工作的相似性，就设想把健康城市建设的办事机构并入市爱国卫生运动委员会办公室，实行一套班子两块牌子（许国章、程志华、马藻骅，2006），所以，1997 年精简机构后，项目移交全国爱卫办（严强、邢育健，2001），以后各地的健康城市建设，都沿用此办法。而这样做的目的，是充分利用现成的爱卫会组织网络和人力资源来推进建设健康城市工作（许国章、程志华、马藻骅，2006），并强调健康城市的工作内容要"在巩固创建国家卫生城市的基础上，进一步加强疾病预防控制工作，完善卫生服务体系，切实做到以人为本，以健康为中心"（《卫生部蒋作君副部长在苏州召开的第二届世界健康城市联盟大会上讲话》，白勇、黄福伟、徐荣，2007）。总之，健康城市建设是以爱卫的组织、人员以及工作内容等为基础（广东省佛山市南海区建设健康村工程领导小组，2009）。

（2）对爱卫机构承担健康城市建设协调工作的质疑

质疑意见认为爱卫机构及其工作存在一些问题和不足，具体表现在工作方式、队伍素质和机构能力三个主要方面：一是考虑欠周的运动以及动员型的政策执行模式。20 世纪 90 年代世界银行中蒙局（1994）在其关于中国卫生的考察报告中如此表述："在 20 世纪 50 年代和 20 世纪 60 年代，国家爱国卫生运动委员会在减少寄生虫病和传染病的病情方面起了很大的作用。国家爱卫会的高层指导和控制在很大程度上为这一成就奠定了基础。但这也为许多考虑欠周的运动打开了大门，从而使此组织机构遭到了削弱，丧失了信誉。"（世界银行中蒙局，1994）。周向红等认为爱国卫生运动的一些手段，如动员型的政策执行模式虽有一定的可取之处，但与健康城市项目的本质有一段距离（周向红、诸大建，2006；周向红，2008）。二是爱卫机构人员方面，不仅人手少（赵秀萍，2008），而且基层健康促进队伍年龄偏大、学历偏低、缺乏医学专业背景，个人健康促进能力总体良好，但个人资源偏低（赵芳、傅华等，2010）。三是爱卫机构的协调能力方面，以前在党中央、国务院直接领导下，高层指导和控制为所取得的成就奠定了基础，这些成就包括 20 世纪 50 年代粉碎了细菌战，控制了以血吸虫病为代表的四大寄生虫病，近年来防控 SARS、禽流感、艾滋病、结核病以及社区卫生服务体制改革取得了巨大成绩（黄敬亨、邢育健、胡锦华、夏国美、陶茂萱、乔磊，2008）。类似的观点也在 20 世纪 90 年代世界银行中蒙局（1994）关于中国卫生的考察报告中提到过。不过，1997 年体制改革之后，各级爱委会的办事机构大都隶属于卫生部门或疾病预防控制中心，不同程度地弱化了爱委会发挥高层次协调的功能，中央还明确"精简和规范各类议事协调机构及其办事机构"，全国爱委会也属于议事协调机构（黄敬亨、邢育健、胡锦华、夏国美、陶茂萱、乔磊，2008）。

文献也涉及了当前形势下爱卫机构和工作存在的问题给中国健康城市建设带来的不利影响，如认为由于我国许多城市的健康城市办公室与爱国卫生运动城市办公室往往是"一套人马、两套班子"（本书作者："一套班子，两块牌子"？），通常设在同级人民政府内或授权同级卫生、城市管理部门代为管理（周向红、诸大建，2006；周向红，2008），使卫生城市存在的问题给健康城市建设带来一定影响，这些影响主要在方法内容、人力和协调能力等方面（具体情况与"工作方式、队伍素质和机构能力三个主要方面的影响"内容一致，见上段）。

综上所述，国内研究在对国外理论与实践的译介、国内历程回顾和经验及成果总结评估、指标体系构建和项目标准等方面取得了丰富成果，并总结概括了国内健康城市建设政策模式、多部门参与和公众参与等方面的一些特点，在健康城市建设的主导机构、评估等方面也进行了有益的探讨，这些都给本研究奠定了一定基础。不过，目前的研究也存在一些缺憾，特别是对健康城市建设过程的研究总体上不够系统、深入，专门的理论探讨更少见。健康城市的国内研究大多集中于卫生、城市规划建设、环境等领域，刊登研究成果的报纸杂志也多集中于《中国公共卫生》、《中国健康教育》等卫生类刊物，而政策科学、政治学方面的研究较少，正如许丛宝（2006）所指出的：鲜有从城市管理学、政策科学、战略管理等角度进行的研究。这种状况某种程度上是过程研究不够全面的反映。

第四节　理解卫生政策的常见分析框架

Buse 和 Dickinson 等（2007）指出理解卫生政策中的过程和政治学的常用分析框架有三个：一是 Gill Walt 和 Lucy Gilson（1994）提出的政策分析三角；二是金顿的议程设置模型；三是 Michael Lipsky 的街道层官僚模型。此外，Kelly、Morgan 和 Bonnefoy（2007）等还提到"报告政策制定信息的概念性模型"的其他模型，如倡导联盟框架、政策过程的阶段论、政策失败模型、政策移植等，最后，Shiffman（2008）还提到了关于行动者和政策影响因素的其他解释。这些都给本书的研究提供了理论基础。

一　Walt"政策分析三角"的缘起与主张

Gill Walt 是伦敦卫生与热带医学学院的教授、杂志 *Health Policy and Planning* 的创始人。她认为，太多的卫生政策错误地把注意力放在改革的内容上而不去关注政策过程，或更具体地说是忽视了政策改革（国际、全国和国家层次的）涉及的行动者、开发和执行变革的过程，以及政策开发的背景或环境，从而忽视了政策过程本身。但过程恰是理想的政策结果没有取得的原因，政策改革是一个深远的政治过程，其影响了政策的发起、形成和执行。忽视政策过程本身会导致政策无效，如初级卫生保健的缓慢推进就是一个例子。所以，卫生政策领域迫切需要新的范式，分析对政策实施、政策变迁效果的影响因素，以便更好地、更完整地解释政策，使政策制定者和研究者能够更好地理解政策变革的过程，从而使得计划更有效地执行。

新范式就是要用综合的框架来思考政策改革，而不是使用以改革内容的技术特色为中心的方法。Walt 借鉴政治经济学和其他学科的有关知识，应用于卫生部门的政策分析中，在 1994 年出版的 *Health Policy：Process and Power*（Walt，1994）一书中提出了一个分析框架的思想，并在与 Gilson 合作的一文中以图（见图 2—9）来表示（Walt，Gilson，1994），常被称为"政策分析三角"图。图的中间是"行动者"（actors），指个人或利益集团或专业协会的成员。行动者受到其生活和工作环境（context）的影响。环境有宏观政府层次、微观制度或机构层次三类，包括历史的、政治（包括价值体系）的、经济的和社会文化等一些因素，并且这些因素间是互动的，诸如由政治制度的变化或战争导致的变化和不确定，新自由主义或社会主义等意识形态，历史经验和文化等，所以政策环境背景也是变化的。环境对政策的作用在于，政策不仅仅是描述的或规范的，也不是开发于一个社会真空中的，而是复杂的社会、政治和经济因素间互动的结果，政策是建构于和执行于特定的历史背景中的，其产生取决于时间和地点。而政策制定的过程（议题如何提上政策议程，在那里的际遇如何，如何被实施等）反过来受到了行动者在权力结构中的地位、其自身的价值观和期望等因素的影响。

政策内容将反映以上维度的一些或所有因素，包括过程、行动者、背景或环境等维度，导致了政策选择和实施的有效或无效。这个分析模型强调政策过程中的行动者的作用，其通过过程影响着政策中的价值观和政策选择，并受到了政策背景（历史的、政治的、经济的和社会文化的）的影响。对政策内容的决策不仅仅是技术性的，也反映了政治上的可行性。同时，把政策看作是一个动力学过程也是这个分析的关键：政策环境是不断变动的，集团和机构间的关系也在转换中。有人甚至把政

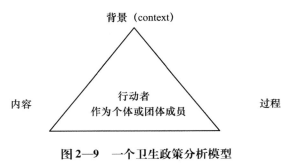

图2—9 一个卫生政策分析模型

资料来源：Walt，Gilson，1994。

策分析看作是沟通分析，强调了社会、经济、政治（包括价值体系）间的互动。

二 金顿溪流模型、倡导联盟框架及其他

金顿的议程设置模型被 Buse 和 Dickinson（2007）称为理解卫生政策过程的三个常用分析框架之一。确实，议程设定的模型有许多，而其中最有影响力的就是金顿的公共政策议程设置过程模型。传统的议程设定模型是把议程设定概念化为一个可以预测的、线性的过程，而金顿模型挑战了传统的议程设定模型。这个模型常被称为溪流模型，有助于人们理解一定的健康议程如何进入政府的决策议程、议案如何被转化为政策这一执行的前奏。金顿利用溪流这个概念来探讨执行机会被创造的方法，其主要内容有（金顿，1984、1995、2005）：议程有随机性特征，政策制定由几个独立的过程来作用，即问题、政策和政治流，它们各自沿着独立的溪流而流动，直到到了某个特别的连接点，这些溪流汇合，而就在它们的相遇点，机会之窗将出现、政府会决定行动。机会窗口的开启通常无法预期，在汇合之前会有一些行动，汇合时的机会因素有政治选举、人员变更或政策企业家的行动，从而使三流结合在一起。政策企业家通过投入其自己的资源（声望、地位和时间）来促进结合的过程。

在理解卫生政策中的过程方面，Kelly、Morgan 和 Bonnefoy（2007）等还提到"倡导联盟框架"。Paul Sabatier（1991，1998）的倡导联盟框架模型，认为政策变迁是一个持续的过程，发生在亚系统中（如心理卫生

政策共同体），所以，他呼吁建立倡议联盟，共同体中的行动者（政府官员、新闻记者、医生、研究人员）组成联盟或次网络来影响政府机构，以便扩大其政策目标，结果是政策变迁发生了，作为外环境的基础性改变的结果：一是政府或正式环境的变化；二是作为学习过程的结果；三是共同体中不同领域间的各因素互动（Kelly，Morgan，Bonnefoy，Butt，Bergman，2007）。进一步对谁建立议程还有丰富的论述，代表性的有 Davies 公众议题和政府议题的转化论、Cobb 的"外部倡议、动员模式、内部倡议"模型、Easton 政治系统理论关于"内部输入"的论述，以及关于议程建立者的精英主义、多元主义和亚政府等描述（Lester，2004）。

三　政策移植和健康政策环境影响因素

近年来，一些有关国际网络方面的研究成果开始对健康政策议程设定产生影响（Shiffman，2008）。关于这些健康网络影响某国政策议程优先序的手段，一个很有价值的概念是"政策移植"（Shiffman，2008），同义词有"吸取经验""仿真""外部诱因"、趋同或集合、扩散（Stone，1999）。政策移植有三种模式：一是政策被志愿地移植，即某国的精英看重来自其他地方的想法，并引进了这些理念；二是政策也可能被强制移植，例如某些强有力的组织诸如世界银行威胁将抽离借给某国的资金，如果其没有进行某个实践等；三是政策也会通过结构性力量被移植，当政策制定者扮演积极角色，且理念进入了全国体系，通过学者通常所指的"聚和或趋同"（convergence）的过程，政策被自然而然地移植（Stone，1999）。而关于政策移植在何种情况下发生，政治科学中的构成主义（constructivist）理论是一个有用的解释框架，其前提是认为民族国家如个人一样不是孤立的而是存在于与其他民族国家同存的社会中，并在它们与国际行动者的政策网络关系中被社会化而接受共同的规范。传统上，主流国际关系学者不太重视这类移植的影响，当他们致力于理解在国际领域中个别民族国家的行为时，主要是从内部来观察某国，从而把一国的偏好看作是既定的。而构成主义认为，对于任何既定政策议题，一个国家最初可能不会知道它要什么，但后来却持有某种偏好，这是由于在国际社会中与其他国家和非国家行动者互动的结果（Shiffman，2008）。国际组织是重要的全球行动者，诸如 WHO、联合国儿童基金会、世界银行、联合国人口基金会，多数是由单一民族国家组成的社区来建立并服务于其个体的和共同的利益，但同时这些组织也有权力像独立、自治体一样行动，从而决定了创造他们的单一民族国家的政策偏好（Abbot，1998），诸如联合国儿童基金会督促各国优先序化儿童健康、联合国人口基金会优先序化生殖健康。国际健康政策网络把这些行动者与其组织的其他行动者联系到了一起，在决定国家政策偏好中发挥同样的作用。此外，对于政策改变，政治意愿或专家治国模型认为政治领导或改革领导者作出的决策是必要和足够的，而且这些领导人是理性的，目标是要最大化公共利益（Alesina，1992）。改革也会来自政治体系的外部，例如通过国际机构的项目等（Shiffman，2008）。

政治科学和公共管理中对公共政策（健康政策）的输出和产出的关键因素有更多的解释。Shiffman（2008）认为不同的因素可以合并，一起来解释公共政策与健康政策。其中与本书有关的主要有这几方面：第一，政治经济学（制度和规制理论）。认为政治经济学可以被定义为财富被生产和分配的方法，这是理解健康政策的压力和约束条件的基本关键点。全球资本主义经济学很强调公共卫生体系及财富生产和收入，这可以用来给私人或公共机构购买健康保健，此外，健康保健体系之外的因素也能够对健康有积极或消极影响，从而公共政策和健康政策在此环境下如何互相影响就成为了关键点。其他还有国际政治经济的影响，例如全球性健康部门改革的三次浪潮等。第二，社会经济因素和政治制度的影响。前者包括国家的财富水平、财富和收入的分配，健康和福利开支等影响；后者指政治制度以及其社会效力。在解释政策输出时，制度主义、新制度主义和结构主义很强调政治制度的影响，具体到健康政策，政策受到制度运作方法及其政策方向的影响。第三，基于制度的理性选择论点。认为虽然群体中的个人或共享的利益会影响其行为，但也还有独立的政治机构制度和文化影响因素如意识形态，其行为动机最终还要受制度的影响，从而应当以多数理性方法来实现其目标。应用于政治学中的最初或纯理性选择理论是个人主义，公共选择理论基础是认为个人和组织（个人的集合）是自私的，官僚要最大化其预算，例如健康部门的首席官或公立医院，会使用政治的过程（或许与政治家、公务员和医生结成联盟，建立他们自己的帝国）来扩张。有把购买者和提供者的理性（Osborne，1993）进行分离的潮流，特别是在 20 世纪 80 年代和 90 年代的健康部门改革中，在发达国家诸如英国和新西兰，出现了出资者和服务提供者的分离，并有意识地建立准市场或进行新公共管理改革。这也体现在波西米亚的体系变革，因为支付者和承包人之间对订户的竞争，服务提供者不得不调整其产品和其成本，以便赢得合同。但麻烦的是，购买当局或机构也是自私的利益最大化者，而谁来控制它们？特别是在健康保健领域，答案通常是相关体制规制者，但规制者也是一样自私，从而就转向政府，由于其作为规制者的规制者。那么，谁控制政府？答案是（理想主义的）人民或（现实主义的）某个利益集团或统治阶级。所以，没有技术性解决办法，诸如购买者和提供者分离等必然是一个政治问题。第四，权力的议题。研究了权力如何在社会和政治体制中分配以及权力如何影响公共政策。不像在自然环境中，健康政策中权力分配的经典例子是医务人员与卫生系统中的其他行动者（特别是管理者）以及国家间的关系。第五，理念和意识形态。在健康领域，初级保健运动有时被看作是由意识形态激发的。

四　邪恶问题及其在健康领域的体现

霍斯特·瑞特勒（Horst Rittel）和梅尔文·韦伯（Melvin M. Webber）发表的一篇论文（1973），指出了在社会政策规划中的一种难以解决的社会或者文化问题——"Wicked Problem"。对此概念的中文翻译有多种，直译的如"邪恶问题"、"不道德问题"、"奇特问题"、"棘手问题"或"疑难问题"，又有意译的如"抗解问题"、"结构不良问题"等（刘文强、刘滢，2014）。瑞特勒和韦伯（1973）指其意为不能被传统的线性分析途径加以解决的问题。而相对应的是温顺（tame）问题，后者指能通过传统途径加以解决的、界定良好、可以分解并且能寻觅到稳妥的解决方案的问题。关于"Wicked Problem"的特征，瑞特勒和韦伯（1973）系统地概括为没有界定恶劣问题的权威公式、没有最终的或完全的解决方案等十个方面，随后其他学者进一步从各个角度进行了具体论述，刘文强和刘滢（2014）总结为非结构性、跨领域性、在范围和规模边界上模糊不清等方面。而关于邪恶问题的解决，由于邪恶问题本质上是一个跨界问题，"问题相互交织、相互制约，没有清晰明确的边界"，这就对传统科层制逻辑形成了挑战，单个部门往往无法解决，从而使得政府间、多领域学科间的合作成为必要（刘文强、刘滢，2014）。

"邪恶问题"（wicked problem）概念首先产生于社会政策研究领域，社会政策领域也确实是常见到这类问题。不过，在韦伯之后有关这种问题及其解决途径的研究也成为诸如公共管理、公共行政和政策研究领域研究的热点问题，并深入了从20世纪70年代末发展至今的新公共管理改革（刘文强、刘滢，2014），原因在于邪恶问题在诸多领域是普遍存在的，可持续发展、不平等、国家治理、环境问题、食品安全等问题都是典型的邪恶问题（Kolko，2012）。健康领域也是邪恶问题的一个具体方面。WHO欧洲区（2012）的文件《21世纪健康管理》明确指出，健康的社会决定因素（英文缩写SDH）的特点影响着解决SDH的政策构建和实施方法，这使SDH也是一个"wicked problem"。de Leeuw（2009）指出健康城市问题也是"多层次、混沌、邪恶、复杂和多维度"、"凌乱、顽皮或结构不良的问题"，从而给健康城市的评估提出了挑战。WHO欧洲区（2012）针对健康领域的邪恶问题提出，要使恶劣政策问题得到成功解决或至少得到管理控制，需要重新评估传统的工作方法和解决办法，因为这些问题挑战着治理结构、技能组成和组织能力。第一步是要承认邪恶问题本身，而要成功解决邪恶问题，需要更广泛的视野和理解，没有速效或简单的解决办法。Kickbusch（2012）在这个文件中还指出了一些国家在实现其他行动者真正和可持续地参与到健康和公平中的失败，这些失败表明对健康和治理的理解应该更进一步。通过整体政府和整体社会的方法，联合承认系统性风险和邪恶问题，并建立协作机制，以改善福祉做到更好的治理。除健康部门之外的其他部门在政策中要考虑到健康，这应当成为其社会承诺的一部分（Kickbusch，2012）。

第 三 章

上海市健康城市建设政策过程分析

政策总是通过一定的过程来推进的，WHO 健康城市项目开发模型也把健康城市的推进过程分为启动、组织、行动和评估回顾几个步骤和环节。本章是对上海市健康城市建设的议程设定和启动、组织、实施、评估和政策循环过程的描述分析，并对过程所涉及的两个方面，包括健康城市议程设定的影响因素以及议程设置的特征进行分析和概括。理论依据和分析框架主要基于金顿（J. Kingdon）的多源流框架、政策过程的阶段式理论及其他政策过程理论，还有 WHO 健康城市项目开发过程模型、城市健康发展计划模型。事实依据来自于《三年行动计划》政策文本、关键知情人的访谈、机构调查，以及官方公开的简报和媒体报道、工作总结、有官方背景的论文等。

第一节 开启健康城市建设机会之窗

关于上海市健康城市建设提上议程的过程，如最初由谁提出、在处于政府议题但还没有进入决策议题之前的过程如何等问题，由于时间久远或有关的公开信息资料阙如而难以考证。不过，根据各种公开报道，其时间和主要的过程还是可以确定的。2002 年，在爱国卫生运动 50 周年之际，上海提出新目标"建设健康城市"，并于一年之后进入决策议程，2003 年 6 月 2 日市政府第 10 次常务会议听取了市爱卫会汇报，讨论并原则通过了《三年行动计划》。本节以金顿的多源流框架来梳理相关事实材料，并确认上海市健康城市建设议程设定的影响因素和关键事件。

一 健康城市议程设定的问题流

据金顿（2004）的多源流模型，关于某个问题提上议程的分析涉及两个关键方面：一是问题是如何引起政府内部及周围的人关注的，或问题是如何被认识到的；二是人们如何界定问题，某种情况如何成为、被定义为问题。其中，尤其以后者为最重要方面。

1. 使问题受到关注的因素或机制

根据金顿（2004）的问题流模型，引起政府内部及其周围人们关注某一问题的因素或机制有很多，包括指标、焦点事件以及对现行政策项目运行情况的反馈。指标是指系统化的指标，包括迹象、信号。某种情况的存在与否及其重要程度，可以用一系列指数来反映，如项目成本、婴儿死亡率等。这些指数可以通过例行的统计或研究来获得。焦点事件也包括多方面，除了各种重大事件外，还包括危机、灾难以及符号，这些是焦点事件的变异。而"现有项目的运作反馈"，包括选民的来信以及效果评价等。具体到上海市健康城市建设，从各种来源获得的事实表明有以下两个主要方面使得相关问题被感知：

首先，各种指标、数据，其中，最主要的就是上海市庞大的总人口（包括常住人口和流动人口），使城市环境和市民健康面临严峻挑战。正如时任上海市人民政府副市长杨晓渡于 2003 年 11 月 25 日在世界卫生组织日本神户中心召开的"城市卫生规划和卫生服务提供"国际咨询会议上的报告所说的：

> 上海是中国最大的经济中心城市，市内有 1640 万常住人口（2004 年）和每天高达百万的流动人口，如何始终做好保护城市环境与市民健康的工作是长期的挑战和艰巨的任务。[《提高全民健康水平，将上海建设成为现代化的健康城市》（杨晓渡，2004）]

其次，一系列焦点事件，包括中国加入 WTO，上海属于首批开放城市；申办世博获批，使城市人口的健康及其决定因素的解决成了需要重点考虑的问题。而其他焦点事件的发生如"非典"，则从相反的方面促进了健康相关问题得到关注，进而进入政府的决策领域。

当今世界，人类所面对的健康问题确实已经不同于以往，前一时期在我国和世界其他一些国家发生的非典型肺炎疫情就说明了许多问题。[《上海努力推进"健康城市"建设——访上海市人民政府副秘书长薛沛建》（唐琼，2003）]

总之，由上海市巨大的人口总量所凸显的健康意蕴，加之焦点事件如入世和申办世博，以及随后的危机事件如非典，使得人口健康及其决定因素的解决成为一个需要关注的问题。

2. 问题界定的方式

根据金顿（2004）的模型，问题引起了关注之后，接下来是探讨哪些问题应当被界定为只有政府采取行动才能得到恰当解决。人们将状况界定为问题的方式概括起来有三个方面：一是价值观，就是把现状与他们认为的理想状态的价值观进行比较；二是对比，指把自己的政绩与其他国家进行比较；三是归类，即把问题置于某一种类而不是另一种类之中。也就是说，人们在定义问题或把情况界定为问题时，会用自己的价值观念和信仰将现象归类，并比较不同国家的情况，从而，提出问题需要解决而现有法律政策不能解决，因此需要出现新政策。具体到上海市，各方面情况都契合了金顿的以上描述。

首先，与价值观联系，将现状与他们认为的理想状态的价值观相对照，一是政府的职责就是要保护城市环境和市民的健康；二是"城市，让生活更美好"是 2010 年世博会的主题，上海作为申办获批的主办城市，就要实现这一承诺，就要把一个更为美好的上海展现在世界面前。

2010 年世博会举办权，主题是"城市，让生活更美好"。如何实践这一承诺？把一个更为美好的上海展现在世界面前。[《上海努力推进"健康城市"建设——访上海市人民政府副秘书长薛沛建》（唐琼，2003）]

其次，把上海市的政绩或实际情况与世界、其他国家相比较，认为"当今世界的城市不仅是发展经济的实体，同时应该是能够改善人类健康的理想环境"，而上海市虽然一贯重视、采取了措施并取得了成绩，但也还存在许多问题，所以仍然需要努力，尤其面临入世、世博等新任务，加之非典此危机事件的提醒，使相关问题的着手解决就更加迫切。

再次，把现实存在的问题先归类为一系列影响市民健康的问题，进而归类为是城市化问题给健康带来的挑战，是现代化、国际化的城市面临的共同问题，那么，应对这个挑战的战略策略，就是世界卫生组织在 20 世纪 80 年代倡导的一项全球性行动战略——健康城市项目。

> 上海作为一个正在不断提升现代化、国际化程度的开放的大都市，面临一系列影响市民健康的问题。这些问题涉及城市卫生和社会大卫生管理的诸多环节，存在于城市的对外开放与交流中，很大程度上也是城市化过程中人类所面对的共同问题。[《上海努力推进"健康城市"建设——访上海市人民政府副秘书长薛沛建》（唐琼，2003）]

> 建设健康城市，是世界卫生组织（WHO）在 20 世纪 80 年代面对城市化问题给人类健康带来挑战而倡导的一项全球性行动战略。[《上海市建设健康城市三年行动计划（2003—2005 年）》]

最后，通过与政府职责、宗旨以及"城市，让生活更美好"等价值观相联系，并比较现实与理想的差距，认识到虽然上海市政府一直很努力并取得了成绩，然而现实挑战仍然很严峻，与世博会的主题相比更是还有差距，因此，需要采取措施来解决问题。继而，通过把问题归类界定为城市化带来的挑战，则相应的应对策略就是 WHO 从 20 世纪 80 年代起就开始倡导并在全球实施的健康城市，从而健康城市建设就成了上海市的必然选择。

二 健康城市议程设定的政策流

1. WHO 健康城市这一全球战略提供了政策选项

如前所述，上海市通过把问题归类界定为人类共同面对的城市化问题给健康带来的挑战，而世界卫生组织已经提出了用来解决城市健康问题的健康城市项目。官方文本提出，健康城市是"1985 年 WHO 欧洲地区专署组织的项目"，并且目前健康城市建设已在全球各地开展。

　　建设健康城市，是世界卫生组织（WHO）在 20 世纪 80 年代面对城市化问题给人类健康带来挑战而倡导的一项全球性行动战略。[《上海市建设健康城市三年行动计划（2003—2005 年）》]

　　到 1993 年已经有 1200 多个城市参加，其中发展中国家的城市有 100 多个。（《市爱卫会：2002 年本市建设健康城市活动情况》）

　　关于什么是健康城市，上海市的相关官方文件通常都会引用 Hancock 和 Duhl（1986）最初给出的那个健康城市的工作定义，即健康城市就是"旨在建设一个不断开发、发展自然和社会环境，并不断扩大社会资源，使人们能够在享受生命和充分发挥潜能方面互相支持的城市"（《上海市建设健康城市三年行动计划（2003—2005 年）》）。而且，官方有关报告中提到了 WHO 健康城市 10 条标准、WHO 就具体内容和要求而提出的 12 个方面和 338 条指标体系，并强调 WHO 也允许参与项目建设的各国城市根据自身实际情况做相应调整和选择。

　　1996 年 4 月，WHO 根据世界各国开展健康城市活动的经验和成果，公布了健康城市 10 条标准，在此基础上，就健康城市的具体内容和要求提出了 12 个方面 338 条指标体系，允许参与项目建设的各国城市根据自身实际情况作相应调整和选择。（《市爱卫会：2002 年本市建设健康城市活动情况》）

　　最后，上海市根据 WHO 关于健康城市的系列标准和指标，并结合自身情况，制定了《上海市建设健康城市三年行动计划》。从这些情况中可以看出，WHO 健康城市及其标准和指标给上海市健康城市建设提供了指导和参考。

　　根据 WHO 关于健康城市的标准和指标系列，结合实际，特制订上海市建设健康城市三年行动计划。[《上海市建设健康城市三年行动计划（2003—2005 年）》开头语]

2. WHO 的中国试点和各地实践：本土经验和示范效应

随着国际性健康城市建设活动的迅速发展，20 世纪 90 年代初 WHO 西太区开始本区的健康城市项目，其中，WHO 与中国合作开展了健康城市项目试点。最早确定的 WHO "中国健康城市项目试点区"有两个，其中之一就是上海市的嘉定区。上海市嘉定区的实践提供了在上海实施健康城市的本地经验，包括计划的制订和实施等，给上海市健康城市建设提供了技术方案的参考以及心理基础。另外，全国各地健康城市项目试点及建设的纷纷启动，不仅提供了经验参考和借鉴，如有关领导在新闻访谈中提到学习了海南省海口市、江苏省苏州市的经验，而且也使上海市健康城市建设的提出具有紧迫感。

3. 可行性：组织网络、相似经验和物质基础

首先，爱国卫生运动及卫生城市的多年实践，给健康城市建设提供了经验以及组织网络。据上海市爱卫会的报告（2003），认为 WHO 健康城市与我国的爱国卫生运动、卫生城市是相类似的。由于后者具有大卫生、发动全社会和群众参与等特点，并且卫生城市的评选标准与健康城市的标准中的环境部分相一致，加之，有 50 年历史的爱国卫生运动以及 1989 年开始的卫生城市创建工作，在组织协调、发动群众方面积累了丰富经验，并形成了从上到下、覆盖面很广的组织网络，从而给健康城市的开展提供了得天独厚的条件。

其次，现有城市建设项目及其成就，为健康城市建设奠定了实际的物质基础。上海市城市现代化建设取得了重大进展，包括文明创建、安全社区和环保三年行动等，使城市各方面的条件得到改善，为全市在更广的领域、更高的层次开展建设健康城市创造了极为有利的基础条件。

> 这些进展和取得的成就，为全市在更广的领域、更高的层次开展建设健康城市创造了极为有利的基础条件，本市建设健康城市具备相当现实和有利的条件。（《市爱卫会：2002 年本市建设健康城市活动情况》）

最后，上海市各有关部门制订的近期或远期发展计划中，有许多内容与 WHO 健康城市的指标相关，也与市民的健康密切相关，这为上海推

进健康城市建设创造了有利的条件。

> 上海市各有关部门制定的近期或远期发展计划中，有许多内容与 WHO 关于健康城市的指标相关，也与市民的健康密切相关，这为上海推进健康城市建设创造了有利的条件。[《上海市建设健康城市三年行动计划（2003—2005 年)》开头语]

三　健康城市议程设定的政治流

金顿（2004）认为，在一个快速变化的模糊世界中，政治意识形态具有启发和示范作用，不仅能够揭示行为的内涵，为问题重要性判断和选择提供指导原则，且有助于激励民众和界定问题。上海市健康城市行动能够出台的原因是与政治因素有较大关联的，在金顿模型所提到的几个方面都有表现，包括领导班子换届、执政理念、新的发展思路、国民情绪和普遍的社会期望等方面所构成的政治流。

1. 领导班子换届及其新目标、执政新理念

2002 年 11 月召开了中共十六大。这次党的大会的特别之处，在于其是面向新世纪的第一次全国代表大会，通常这种时候都会有新的面貌和对未来的考虑等。确实，这次党的代表大会带来的一个较大变动就是人事的调整，党的中央领导集体实现新老交替，产生了新的领导集体，并提出了新目标、新思路和执政新理念。在上海地方层面，2003 年 2 月上海市第十二届人大、第十届政协会议，产生了新一届人大常委会主任、市长、政协主席，并提出了新目标。

首先，新世纪、新目标：全面建设小康社会。2002 年 11 月召开了中共十六大，会上，江泽民代表第十五届中央委员会作《全面建设小康社会，开创中国特色社会主义事业新局面》的报告，确定全面建设小康社会目标。其中，就包括要使全民族的健康素质明显提高，要使社会更加和谐。

其次，新的发展理念和思路：科学发展观。2003 年 10 月十六届三中全会明确提出科学发展观，要坚持以人为本，树立全面、协调、可持续的发展观，促进经济社会协调发展和人的全面发展，做到"四个统筹"。十七大更全面阐述了科学发展观第一要义是发展，而核心是以人为本，

基本要求是全面协调可持续性，根本方法是统筹兼顾。以人为本的含义，就是发展依靠人民、为了人民、成果为人民共享。提出要加强宏观经济调整，加快转变经济增长方式，实现又好又快发展。十八大也指出科学发展观是党要长期坚持的指导思想。

再次，新的执政理念：构建和谐社会。2002 年党的十六大在阐述全面建设小康社会的奋斗目标时就明确提出社会更加和谐的要求，而且2004 年十六届四中全会明确提出要建设社会主义和谐社会。进而，2005年年初胡锦涛发表重要讲话，全面阐述了构建社会主义和谐社会的基本特征、重要原则和主要任务。至此，和谐社会的执政理念已成为了各级政府治理的基本导向。2006 年 10 月，十六届六中全会《中共中央关于构建社会主义和谐社会若干重大问题的决定》提出了构建和谐社会的战略任务，中国特色社会主义事业总体布局为经济、政治、文化和社会四位一体。

最后，在党的十六大上，还对上海提出了率先实现现代化的要求。反映到上海地方层面，2003 年 2 月的政府工作报告中提到：新一届政府肩负着开创上海改革开放和现代化建设新局面的历史重任，今后五年政府工作的总体要求是：认真落实党的十六大精神。这其中，不仅包括普遍的目标、思路和理念的贯彻落实，还有十六大对上海提出的率先实现现代化的要求。而这个历史重任与健康城市建设的关系，正如上海市市长韩正在建设健康城市动员大会上所指出的，建设健康城市是"上海率先基本实现现代化的必然要求"。

2. 普遍的国民情绪、社会期望

2002 年年底到 2003 年上半年发生了"非典"，暴露了我们长期以来重治疗、轻预防的问题和公共卫生的薄弱，并对经济如招商引资、旅游业发展有负面影响，更重要的是还拷问着政府职责的履行，从而使医疗问题成了社会问题、经济问题甚至政治问题。各种因素一起作用，使得公共健康也因此受到前所未有的重视（陈红，2003），提升城市健康水平，已经成为各级政府和全社会的共识。在此时启动《建设健康城市三年行动计划》，显得尤为必要〔《上海市政府新闻发布一年间》（宋超，2005）〕。地方上更坚定了立场，一批城市根据自己的实际情况提出开展健康城市建设，至此，以上海、苏州为代表，健康城市在我国进入实质性发展阶段（傅华、玄泽亮、李洋，2006）。

同时，上海市认为健康城市建设要解决的问题都是群众、社会迫切要求解决的问题，并要求把健康城市建设成为合乎民心、群众广泛得益的实事工程。如爱卫会（2003）在谈到建设健康城市的现实需要时，列举了上海市生态环境、市民行为和生活方式、城市人口的老龄化和疾病谱的转变三方面的问题，强调解决这些问题是"市民群众的迫切愿望""当前社会的迫切需求"（市爱卫会，2003）。又如，市长韩正（2003）在建设健康城市动员大会上的讲话，要求各级政府把建设健康城市作为一项重要工作来抓。

3. 健康城市与科学发展观、和谐社会

科学发展观强调以人为本，全面、协调和可持续发展，是中国执政党新的发展思路，而健康城市与此是一致的。正如 Hancock（1993）所说，健康城市要求城市政府价值观转换，经济增长发展不再是压倒一切的社会和政治的目的目标，而仅仅是目标之一，且必须与其他目标诸如可持续、平等、宜居、社会和谐、环境质量等保持平衡，并强调人的健康。

健康城市与和谐社会的构建也是一致的，因为，从 WHO 健康城市项目的政策缘起和目标看，WHO 健康城市项目最初的政策意图是以此作为在城市层次实施 HFA 战略的载体，其目标最终也是为了实现 HFA 目标，这个目标是："所有国家的所有人民都至少应该达到一定的健康水平，即能够高效地工作、积极参与他们社区的社会生活"（WHO，1993）。而人群健康是影响社会和谐的重要方面，并且社会健康也是社会和谐的一个重要表现。

健康城市与执政党新的发展思路和执政理念的一致性，是上海市健康城市建设议程设定的一个重要影响因素。在全国层面，卫生部疾控局（全国爱卫办）爱卫一处处长胡小濛 2012 年 4 月在纪念爱国卫生运动 60 年的会议上说道：健康城市是"贯彻落实科学发展观的具体体现，也是符合构建社会主义和谐社会的要求"。在上海市健康城市建设《三年行动计划》中，几乎每轮计划的开头部分都明确提到健康城市建设对于科学发展观，对于经济、社会、环境各方面协调发展的重要性。如首轮计划的开头就明确写道："我们不仅要推动经济持续增长，也要坚持经济社会协调发展，促进社会健康、环境健康和人群健康。因此，建设健康城市十分重要。"另外，从市相关领导到爱卫会的直接领导，在每轮行动计划的动员大会和新计划启动时的媒体采访中，都强调健康城市与党的发展新思路、新指导思想和执政理念的密切关系和重要意义。可见，上海市把健康城市建设看作是落实科学发展观、构建和谐社会的重要载体，认为这对于推进上海经济、社会和环境的可持续性的协调发展具有重要意义，所有这些为上海市开展健康城市建设提供了重要理由。

四 健康城市议程设定的机会之窗

据金顿（2004）的政策源流框架，在某个关键时刻，问题、政策、政治三条溪流将汇集到一起，此刻是"倡导者推广其解决方法建议或促使人们关注某一问题的机会"，或把中意的提案和问题理念提出来的机会，所以称为"政策之窗"（policy window）。打开政策之窗的因素可能来自两个主要方面：一是由于出现了压倒一切的问题，称为"问题之窗"；二是政治溪流中发生了重要事情，此称"政治之窗"。金顿（2004）进而指出，这些触发机会之窗开启的关键事件，有些是可以预测的，如年度财政预算安排，而一些是无法预测的，如地震等突发事件。

就上海市健康城市建设而言，从2002年提出到2003年上半年由政府议程进入了决策阶段，包括《三年行动计划》在4月通过部门审议，继而6月在市政府常委会审议原则性通过。在这期间，确有一系列焦点事件发生。通过对《三年行动计划》和其他官方文件、官员讲话、经验总结的文本分析，以及对有官方背景的研究论文的回顾，会发现有些关键事件经常被提到，诸如奥运申报成功、加入WTO、世博申办获批、上海市发展产生新目标和定位，特别是"非典"的发生，可以认为，机会之窗的开启与这些焦点事件的触发有必然联系。

1. 可以预测的事件

在2002年前后一些计划中的事件，使解决健康城市相关问题成为必要，从而成为打开健康城市机会之窗的促进因素。这些事件概括起来主要有：

首先，参与重大国际活动的事件，包括奥运、世博、加入WTO等。在健康城市开始调研的2002年前后，发生了一些参与重大国际活动的事件：一是 2001 年 12 月 11 日，中国正式加入世界贸易组织，上海被列为首批开放城市；二是 2001 年 7 月，北京获得了 2008 年夏季奥运会的主办权，上海市则是协办城市；三是 2002 年 12 月，上海市获得了 2010 年世博会主办权（1999 年起开始申报）（《"一切始于世博会"——写在上海世博会倒计时一周年之际》）。在这些事件中，特别重要的是申办世博会的获批。此届世博会的主题是"城市，让生活更美好"，包括创造一个适合人们身心健康发展的城市环境，而环境包括市容卫生的硬环境和公共卫生的软环境。上海市的目标是要举办一届最成功、最精彩、最难忘的世博会，而现实环境、人的健康、行为素养都与相应的要求相比差距巨大，因此就迫切需要改变，不仅需要改善市容、市貌，更需要一种全新的城市精神来体现上海人的综合素质。由于健康城市建设能够"有效地整合各部门、各地区的资源、力量，使上海在健康社会、健康人群、健康环境方面得到协调发展，把一个更为美好的上海展现在世界面前"，并且开展健康城市项目也是"塑造城市精神的良好载体"，所以，世博会的举办对于上海来说是参与"健康城市化"目标的一个好时机。

其次，城市产生新定位和新目标：四个中心与国际都市。2001 年年底，《上海市中长期发展规划》获得国务院批准。该规划提出了上海市的城市定位和 2020 年发展目标是"四个中心"与国际都市。"四个中心"即上海致力于成为国际经济、国际金融、国际航运、国际贸易中心，确立国际经济中心城市的地位。而实现 2020 年目标的经济发展策略，是要积极参与高水平的国际合作和竞争，成为国内市场与国际市场、国内外经济循环的连接点；经济增长方式由粗放式转向集约式发展。这就需要提升城市综合竞争力。"四个中心"、国际都市与健康城市的关联在于：一是上海城市现状中存在的问题与国际潮流相悖，而且城市要发展、要经营，环境、健康是资源、品牌，反之问题的存在则有损城市形象从而也不利于经济发展；二是上海作为一个正在不断提升现代化、国际化程度的开放的大都市，面临一系列影响市民健康的问题，这些问题很大程度上也是城市化过程中人类所面临的共同问题；三是上海正朝着现代化国际大都市目标迈进，各方面需要与国际接轨，而健康城市是世界卫生组织（WHO）倡导的一项全球性行动战略，并已在世界各地开展而成了一个全球运动。综合这些因素后可以看出，上海在新世纪之初提出建设健康城市，是上海市实现新发展目标的现实需要，对于创造清洁、优美、文明的城市环境，增强城市竞争力等有十分重要的意义。

最后，可以预测的非突发事件还有其他，其中重要的有两个事件：一是塑造新时代上海"城市精神"的提出。新世纪，上海市提出塑造新时代的上海市城市精神，认为塑造新时代上海城市精神具有十分重要的意义。而任何一种精神都必须通过具体的行动来体现，建设健康城市因其特定的内涵、目标和特定的价值取向，如注重市民与政府的合作，市民与市民的合作等，可以成为凝聚民众力量、塑造城市精神的有效载体，提高市民素质的重要举措。二是 2002 年，爱国卫生运动走过了第 50 个年头，未来应该有新的发展，为此上海提出要"打造'健康城市'"新目标。

2. 突发事件：2002 年年底至 2003 年上半年的"非典"

如前所述，2002 年度至 2003 上半年发生了"非典"事件。在经历了非典型肺炎的袭扰之后，进一步加强公共卫生管理、完善公共卫生体系和应急机制、构筑城市公共卫生安全屏障、倡导健康文明的生活方式、提升城市健康水平，已经成为各级政府和全社会的共识，因此，在此时启动《建设健康城市三年行动计划》显得尤为必要（宋超，2005）。地方上更坚定了自己的立场，一批城市根据自身情况提出开展健康城市建设，上海市是其中之一（傅华、玄泽亮、李洋，2006）。上海市在经历了抗击"非典"斗争的考验后，2003 年 6 月，上海市政府正式确定了建设"健康城市"的目标，使上海成为中国第一个提出建设"健康城市"的特大型城市，制定了第一个《三年行动计划》并由市政府领导下的爱国卫生运动委员会具体组织实施。随后的几年里，各种城市公共卫生事件、传染病接连不断，如 2005 年禽流感、2008 年手足口病等，这些突发事件不断强化着健康城市议程的持续。

综合上述触发事件，可以说上海市健康城市建设的机会之窗既是政治之窗，也是问题之窗，如"非典"的影响使公共卫生问题既是健康问题也是社会和政治问题，并与新一代领导集体的新的发展观和执政理念如和谐社会等相契合。总之，从出台的时段和健康城市本身的性质与事件的联系中可以得出，由于问题紧迫、严峻，所以需要解决，解决办法也刚好是"健康城市"，不仅符合当时的政治目标、政治氛围，并且具有可接受性，从而"3 流"得以相遇，机会之窗得以打开。

第二节 计划起草、获批及议程设置模式

根据 WHO 健康城市开发过程模型（WHO，1997），健康城市开发过程的第一阶段是启动阶段，属于非正式阶段，开始于有兴趣的人认为应该进行健康城市建设到获得正式批准为止。上海市健康城市建设也经历了发起、调研论证，以及计划起草、审议通过并最终正式出台等备选方案的准备和合法化的过程，其中在议程设置模式方面表现出鲜明特点。

一 "健康城市" 的提出和支持小组的组建

关于健康城市的提出。据 WHO（1997）的相关指南所述，当几个有共同兴趣、想法相似的人发现有新方法以促进公共卫生，当他们决定共同为一个更健康的城市而工作，健康城市项目的开发过程就开始了。而这些人，他们可能是市议员、城市部门的高级管理人员、医疗机构或社会活动家。他们关心城市的健康，认为其城市能够成为一个更健康的生活之地，他们听说了很多有关健康城市运动的事情，并确定健康城市会给他们的问题提供答案。而具体到上海市的案例，由于事实材料获得有限，本书无从获悉最初是哪些人，认为健康城市建设能够使上海获益从而提出要在上海市开展健康城市建设。据能够获得的公开材料所显示的信息，是"上海"提出新目标，下级部门如爱卫办和相关部门就"按照市政府领导要求"来做。

> 2002 年，在爱国卫生运动走过了第 50 个年头之际，上海提出一个崭新目标：打造"健康城市"。上海市爱卫会和市府有关部门根据市政府领导的要求，着手制订健康城市三年行动计划的调研论证。[《市爱卫会：2002 年本市建设健康城市活动情况》（市爱卫会，2003）]

关于支持小组的组建。根据 WHO 指南（1997），一旦决定启动项目，就应组建支持小组来帮助项目的发展，而关于小组成员的组成，有来源

和自身素质等方面的要求（WHO，1997、2002）：

首先，在来源方面，要尽可能广泛地寻找支持者。一般而言，项目支持者来自许多阶层和部门，包括：一是来自政府，地方政府负责卫生工作的官员显然是重要人选；另外，市政部门负责环境、城市规划、住房、教育和社会服务的高级官员通常起着突出的作用，而卫生保健人员，特别是从事基本卫生保健和健康促进的人员同样起着重要作用。二是来自社区，那些对卫生问题和城市化发展感兴趣的人们。三是专业人士，那些具有社会政治、公共卫生、城市发展和生态平衡背景的专业人员是非常有价值的支持者。四是最好有一个超凡魅力的、具有城市范围影响的人，他可能带来最早的机会。这个人最好来自政府部门，但也可能来自非政府部门或私人部门，由于其政治本质和对城市项目的健康影响的关心。通常大部分项目都是由政府进行的，在此情况下，城市政治家和行政人员在启动阶段就扮演了重要角色。

其次，在支持小组成员的素质方面的相应要求，包括：一是兴趣，是对社会问题和公共卫生及创新有强烈兴趣的、有共同志向的人员；二是与政治体系有密切联系，并代表城市生活的尽可能多的部门；三是在项目早期阶段能在健康城市项目开发中投入大量时间和努力，愿意花时间、享受非正式和灵活的工作；四是有信息收集方面的技能和知识，由于准备计划和备选方案会涉及收集信息、健康基线的制定，所以支持小组成员应该拥有这些知识，并对其他信息资源有所了解。

具体到上海市的案例，在提出"打造健康城市"新目标之后，该市就着手进行了相关的调研、论证并起草制订计划的工作。在这个过程中建立了调研小组，其成员主要来自政府部门，其中，领头者是市爱卫会，而成员主要是市爱卫会有关部门，其中除了卫生、计生等卫生部门外，还包括建筑、农业、经济、教育、体育、环境生态和文化传媒等 14 个（又有说 15 个）委办局，所以也是跨部门的。由这些部门的领导人以及相关领域的专家组成了项目调研小组。正如毛寿龙（1998）等所指出的，在中国地方政策的备选方案准备方面，组织政策方案起草班子多数情况下由政府有关部门的工作人员组成。

2002 年 3 月，由市爱卫会牵头，市政府建委、农委、经委、人口计生委、教委、文明办、环保、市容、水务、绿化、房地、卫生、体育、文广 14 个（又有说 15 个）委办局以及 19 个区县（2003 年的行政区划）爱卫办领导人组成了项目调研小组（徐园，2005）。

上海建设健康城市的工作，在有关部门和地区的多年探索以及市爱卫会等部门和专家一年多的集中调研、论证的基础上，上海市人民政府于 2003 年 8 月发出了《关于印发上海市健康城市建设三年行动计划（2003—2005 年）的通知》（上海预防医学杂志编者，2003）。

二 理解健康城市理念并了解其城市

健康城市开发的启动阶段所建立的支持小组，其工作任务首先是收集当地情况的有关信息并进行初步分析，还要联系和说服潜在支持者，并与城市中从事健康和城市开发工作的关键人物建立联系以确保潜在的支持（WHO，1997）。上海市健康城市建设最初成立的调研小组也开展了这方面工作。

首先，理解健康城市理念。据 WHO（1997）相关文献，让项目相关人员也共享健康城市理念是获得支持的重要一步，由于健康城市是一个新的理念，有必要花时间在对健康城市的原则、战略和实务方面获得清晰的领会、把握，并且也需要消除对新事物的抗拒心理。而这样做的方法和途径可以多样。上海市也进行了这方面工作，采取了参观学习、培训等方法，据徐园（2005）的论文，市爱卫会学习了海南省海口市、江苏省苏州市以及国外一些国家的先进经验，以此为基础，开始对上海建设健康城市进行了探索；继而，组织全市分市区县街道镇社区等不同层面的管理者，开展培训等形式学习理解和掌握关于健康城市的基本理念。

其次，了解掌握当地情况。据 WHO（2002）的要求，虽然健康城市项目总的原则和策略是适用于各个城市的，但其运用到实践中要根据各个城市不同的情况进行调整，所以有必要很好地了解各自城市的特点及其运作机制，以便形成满足地方需要的项目。而所需要了解的内容，包括：一是健康状况；二是健康问题的决定因素；三是参与或影响项目人员，包括项目会涉及的部门，并评价其影响项目风险和可行性的方法（WHO，2002）。按照政策形成一般理论，这个环节类似于政策开发的调

查研究阶段，而进行调查研究的目的，主要是弄清政策所要解决的主要
问题和需要协调的方面以及所要采取的办法（毛寿龙，1998）。具体到上
海市案例，其健康城市调研小组进行了集中调研、论证工作（徐园，
2005），时间跨度一年多，经过了深思熟虑之后推出了计划。

> 建设健康城市计划，去年（2002 年）已开始着手调研，做了很
> 多工作。爱卫会去年以来已经做了一年的工作，现在推出，是经过
> 深思熟虑的。（宋超主编：《上海市政府新闻发布一年间》，上海科学
> 技术文献出版社 2005 年版）

三　调研、协商和备选方案的起草

1. 政策"原汤"的浮动、起落

上海市健康城市计划和目标制定的理论依据，主要是依据 WHO 健康
城市项目有关标准并借鉴其他国家经验，以及国内试点城市和其他已开
展健康城市建设的城市经验。一是来自 WHO 健康城市项目的标准和指
标："WHO 健康城市的 10 条标准、300 多项指标"、"WHO 编制的健康城
市具体指标共有 338 项"；二是世界各国开展健康城市建设的经验："全
世界共有 3000 多个城市宣布创建健康城市"；三是国内健康城市试点城
市的经验，"嘉定区与北京东城区、重庆、海南海口区等成为我国首批计
划的试点区之一，他们的试点取得了很好的效果"，从而提供了经验可以
借鉴。

尽管"WHO 编制的健康城市具体指标共有 338 项，全世界共有 3000
多个城市宣布创建健康城市"，但是"各地基础具有极大的差异性，各国
的健康城市创建标准均需要选取符合当地实际情况的指标体系，具有各
自的侧重点"。就国内来看，尽管"嘉定区与北京东城区、重庆、海南海
口区等成为我国首批计划的试点区之一，他们的试点取得了很好的效
果"，从而提供了经验可供上海借鉴，但是，毕竟上海是特大型城市，有
自己的特点，所以，"要在全上海推广这一计划，有很多指标，要做大量
的论证"[《上海市政府新闻发布一年间》（宋超，2005）]。

2. 多方协商、确定计划

而这个挑选过程的行动者，主要是来自市爱卫办（包含县一级）以

及相关政府职能部门的领导人及有关专家，由于他们是政策的执行者、关键知情人，了解实际情况并有相关经验，出于对计划可行性的考虑，需要充分听取其意见。并且，这个过程经过了反复多次的反馈，从最初方案出来就征求意见，根据意见进行修改，然后再次反馈并修改，这样反反复复多次才最终确定。

而这个过程所采取的方法，首先是由各部门上报计划指标，同时各区如上海市徐汇区就制定了自己区的指标体系并做了论证，也就是说，先有各部门、区的指标，然后汇总并在此基础上初步确定全市的指标，再下发征求意见，最后在综合各方意见的基础上制定最终的指标。这样做有助于增强指标、计划的可接受性，从而为计划的顺利实施打下了基础。最后，经过一年多的调研，最后形成《三年行动计划》终稿。

经过一年多的调查研究，整个上海市的健康城市计划于 2003 年 4 月提出，上海建设健康城市的工作，在有关部门和地区的多年探索以及市爱卫会等部门和专家一年多的集中调研、论证的基础上。（上海预防医学杂志编者按。该刊物 2003 年第 12 期登载了《上海市建设健康城市三年行动计划》（2003—2005 年）并作此编者按。）

据毛寿龙等（1998）对中国地方性草案起草工作的描述，就提议的有关事项进行草拟的具体程序和基本步骤的第三步就是拿出初步政策方案，然后征求有关方面的意见和协调论证。征求意见主要是征求有关部门、机构、组织和有关人员及专家、学者、研究机构的意见，而协调主要是协调利益相关部门之间的关系。这样，经过反复审查和修改法案草稿，最终形成政策方案正式稿。《三年行动计划》的编制起草过程实质也是一个协商的过程，指标的最后确定是多方协商的结果。

四　提请审议，进入决策议程并获通过

政策方案起草后，还要按照程序，转变为政府指令、权威，才能够在行政体系中予以推行。这就需要提请审议，进行表决表态，形成决议、决定或意见等。据毛寿龙、李竹田等（1998）的描述，一般来说，中国地方性草案的起草步骤的最后阶段，在最终形成政策方案正式稿之后，

就是提交政府常务会议讨论、审议。就健康城市项目而言，WHO（1997，
2002）强调，为了使书面提议得到实施，最好是取得尽可能高层次的批
准，且如果目的是使提议被采纳进城市管理战略内容以便其不被忽视，
就需要得到卫生部门的批准和城市委员会或者行政机构的支持（WHO，
2002）。健康城市项目启动阶段的一个重要部分就是建立市一级的支持来
确保项目提案获得批准，启动阶段的产出、目的就是获得批准、合法化
（WHO，1997）。获批意味着启动阶段的结束，项目被正式地接受为制定
地方公共卫生政策系统的一部分，或提议被采纳进城市管理战略而成为
其内容之一。取得尽可能高层次的批准，意味着得到高层次的政治承诺，
政治家确认和接受了他们在健康城市项目中的角色（WHO，1997；
2002）。

　　上海市健康城市建设《三年行动计划》的出台，遵循了正式的政策
制定程序，具体经过了两步，首先是获得卫生部门的批准，初稿先在爱
卫会部门内进行了审议并获得了通过。具体情况是 2003 年 4 月 11 日，上
海市爱卫会召开全委扩大会议，原则通过了《上海市建设健康城市三年
行动计划（2003—2005 年)》。但根据政府决策程序，还得要提交政府常
务会议讨论并审议，所以，2003 年 6 月 2 日，市政府第十次常务会议，
听取市爱卫会汇报，讨论并原则通过了《上海建设健康城市三年行动计
划》。通过这些过程，上海市健康城市建设《三年行动计划》进入政府决
策议程，计划得到审议，并在上海市政府常务会议上原则通过而得以合
法化。

五　议程设置模式的特征：动员模式

　　从以上对上海市健康城市建设的启动过程以及后面的章节的描述分
析中，可以概括出这一启动过程和之后的组织过程、实施过程中体现出
来的议程设置模式特征。总体来看，上海市健康城市建设的议程设置呈
现出一种动员模式的特点，具体说就是议题由政府内部提出，然后推向
社会。而且，其备选方案的调研与起草，主要是由专家、职能部门的从
业人士来确定，从而体现出精英主义的特点。

　　1. 议程设置模式的几种类型

　　议程设置模式涉及的是议题首先是由谁提出的。对此，莱斯特（Lester）和斯图尔特（Stewart）（2004）归纳了一系列观点，并认为这些观点主要围绕着来自于政府或政治系统内部还是来自于外部。戴维斯（Davies）认为，有些议题发起在政府内部，而不是如通常假设的那样先成为公众议题而后转变为政府议题。柯布（Cobb）根据政策问题的提出者在议程中的不同作用以及其影响力的范围、方向和程序，把政策议程的设置模式分为三种基本类型，即外部倡议、动员模式、内部倡议。外部倡议即指议题由外部提出，由决策层以外的因素起决定作用，促成公众议程的建立，然后进入正式议程。突发事件、危机事件、广泛民意都属于此类，有时候大众传媒也起到这种作用。而动员模式又称为内参模式，指议题从政府内提出，由权力精英，通常是政治领袖，他们为了获得支持，会进行宣传而促成议程建立。最后一种，内部倡议是指议题由政府内部提出，但没有扩大到一般大众。在实际议程建立过程中，以上三种会有不同组合，如一个问题可能由三个中任何一个模式提出，然后进入决策核心；在第二阶段可能通过动员或内在模式，由高层次的议程扩散到低层次的议程。实际情况要具体分析。与戴维斯（Davies）和柯布（Cobb）相类似的是伊斯顿的政治系统理论。他运用阿尔蒙德和鲍威尔所提出的结构功能主义的分析框架，将公共政策制定过程粗略地划分为4个阶段：政策输入、政策转换、政策输出、政策反馈。其中，政策输入即向政策制定系统提出要求和支持，这种输入可能有不同来源，如政策制定系统的外部环境或政策制定系统内部本身。来源于系统内部的政策输入叫"内部输入"。

关于议程的建立者是谁，有以下几种主要观点：精英主义观点（精英包括商业的、军队的和政治的精英）、多元主义观点（利益集团，他们确认问题，并使用压力来促进问题进入议程）、亚政府观点（三类行动者决定了议程建立：处理该议题的选举委员会中的关键议员、负责这方面问题的政策的机构官僚、与此议题有关的利益集团）（莱斯特、斯图尔特，2004）。亚政府一词最初由 Douglas Cater 提出，对此现象还有其他术语来表示，如亚体制、铁三角、"暖融融的"小三角。这些词描述的是对某个政策起决定作用的关键行动者网络。以上关于由谁来建立议程的三种观点，由于参与者一直在变化，所以会有改变，而金顿（John Kingdon）的多源流框架包括了上面这三种视角，精英建立议程是出现在政策流和政策企业家中，而多元主义反映在政治流中，亚政府观点覆盖政治流和政策企业家两者。

2. 上海市健康城市建设议程设置的动员模式

据上述观点来分析上海市的案例，可以看出，上海市健康城市建设的议题设置模式总体说来是比较偏向于柯布（Cobb）三类型中的"动员模式"或伊斯顿政治系统理论的政策输入中的"内部输入"模式，并体现出精英主义的特点。

首先，议题的提出和备选方案的调研起草，都来自于政府组织并来自于精英如专家、领导。正如前所述，健康城市建设的提出是来自政府组织内部，无论是由市政府还是政府具体的某部门如卫生部门、爱卫办，都是在政府内的，并且，随后的调研论证、方案起草，也是由爱卫办组织牵头，由来自多部门的专家、领导组成调研小组来进行的。

其次，进入决策议程并得以通过从而得以合法化这一过程，也依据政府的行政决策程序并由市政府常委会决定。上海市健康城市建设《三年行动计划》的首轮计划是如此，其后的每轮行动计划也都是经过市政府同意，并且首轮以市政府名义发文，后三轮以市政府办公厅名义发文。

再次，到了政策实施阶段，一是试点的确定或提出以及扩展，是政府发动，政府提议区别只是在上级还是下级自己提出，而很少见首先来自于社会的要求，或由社会提出，所以，有明显的"动员型"特点。二是执行过程的首要一步，是宣传动员。决策作出以后，接下来是向社会宣布，而且，在健康城市建设《三年行动计划》实施过程中，一个首要任务就是要宣传动员，以获得支持。当政府宣布时，议题早已经被列入议程并且已经作出了正式的决策，这时候广而告之、宣传，是为了使议程扩大到公众，得到理解和遵从，从而得到很好的执行，所以通常政策执行的首要和重要的工作之一就是宣传动员。在中国，这种"动员模式"是比较普遍的。

最后，议程的延续或议题待在议程上，也是由政府部门来确定的。首轮计划发布时就表明，"上海建设健康城市的行动是一个循序渐进的过程，将作为一个长期的目标推进下去"（《上海市政府首轮新闻发布》）。继而，在第一轮行动计划即将结束，面对是否继续开展第二轮行动计划的问题，是由政府来确定、来明确，并组织一些有关的职能部门和专家来研究下一轮计划的制订（王书梅，2006）。之后的第三轮、第四轮计划的继续出台过程都相类似。总的来说，四轮三年行动计划的制订等，都是由政府做出有关部署。

　　（在 2005 年，首轮行动计划即将）结束了（的时候），那么接下来我们的健康城市应该怎么做呢？在上半年时市里的有关部门组织了一些有关的职能部门和专家们，一起讨论接下来这个计划应该怎么订、怎样做的问题。（王书梅：《中国健康城市现状和上海健康城市案例》，2005 年）

第三节　上海市健康城市建设的组织过程

　　按照 WHO（1997，2002）健康城市开发步骤模型，获得城市官方最高层次的批准后，接下来就要开始组织项目，目的是使项目具备有效推动公众健康的能力。这意味着，在这一阶段要建立项目运作相应的组织结构、管理机制，包括建立起领导和协调作用的指导委员会，还有项目办公室以提供支持和后续行动，同时，还要找到和确保健康城市项目所需人员、资金和信息等资源，以便给领导、多部门合作和公众参与提供基础。本节描述上海市健康城市建设的组织阶段所做的工作，包括结构和工作网络的建立、能力建设等。

一　获批之消息发布及计划印发

　　消息发布、对外公开宣布是在 2003 年 6 月 3 日，也就是 2003 年 6 月 2 日市政府第十次常务会议通过《三年行动计划》的第二天。途径是通过上海市新闻发布，在上海市首次新闻发布会上，由市政府新闻发言人向全市发布了有关信息。然后，对获批之后的计划方案又进行了修改。这从几个方面可以看出来，一是从时间间隔上看，2003 年 6 月 2 日市长常务会议审议《三年行动计划》的结论是原则通过，而《三年行动计划》的正式印发是在 8 月，中间有一个时间间隔；二是正式印发的计划文本与 6 月 3 日首次上海市新闻发布会公布的计划内容存在一些差别，虽然大的方面没有出入，但也说明在计划被审议原则通过后还进行了修订，可能审议方提出了修改意见，相关部门在参照意见的基础上，对内容等进行了适当的调整，最终形成了正式印发的计划。

而对于计划的正式印发与市政府通过之间有两三个月的耽搁的解释，据王书梅（2005）在台湾所作的介绍，是由于众所皆知的 2003 年非典（SARS），当时各级政府都在应对非典（SARS）这个紧急情况，所以上海市健康城市的启动就推延到 9 月。总之，2003 年 8 月 28 日，上海市政府《关于印发上海市建设健康城市三年行动计划（2003—2005 年）的通知》（沪府发〔2003〕59 号），作为市政府正式文件，由市长签发，印发到各区县政府和市政府各委办局。

二 组织协调结构的建立与安置

首轮计划的开局，重点是建立组织结构，其中首先是领导、协调结构，以给多部门合作奠定基础。上海为健康城市计划组建了健康城市联席会议制度、技术指导小组，并设立办公室，为计划的顺利实施提供组织、技术保障。

首先，由一名副市长牵头，建立"上海市建设健康城市联席会议"。2003 年，为保证"三年行动计划"各项工作任务的顺利实施，上海市政府建立了上海市建设健康城市联席会议制度，由副市长为联席会议牵头者，市卫生、建设、农业、商业、教育、体育、宣传等十几个市政府各委办局领导和 19 个区县政府为成员单位。联席会议的进入机制是在《三年行动计划》中负有主责或协作指标任务的部门以及各区县的分管区长。据有关资料，首轮计划中，由市爱卫会牵头，各区县政府、市政府各委办局领导和有关专家共 51 人组成"上海市建设健康城市联席会议"。联席会议的程序，是形成制度、定期活动，如每季三个月召开一次全市性建设健康城市联席会议。联席会议的职能主要包括这样几个方面：定期会议讨论相关问题；统筹协调，抓好计划的实施，对工作进行部署、协调和监测评估。

其次，设立办公室并置于爱卫办。办公室的建立对于健康城市建设是必要的，而且办公室在组织中的安置表明了协调机构所处位置、层次以及项目的所有权（WHO，1997）。这里是指其在政府层级结构中的位置所在，不是指其地理位置。在上海市健康城市建设中，如前所述，上海市健康城市联席会议是由副市长牵头的，在市政府领导下负责整个计划的推动执行，不过，办公室是设在爱卫会的爱卫办，其具体工作是由市爱卫会来牵头（对此职能的用词有"主导"、"负责"、"协调"等）。爱卫会是多部门协调机构，由多个部门组成，而爱卫会的办公室则是设在卫生局中的。

再次，组建"上海市建设健康城市技术指导组"。其成员由市主要委办局职能处的负责人、相关职能部门的具体执行人员，以及公共管理、公共卫生、疾病控制、健康教育等领域的专家、知名学者、大学教授等组成。该小组的职能，主要是负责实施中的标准化、规范化的技术指导、策略咨询和督查监测，并制订监测评估体系，运用措施评价和效果评价，对计划的实施情况进行年度评估和终末评估。而其建立时间，是在首轮行动计划就得以成立，随后每轮计划都不断充实调整专家指导组，甚至还强调要借助"外脑"如委托专业机构定期对市民健康行为进行监测。"上海市建设健康城市技术指导组"，实质就是项目的技术支持结构。一般来说，组织系统就是权力资源与技术的组合，有权力而无技术支撑，就会导致效率低下，所以有必要建立一定的技术支撑系统。

最后，2005年成立"上海市健康促进委员会"。在有官方背景的文献中，当谈到上海市健康城市建设的组织保障时，会提到2005年成立了"上海市健康促进委员会"，并称"上海成为国内第一个设立'健康促进委员会'的省市"或称上海市健康促进委员会是"我国首个经市政府正式批准的机构"。具体情况为，2005年11月，"上海市健康促进委员会"正式成立，增挂在上海市爱国卫生运动委员会，并由卫生部部长高强与上海市副市长杨晓渡在上海健康城市国际论坛开幕式上为"上海市健康促进委员会"揭牌。爱卫会原有的工作是以消除危害健康因素和提高环境质量、生活质量和人民健康水平等为目的的，其成员包含了上海市副市长、副秘书长、市卫生局、绿化和市容管理局等30多个政府部门。"上海市健康促进委员会"成立并增挂在上海市爱国卫生运动委员会，标志着上海市爱国卫生工作的主要任务和工作重心发生了重大调整，即由"除害防病"转到"健康促进"。2005年"上海市健康促进委员会"成立时，正是上海市首轮计划完成和新一轮计划开始之际，"上海市健康促进委员会"的成立为新一轮建设健康城市行动计划提供了有力的组织保障

（唐琼、顾泳，2005）。而能够有此作用的理由包括：一是可以有效地转变传统的爱国卫生运动委员会的工作方式；二是采用国际上公认的健康促进理念来规范工作机构的名称，更有利于上海市健康促进工作与国际接轨，使上海正在进行的健康城市建设及时获得国际上的认可并得到有力的推动（胡锦华，2007）。

三　任务下达和执行网络的形成

任务的下达是以目标、指标任务分解，层层逐级落实的形式进行的。相应的组织结构的建立，是与市一级政府组织机构相对应的，由各项任务涉及的部门和组织所组成，形成横向到边、纵向到底的政策执行网络，在不同层面上形成分级负责、多部门合作推进（杨晓渡，2004；李忠阳，2006）。具体情况如下：

1. 目标、指标任务分解，层层逐级落实

《三年行动计划》的实施，体现在目标、指标任务的下达落实，通过两方面的过程：一是横向在各层次政府间，进行分解、落实；二是纵向在各部门间按照职能层层分解、逐级落实。这个过程实质是一个任务分解和责任分工的过程。通过这个过程，指标、任务就下达落实到政府各部门、各区县，从而使目标和任务化为各区县、各部门的任务和具体目标。

而横、纵向关系的处理，一是分级负责，各级政府在属地管理范围内，负责和开展活动，而且第二轮计划还强调重心下移街道；二是强调执行主体的条块关系要条块结合，如第一轮计划的"实施原则"中的首条就是"双向推进（或联动推进），条块结合"，并以块为主的工作机制，要求有关职能部门与各区县要相互协同，形成合力。

2. 各级政府、各部门组建与市级相似的组织机构

全市各区县和部门都参照市的组织网络和工作制度，组建了建设健康城区领导小组或联席会议制度，并在不同层面上形成了政府分级负责、多部门合作推进、专家组技术指导的有效工作机制。首先，建立类似于上级的领导结构。各区县都参照市级的工作网络制度组建了相似的健康城市领导组织机构，包括联席会议制度，成立相关的专家指导组、健康促进委员会。具体为，在区县政府领导下，组建了健康城区领导小组或

联席会议，区县由分管副区长（区长是第一责任人）作为建设健康城区联席会议召集人，统一协调和推进各项任务的完成。其次，设立专家组，并设立联席会议办公室，置于区级的爱卫办中，日常工作由区县爱卫办负责；后来区级爱卫会也增挂"健康促进委员会"牌子，爱卫办与"健康促进委员会"一套班子，两块牌子。再次，各职能部门，按照职责分工领域，健康城市建设的推动主体是政府各职能部门。在三年行动计划中承担具体指标任务的部门，按照职责分工，成立班子、确定责任人。要求各部门主要领导作为第一负责人，明确责任人和执行机构。最后，组织网络得以建立。各区县都参照市级的网络组建了相似的健康城市组织网络，在区县层面上形成了政府分级负责、多部门合作推进、专家组技术指导的有效工作机制。动员启动方面，区县级也类似于市级，即召开全区健康城区建设动员大会，并都由主要领导出席讲话。

在各街道、镇层次，据称有200多街（镇）均成立了联席会议或领导小组，街道（镇）主要领导作为第一责任人。同时，各街道、镇对口相关机构、社区及其中心（"三个中心"：社区事务受理服务中心、社区文化活动中心、社区卫生服务中心）和爱卫机构，也都建立了类似的组织体系。对街道层次的受访者的访谈内容反映了这方面的情况，具体如下：

首先，街道层次也组成了健康社区联席会议或健康促进委员会，作为街道层次的正式协调结构。

我们有联席会议（来）负责。（专家和知名人士访谈，编码：2X11）

内部街道我们有健康社区联席会议，健康促进委员会我们也有。（专家和知名人士访谈，编码：2X8）

从街道层面，天山路街道的领导很重视健康城区的建设活动，从第一期"三年计划"开始就建立了一个建设健康社区的促进委员会。（健康场所代表访谈，编码：4X1）

其次，联席会议组成方面，如上海市C区，成员主要由健康城区指标任务的完成所涉及的部门、成员单位等组成，具体表现在横纵向方面条块的结合处的部门。横向方面，由相关各科室和职能部门组成，相关意味着有任务的。并以这些相关科室、职能部门的负责人如科长等为领导。另外，是纵向并向下的层次，街道18个居民区建设健康社区的工作小组为成员。关于成员间的关系，有受访者谈到各成员间的关系是"平起平坐的"。

> 环卫、城管、卫生中等的这些部门，都属于联席会议的成员，我们各科职能部门相关科长，有任务的，就进成员单位。（专家和知名人士访谈，编码：2X3）
>
> 内部街道我们有健康社区联席会议，健康促进委员会我们也有，所有成员都是健康城区相关项目指标的主要负责人……政府各职能部门，如城管大队在我们街道里的分队，食品药品安全的安全监督所，我们辖区里的市容所。（专家和知名人士访谈，编码：2X8）
>
> 从街道层面，从第一期"三年计划"开始就建立了一个建设健康社区的促进委员会，形成了街道各科室和各职能部门负责人为成员的横向网络，每年我们街道对委员会成员会进行及时调整和充实，确保横向网络的组织领导；以及18个居民区建设健康社区的工作小组组成的纵向网络。（健康场所代表访谈，编码：4X1）
>
> 单位和区里的领导、有关条件部门，在这三年中对建设健康城区的工作予以了大力支持，街道的健康城区的相关工作网络健全，已经六年了，与前面讲的相同。（健康场所代表访谈，编码：4X2）
>
> 我们有联席会议（来）负责，大家都是平起平坐的。（专家和知名人士访谈，编码：2X11）

最后，牵头者和办公室，联席会议由主任和常务主持工作，设办公室，一般设在街道的市容科。

> 有联席会议主任和常务来主持工作，设有办公室。（专家和知名人士访谈，编码：2X3）
>
> 街道内部，（落实在）市容科。（专家和知名人士访谈，编码：2X8）

当问及受访者其他代表有关情况，回答说都差不多。这说明以上访谈所反映出来的情况具有普遍性。

> 焦点访谈主持人梁老师问：其他条的，你们呢？答：差不多的，都一样的。每个街道都这么做。（专家和知名人士访谈，编码：2X12）

综上所述，上海市健康城市建设的组织结构，包括副市长牵头，负有指标任务的部门组成联席会议，办公室设在爱卫办，这样的市级结构在区县甚至街道被一以贯之，建立了与市一级相似的组织机构。

3. 组织网络的协作及操作机制

上海市健康城市建设计划的组织网络，主要依托上海市目前的二级政府、三级管理、四级网络结构来推行，从而为健康城市建设建立了一个互动的三级组织架构，其中包括：第一级"市"，第二级"区、县"和各部门，第三级镇、街道和对口的相关机构，再往下是居委会各单位、小区，甚至在小区中还有楼组。

所形成的政策执行网络，一是横向到边、纵向到底，在不同层面上形成分级负责、多部门合作推进；二是市、区政府中有各部门，下有各街道（镇），再下有居委会、各单位、小区。总之，有决策层、统筹协调层和执行层，定期召开会议，布置工作，层层落实，形成一张及时、有效的组织网络。最后的落脚点是全体市民。

而网络各组织间的协调方面，由于健康城市建设是一个极其复杂的系统工程，涉及政府内外的部门、单位和人员的相互配合，而且还常常面临内外部客观情况的变化，所以，有必要对工作进行协调和调整。首先，行动计划就是一个多部门合作、协调的有效工具；其次，联席会议或领导小组是协调机构，协调方式有定期例会、必要时的现场会、联合会，并强化联合行动，如组织各相关部门共同参与开展全区大型健康城区宣传活动等。

四 纳入各级、各部门计划重点

行动计划的目标和指标任务分解、落实到各部门、各级政府，成为了各部门、各级政府的任务和具体目标，并要求把完成建设健康城市行动的指标任务与履行部门职责紧密结合，把所下达的指标任务列入本部门、本地区的工作计划中，并列为工作重点，如长宁区把建设健康城区工作列入区委（8 + 10）重点工作之一。

在市一级，上海市政府在建设健康城市过程中，强调始终将健康城市作为地区经济社会发展的重要组成部分，并列为政府重要工作。如在首轮和次轮行动计划期间，健康城市《三年行动计划》的实施被列入了2004 年、2005 年、2006 年市政府重点工作安排，由分管副市长牵头负责。往下，各区县也制订了本层次的实施计划。要求全市各区县以市一级的《三年行动计划》（2003—2005 年）为指导，参照全市 104 项指标明确各自的指标任务，根据本地区实际制订本区县的三年行动计划，并以区县政府文件形式下发。再往下，全市共 209 个街镇也根据全市的建设健康城市行动计划和所在区县编制行动计划，同时结合本地区的实际情况和创建卫生街镇的要求，制订本街镇建设健康城市行动计划。

而"条"的各部门，从市一级到区县甚至街镇，要求政府各委办局以市一级的《三年行动计划》（2003—2005 年）为指导，明确各自的指标任务，根据本部门的职能分工，结合各自中心工作，制定本部门的《三年行动计划》。操作方式是按照职责领域分工，指标任务分解到相关部门。相关部门一般都制订出具体的实施方案、计划作为配套政策出台，据笔者参与的对上海市 C 区委办局的机构调查，负责各项指标任务涉及的 15 个部门中，有 11 个、占 73.3% 的部门出台了相关政策、文件或者专项计划作为健康城区的配套政策。

关于上级下达任务与自主指标的关系，一般来说，政府下级主要是执行上级下达的任务，但也有一定自主权。原因除了由于下达任务存在滞后性而需要给予下级主动权外，更是为了给下级留余地，使下级可以在一定范围内根据自己情况确定其指标。上海市健康城市建设，除下达《三年行动计划》中的指标任务外，各区、街道还可以自主设立一定比例的特色指标和重点活动，其总的原则是"整体推进、个性发展"。事实上，据有关报道，各区县在建设健康城区的实践过程中，紧密结合区域、部门特点以及市民需求，发挥主动性和创造性，形成了一些特色项目和方式方法。通过这些特色项目，增加了建设健康城市行动在不同人群、不同环境和社会生活各领域的覆盖面和渗透力。如静安区针对区域内商务楼宇较多的情况、针对"白领人群"，开展健康楼宇建设活动；金山区以金山农民画为主要形式开展健康教育活动；长宁区针对外籍人士聚集小区的健康促进活动；等等。

五　作出承诺与人财物资源保障

如前所述，市、区县、街道，一般都设立专门办公室。WHO 健康城市对办公室的有关要求，除了办公室的组织安置外，办公室的人财物的配备也是另外一个重要方面（WHO，1997）。上海市要求健康城市的办公室要配备专、兼职人员，而物力方面包括设施、设备和活动场所、基地等，物的投入方面，从第一轮行动计划起，就强调对工作的落实要在物力方面予以保证，要有专门机构办公室并配备有关设备。"条"的各职能部门，在按照职责领域分工把指标任务分解到相关部门后，这些部门也相应地要组织各项任务的落实，通过落实责任人和部门机构，并从资金、技术、人力等方面予以保障健康城市建设工作的开展。

而关于人财物的投入途径，首先，建立人力资源开发机制，据公开材料，可与相关院校合作，对各级领导干部、各类人员进行培训。如通过党校等各种途径向各级领导干部大力宣传健康城市的先进理念；又如与相关院校及单位合作，对基层具体执行人员、有关业务技术人员以及社区志愿者队伍进行系统培训。其次，建立多元化投入机制，在确保政府投入的基础上，积极有效地引导和鼓励社会资金投入建设健康城市项目，实现健康城市事业投入主体的多元化。

总之，经过组织阶段，上海市健康城市建设由副市长牵头，建立了联席会议制度来领导协调，办公室置于爱卫办，2005 年成立"上海市健康促进委员会"，并建立了专家指导组作为组织的技术支撑系统。并且，通过任务分解层层下达，在政府各层次、各部门也建立了与市级相对应的组织结构，形成了横向到边、纵向到底的组织网络，并建立了合理的组织程序，加上重视人财物的投入，为不同层面分级负责、多部门合作推进健康城市建设奠定了组织基础。

第四节 上海市健康城市计划的实施过程

在认识问题本质的基础上，建立起管理项目体制，项目有了充足的领导、有效的公共卫生倡导和项目持续所需要的组织能力时，就到了知识转变成行动的时候。这个阶段，据 WHO 欧洲区《健康城市开发的 20 个步骤》的描述，包括六个领域的行动，诸如宣传倡导、多部门合作和社区民众参与等。上海市健康城市建设的政策过程的行动阶段，大致包括发动、广泛宣传、多部门合作、社区和市民参与以及对外交流合作等方面和步骤。

一 发动：动员大会，领导讲话

《三年行动计划》讨论原则通过后，经过修改，最后由市长签字，正式印发各区县、委办局。接下来，召开动员大会，正式启动。首轮计划的正式开始，举行了全市的动员大会，市长和主管副市长出席并讲话。具体情况是，2003 年 9 月 27 日，上海召开了《上海市健康城市行动三年（2003—2005 年）行动计划》动员推进大会，向全市做了动员和部署。市长韩正、副市长杨晓渡讲话，拉开了上海市健康城市建设的序幕，标志着建设健康城市工作的正式开始和全面展开。

二 宣传：氛围营造、意识提高

1. WHO 健康城市项目中的宣传

WHO 健康城市项目很重视宣传工作，不少文献对广泛宣传的必要性、目的和方法进行了阐述。关于广泛宣传的必要性主要有两方面，首先，由于健康城市是新事物，其原则、方法等未必被充分理解和接受，所以必须在增加认知方面下功夫，加大群众对健康城市意义的理解（WHO，1997）。虽然关键的利益相关者已经对项目有了认识，但有必要把这些观点扩大到社区，一个促进行动有必要使项目成为城市民众日常生活的组成部分（WHO，2002）。其次，健康意识是行动的一个驱动力，因为健康意识会使民众对健康公共政策产生要求，所以城市部门应为其行动负责。广泛宣传是成功项目的基础，而且，增进认知和理解必须是全面的、可视的、一致的和持续的。

由此也可以看出，广泛宣传的目的是要增加对健康城市背后理念的认知，这些理念包括：健康是包含身体、精神和社会维度的整体性概念，而且，要获得更好的健康状况，获得健康先决条件和经济与社会的平等是至关重要的；有效的公共卫生取决于城市生活每个部门的组织和群体间的合作，而市民参与是一种权利和责任。

关于宣传方法，在具体操作当中有多种策略。其中，对于项目所致力于影响的各群体，诸如公众、城市议员、部门执行官、健康保健提供者或社区群体，有必要采用不同的方法。欧洲健康城市项目在这方面尝试了多种方法，包括提供信息、群众运动、健康听证、街坊行动、赞助、媒体合作等（WHO，1997）。

2. 上海市健康城市建设的宣传工作

上海市健康城市建设很重视宣传工作，而这样做的理由，从相关文件文本的有关内容中可以概括出两个方面，一是建设健康城市虽是政府的工作，但也是一项群众性的活动，因此，必须要广泛宣传，提高知晓度和社会的认同，提高群众的健康意识，动员更多的市民关注健康城市建设工作，形成全社会共建健康城市的氛围；二是宣传工作也是一种城市营销，以便塑造城市形象，从而产生吸引外来投资、旅游和消费等效益。而宣传工作的开展，通常是由市和区县爱卫会充分发动各地区、各部门来组织进行的，方式途径采用了纸媒、广播电视、宣传栏、宣传资料及实用型宣传品，以及公共交通工具上的流动传媒等，内容形式也丰富多样，包括主题歌、文艺晚会、知识竞赛等。

为了提高市民对建设健康城市工作的知晓程度，以动员更多的市民关注健康城市建设工作，按照"条块结合"的原则，充分发动各区县、各部门，通过组织大量有创意、有影响、有效应的宣传和整治活动，营造了良好的舆论环境和社会氛围，提高了全市市民的健康意识。全市开展了以建设健康城市为主题的"五个一"社会宣传活动，即唱响一首健康城市主题歌，举办一次群众性主题会演，开展一系列健康知识和技能竞赛，组织一次"边看边评健康上海"活动，做到全市每户家庭拥有一份健康知识手册。据统计，全市逾

70 万市民参与了"五个一"宣传活动。2006 年，专门制作了一首名为《健康城市幸福歌》的健康城市主题歌，在地铁、公交车以及商业街宣传屏上滚动播放 MTV，每日受众约达 1200 万人次。2007 年，为进一步推进建设健康城市理念，编印了约 192 万册《"五个人人"健康市民行动核心知识手册》、100 多万册《上海市百万农民健康促进行动系列读本》，发给广大市民和外来务工人员，使健康城市理念家喻户晓。(《开展健康城市建设、提高人群健康水平》，2008 年全国卫生工作会议交流材料)

三 多部门行动：条块结合

在上海市健康城市建设《三年行动计划》的实施过程中，有关职能部门与各区县实行条块结合、以块为主的工作机制，相互协同，形成合力。首先，重点活动的推进，由各相关职能部门各司其职、有主有次，分头负责组织开展各重点推进行动，如首轮行动计划中的"保护母亲河"、"人人动手，清洁城市，美化环境"、"爱绿护绿"、"清洁空气"等活动。另外，各委办局还分别在自己职能范围内开展各类建设健康城市活动。

四 公众参与：集体和个体的

上海市认为建设健康城市的重心在基层、在小区，要广泛动员社会各界和广大市民积极参与，从而要把政府行动化为群众自觉，使广大市民既成为受益主体的同时，也成为行动主体。首先，强调贴近小区，市民参与。上海市的健康城市建设，重心在基层，这样有利于社会各方主动参与以整合资源，使健康城市的建设与广大市民的日常生活结合到一起，反映居民健康需求，广泛发动群众共同参与。其次，采取了健康场所、志愿者和市民健康管理小组等多形式，其中，健康场所又包含了健康社区、健康单位、健康小区和健康家庭等多种形式。

五 促进创新：国内外经验交流

根据 WHO 健康城市项目相关指南（WHO，2002），健康城市中的一些概念是创新的，要求用新的方式来实施。为了使创新易于接受，项目必须促成改革趋势，一方面创新可能是对现有行为方式的挑战；而另一方面，促成改革也会产生有益的影响。而促进创新的方法有很多，其中首要的方法是要加强城市间的经验交流。WHO 支持的健康城市网络、大会和讨论会都适于各地区交流经验。

上海市重视从别的项目中学习经验教训，同时也对其他项目作出贡献。最突出的例子就是 2005 年 11 月 20—22 日，以"城市，让市民更健康"为主题的"上海健康城市国际论坛"在上海国际会议中心举行。论坛由市爱卫会、市卫生局和世界卫生组织神户中心（简称 WKC）联合主办。来自美国、加拿大、日本、德国、澳大利亚、韩国、泰国等 8 个国家，以及国内部分省市和港澳地区的近 400 名会议代表参加了会议。在论坛期间，与会代表就"健康城市行动的未来全球发展趋势"、"健康的公共卫生决策和健康的公平性"、"在建设健康城市中的多部门合作和社区参与"以及"建设健康社区和健康场所的经验与特色" 4 个议题进行了广泛的交流，并分赴黄浦区、静安区和徐汇区，现场考察上海市建设健康城市工作进展。此外，上海市爱国卫生运动委员会和上海市卫生局还就本市建设健康城市新一轮行动规划，分别邀请 WKC 主任和部分与会专家进行了专题咨询。此次论坛，既是对上海市前阶段工作的总结，也是对未来工作的有力推进。

综上所述，在实施阶段，上海市健康城市建设通过在不同层面上分级负责、多部门合作推进。通过宣传发动、多部门合作、社区和市民参与，使《三年行动计划》得到实施。并与国际、国内开展合作交流，切实推进了健康城市建设工作的创新。

第五节　监测评估与政策循环

监测和评估是健康城市项目开发过程的一个整合的部分，WHO 强调从一开始就要对评估工作进行规划，有助于实践者从行动开始时就思考他们要实现什么，并了解工作机制和环境，以确认实现目的和目标的最有效方法。本节分析上海市健康城市建设的监控和评估过程及其特点。

一 WHO 健康城市项目中的评估

关于评估，WHO（2002）从不同角度拥有多种表述，其中之一是"评估是一种系统方法，通过从经验中学习，吸取教训，以便完善目前的行动并给未来行动的改善提供依据"。另外，还有定义更明确地揭示了评估具体工作："评估是对项目的价值和优点进行的系统调查，包括收集项目的特征、活动、过程和项目成果的信息，以便给改善效果和进行决策提供依据。"其他还有较简略地把评估定义为：对一个健康计划和项目相关性、充分性，以及进度、效益和影响的评估（WHO，2000）。

评估是健康城市项目的重要部分（WHO，2000；2002），其原因在于：首先，评估促使参与者对已实施工作进行梳理，有助于了解项目运作程度；其次，有助于实践者从经验中学习，发现问题并及时采取措施，从而确保项目按照计划实施；再次，给利益相关者提供一个参与项目的过程；最后，确认、展示项目的效果。项目效果，指是否在市政的政治过程、城市健康或其他任何方面产生有效改变。而展示项目效果，定期给管理者、社区、资助者和政治家提供反馈，对项目得到持续的支持并带来资源是很重要的。总之，评估工作对于掌握目前项目活动的效果和未来计划的开发都是重要的。评估要反映项目效果，也要反映项目面临的挑战和举措成功的原因。评估过程也有助于项目的下一步开展。所以，监测和评估应该是健康城市项目开发和执行的整个过程的一个整合部分，应该从一开始就考虑到评估。

WHO 健康城市项目很强调监测，把监测视为评估的一个方面。根据WHO 相关文献（WHO，2000；2002），监测是对有关工作进程信息的系统和连续的收集和分析，以确认项目优缺点的一种工具，它提供对项目实施活动的回应，通过提供充足的信息，确保决策者适时改善项目质量。要确保健康城市计划的顺利进行，需要检查实施活动、梳理过程，发现问题，适应环境。为此，有必要很好地进行记录，并有必要连续地对项目信息进行收集和分析，把结果反馈给规划部门，在必要时对规划进行修改。

关于评估与规划活动和政策循环，WHO（2000，2002）强调评估是规划过程的一个部分，是整合到项目各阶段的一个必要过程。在健康城市项目制定、实施、评估和在此基础上制订新计划的政策循环中，评估是重要部分。如果要确定项目是否在朝着既定目标前进，有必要在项目的早期阶段就进行评估，然后，在项目实施过程中不断地进行监测，并在固定时段进行系统性评估，以确定项目的效果和效率。健康城市建设计划需要根据健康基线情况和环境状况来确定，并确认项目需要解决的问题。

二　上海健康城市建设的评估过程

（一）监测和评估是上海健康城市建设的重要部分

从健康城市建设开始以来，监测和评估就是上海健康城市建设的重要部分。首先，从健康城市建设的开始就对评估有所考虑，表现在《三年行动计划》政策文本中都提到评估，把评估列为保障措施之一，并对评估作出了明确的规定和安排，包括组织安排，如组建"上海市建设健康城市技术指导组"；评估标准，如要制订监测评估体系；时间安排、实施步骤，如计划 2005 年进行评估。另外，对于评估主体也有相应的规定，如第二轮和第三轮《三年行动计划》，规定要进行各区县、有关部门的自查自评，以及上级督查——健康促进委员会的年度例行督查外，还要委托专业机构进行定期监测、评估，以求全面、公正、科学地评估行动计划的执行情况和进展效果；在 2008 年，计划以自我评估和外部评估相结合的方式对第二轮《三年行动计划》实施情况进行终末评估。以上情况表明，在计划制订时，评估就得到了充分考虑，写入了行动计划。

其次，"上海市建设健康城市技术指导组"的主要职能之一就是监测评估，这是在首轮行动计划实施之初，由市爱卫会聘请本市社会学、医学、健康促进、疾病控制等领域的知名学者而组建起来的。而且，由指导组专家拟定了评估指标、实施办法等文件，如 2004 年制定了《上海市建设健康城市三年行动计划评估方案》以及《上海市建设健康城市三年行动计划的指标技术界定》作为评估的依据，并依据该评估方案，制定了《上海市建设健康城市三年计划中期评估的具体实施办法》。

最后，定期开展了相应的监测和评估，包括《三年行动计划》每三年一轮，每轮各年份间三阶段，即对执行过程之初、中、后，都进行了相应的监测、评估。从而使上一阶段政策执行情况得以及时总结评价。如 2003 年开始的首轮《三年行动计划》，在 2004 年上半年进行了执行之初的检查以便及时发现问题并作出调整；第二年年底进行了中期评估，以便加强建设健康城市的过程控制和管理；2005年的终末阶段进行了系统的评估与监测。

（二）《三年行动计划》政策过程中评估环节的特点

WHO非洲区的《健康城市评估指南》从几个方面来分析评估的特点和类型，包括"为谁评""为什么评""评什么""由谁评""如何评"等方面。上海市健康城市的评估过程体现出与政府主导有关的诸多特点，具体也集中表现在这几个方面。

1. 评估的目的和"为谁而评"

（1）评估目的：问责、学习

开展评估的目的意义是什么？WHO（2002）指南指出，一般来说评估有很多目的，如帮助管理者改善项目、有助于宣传、获得有关项目实施的知识，给项目资助结构或者管理的决策提供输入，有助于回应来自政治或者资助组织的压力，有助于调整开支等等。但总的来说，评估目的无非是两方面，即问责和学习。据此可以把评估分为两种类型并最终决定了对评估类型的选择。在上海市健康城市建设的评估过程中，其评估目的也包括了问责和学习两方面。

首先，以评估考核作为一种保障机制，通过对过程的监测和对结果的问责，以约束健康城市行动过程，从而推动和确保任务的完成。上海市目前已经完成的前四轮《三年行动计划》，都把评估列为一种保障制度或机制，通过开展过程监测和结果评估，将其纳入绩效考评体系，进行评优、先进、表彰，从而形成一种奖惩、激励机制，最终来推动和确保任务的完成。如《三年行动计划》强调进行科学评估、考核、评比，以此推动建设任务的完成，各轮行动计划还进行了先进、示范点等的评选。特别突出的是第二轮行动计划的实施中，把指标任务分解以任务书的书面形式下达到各部门、区县、街道，任务书内容明确写明要完成的目标、任务、时间节点，并要求由主管领导签订责任书，结果纳入考核内容、政府考核目标。通过这种做法，形成了一种压力机制。这也从上海市健康城市建设《三年行动计划》的执行过程的评估侧面，充分体现了中国自上而下的管理模式和行政架构的特征。为了保证政令通行，把《三年行动计划》的执行情况纳入考核，并作为一把手工程，最后进行评优、表彰，形成一种奖惩、激励机制。

其次，评估考核制度也包括"学习"目的。上海市健康城市建设《三年行动计划》很强调评估，旨在通过这一过程，了解实际情况和及时发现问题，以便在过程节奏和方向方面作出必要的调整；另外，评估目的还包括提供决策依据，以改进决策质量、优化决策效果，从而实现健康城市可持续发展。如首轮《三年行动计划》于2003年9月正式拉开帷幕，到2004年上半年就及时进行了工作监测，以便总结推进情况、发现问题和探讨未来发展对策；又如第四轮计划继续把评估列为保障措施之一，强调加强绩效评估的目的是要提供决策依据，以便改进决策质量、优化决策效果，从而实现健康城市可持续发展。

（2）"为谁而评"

①WHO关于"为谁评"及其影响的论述

"为谁评"（for whom）是评估中很重要的问题，指谁要评、谁关心评估，或更明确地说，是指评估的客户是谁、谁为评估买单、谁出资，谁关注评估。通常有三类人会关注评估，一是上级政府，想准确了解工作效果，是否受群众欢迎，以便进行问责并对下一步工作进行规划；二是政策实施者、实践者，其关心的是评估的学习目的方面，要检查工作进度，以便能够做得更有效，并确保健康城市获得充足的资源，最终有助于项目目标人群健康的改善；三是公众，目的是问责（WHO，2002）。

"为谁评"之所以重要，是因为"为谁评"决定了评估的其他方面，包括为什么评、评什么、由谁评。最能够决定评估类型的是那些资助项目的人。谁是评估的客户，这不只是一个简单的知识产权问题，它通常决定了评估过程的本质，以及最终产生出来的结论的本质，并最终决定了评估如何为决策者所使用（WHO，2002）。

②上海市健康城市建设的评估"为谁而评"

在上海市健康城市建设《三年行动计划》政策评估过程中，首先，评估的发起者、组织者是政府；其次，提供人力、技术等的支持者是政府，如组建"上海市健康城市技术指导组"对《三年行动计划》的实施进行监测评估，并专门制定了评估指标和评估办法，为了评估的顺利进行还组织了评估培训；再次，从评估目的动机方面，由于上海市健康城市建设是政府主导的，其把评估作为一种保障机制，其目标包括问责和学习两方面。另外，当然这也是公众所关注的。

2. 评估内容、主体和方法

（1）评估内容：需求评估、过程评估、结果评估

评估内容是指"评什么"，一般包括需求评估、过程评估、结果或效果评估三种。需求评估是为下一步计划制定提供依据的；过程评估是评估过程、工作机制；而结果评估是对效果、产出和影响进行评估（WHO，2002）。上海市健康城市建设的评估内容，也包括了对需求、过程和效果的评估三方面。

在需求评估方面，为了给新计划的制订提供依据，在首轮计划的终期评估中就穿插了下一轮计划的需求评估。另外，在过程评估方面，每一轮计划也都开展了该方面的评估，如第一轮行动计划文本中，指明要"运用措施评价和效果评价"来对计划的实施情况进行年度评估和终末评估；又如第二轮计划文本中，也明确要评估行动计划的"执行情况和进展效果"；再如首轮行动计划的实施之初，就以督查形式进行了检查，以了解完成有困难的指标任务的比例及其原因，而2004年下半年进行的中期检查是要加强建设健康城市的过程控制和管理。

在结果评估方面，集中表现在终末评估阶段，如2005年行动计划完成年，进行了终末评估，通过系统的评估，以了解三年行动计划实施取得的成效、百姓在哪些方面受益以及出现的不足，其中也包括了对过程即工作机制等方面的评估。具体的评估内容，从已公布的评估结果可以看出是多方面的，一般是首先简述各部门组织实施的过程，如组织领导、公众参与、多部门合作的情况等，然后对政策结果进行描述。对政策过程所产生的结果或产出的描述，通常也会包括其影响，总的来说包括：一方面，取得的成绩、好的方面，包括指标完成情况，以及市民健康综合素质和指标任务、健康城市政策内容所涉及的健康决定因素的改善情况；另一方面，存在的不足和问题，涵盖过程和结果两方面的内容。

（2）评估方法：数据收集与分析

"如何评"，主要指使用什么指标、数据资料收集方式，如访谈、问卷、观察、文献，而调查对象有实施者（各职能部门）、用户（市民）；收集到什么信息（信息的种类，客观的如统计数据，主观的如访谈、问卷等），以及分析的方式如前后比较、不同地区比较、案例分析、成长性

评估等（WHO，2002）。上海市对健康城市建设的评估所采用的方法，从公开资料中可以找到一些线索，大致如下：

首先，在数据、信息的收集方式方面，有访谈、问卷、观察、现场测评、查阅资料文献等方法。如首轮行动计划的执行初查、监测，方式有听取工作汇报、查看现场和资料、座谈交流等活动，另外有些区如徐汇、普陀和浦东区进行了市民问卷调查以提供健康城市知晓率、志愿者活动参与率等情况。

其次，调查对象方面，有实施者如各职能部门，也有用户如市民。据张浩、李光耀（2008）的文章，在首轮行动计划的终末评估中进行了居民问卷调查，共调查社区居民、学生、流动人口、公务员以及公司职员等 15843 人。

再次，收集到的信息、数据包括主观和客观两方面的，客观的如统计数据，主观的如访谈、问卷等。如对首轮行动计划的终末评估进行的居民问卷调查，所得到的数据应该是定量的，而通过召开专题会议 20 余次座谈（约 200 人次）、走访职能部门等收集到的信息中，大多为定性数据。又如，市民巡访活动的开展，2005 年，上海市民通过对健康城市建设巡访"会诊"，了解了《三年行动计划》实施 3 年来在哪些方面受益、还有哪些不足。

最后，分析方式采取了前后比较、不同地区比较等方法，另外，存在不同程度的案例分析等，并定性与定量相结合。不同地区比较的例子，如把上海市与其他地区相比较，认为上海市环境生态质量处于国内大型城市的领先水平。

（3）评估主体：内外评估、上下级评估

"由谁评"，一般包括内外、上下级等各向度。就内或外评估角度，通常有三种类型，一是由内部人来评；二是由外部人来评；三是内外结合。原因在于，内部人、外部人都各有优势，其中，内部人熟悉、了解情况，但是可能难保客观，且未必掌握评估的专业技术；而外部人比较客观，且评估方面的专业人士有相应技术，但外部人可能不熟悉情况。所以，科学的趋势是两者相结合（WHO，2002）。

上海市健康城市建设三年行动计划的评估也属于内外评估两者相结合。负责监测评估的"上海市建设健康城市技术指导组"是聘请知名学者组成的。评估形式包括各级各部门的自评，然后上级对之进行评估，还有同级互评。另外，评估还通过网上评议、市民留言、随机抽样调查问卷等方式征求市民意见。评估的实施，也由上到下，层层下达文件，并且为了做好评估工作，在评估前还专门进行有关培训。评估一般从自评开始，由下到上，层层评估。

在内外评估结合方面，如第二轮计划，一方面采取了内部评估，包括各区县、有关部门的自查自评，以及由上级评下级——健康促进委员会的年度例行督查；另一方面还委托专业机构进行定期监测、评估，以求全面、公正、科学地评估行动计划的执行情况和进展效果，并且终末年2008年明确表明要以自我评估和外部评估相结合的方式来进行终末评估。又如第三轮计划采取的方法首先也是内部评估，包括各区县、部门每年度的自我评估和总结，另外，行动计划的终末年要采取自我评估与外部评估相结合进行终末评估。

在上下级评估结合方面，如首轮《三年行动计划》的关键之年2004年上半年进行的工作监测，按照健康城市建设联席会议2004年度第二次会议的部署和市政府督查室的督查工作要求，由市建设健康城市联席会议有关成员部门联合组队，于7月分别对本市14个有关委、办、局和各区、县2004年上半年建设健康城市、健康城区工作进展情况进行督查。各区区长或分管区长都亲自做工作开展情况汇报；各委办局领导，市经委副局级巡视员刘荣明、市教委副主任李骏修、市农委副主任严胜雄、市人口和计生委副主任孙常敏、市环保局党委副书记倪与强、市绿化局副局长陈敏、市卫生局巡视员彭靖、市体育局副局长李伟听、市文广局党委副书记刘建等市建设健康城市联席会议成员分别率队参加了督查活动。

总的来说，正如WHO所言，"为谁评"决定了评估的其他方面，在上海市健康城市建设的评估过程中，由于政府是评估的发起者、组织者、提供支持者，政府各级各部门的自评和上级评，仍然主要还是相当于政府自我评估（内部人评），差别只在政府级别，下级自己评和由上级评；下级评上级；同级互评如职能部门和街道间的互评而已。

3. 评估结果：结论、报告和用途

（1）评估结果等信息的汇报和交流

评估结果，指得到的信息，得出的结论（WHO，2002）。上海市健康城市建设评估所得到的评估结果，据有关公开报道，可以看出通常包含有成绩、不足等，内容覆盖客观效果、市民满意度等方面。如对首轮计划（2003—2005 年）的评估结果，在 2005 年 12 月 29 日会议上就宣布："本市 2003 年起实施的上海市建设健康城市三年行动计划已顺利完成。2005 年的终期评估显示，该三年行动计划 104 项指标任务，完成 98 项，完成率达 94.2%；70% 以上的被调查市民认为与两年前相比，健康城市涉及的环境质量、食品放心程度等六大问题均有所改善。"

由此也可以看出，总体上，其发布的评估结果所包含的信息，较偏重于取得的成绩，结论通常较乐观。据 WHO 健康城市有关文献（WHO，2002），由于健康城市是新事物，需要较快效果来证明，目的是增加信心，所以，认为健康城市建设的政策过程本身有这种客观需要，有利于政策过程开展。

评估信息的汇报和交流，指汇报的形式、对象等（WHO，2002）。在评估信息的汇报和交流方面，上海市基本都进行了会议通报以及公开报道，特别是首轮计划的终期评估，对健康城市建设效果在部门进行了通报（在联席会议上），并进行了公开的新闻报道。

（2）评估结果的使用：奖惩和发展

评估结果的使用，包括激励和惩罚、发展目的两个方面。评估结果用来考核、评奖，也是为了问责，这一般在执行后评估中使用。而评估用于发展性目的，是指给将来的政策制定提供决策依据，包括提供经验教训以及对新政策的需求评估。上海市健康城市建设评估结果的使用也如此。

首先，上海市把评估结果纳入考核，并据此进行评比、表彰奖励，如先进、示范点等的评选。如第二轮行动计划，主管领导作为责任人签订责任书，责任书中指标任务明确目标、时间节点，写明列入了政府考核目标，纳入考核内容。最后进行评优、表彰，形成一种奖惩、激励机制。

其次，评估结果给下阶段计划的制订和实施提供依据，以便新的计划在吸取过程计划经验教训的基础上，扬长避短进行改进，另外，其间还进行了下一轮计划的需求评估，评估结果为未来的计划制订和实施提供依据。如第一轮行动计划文本中明确指出，到终末年 2005 年要进行评估，以扩大建设健康城市行动计划指标效果，建立长效管理机制，进一步探索健康城市指标体系，为在更高层面上开展新一轮建设健康城市工作奠定良好基础。

三　《三年行动计划》的延续

首先，是议程的保持和政策的延续，首轮行动计划（2003—2005 年）在新闻发布的时候，就表示"上海建设健康城市的行动是一个循序渐进的过程，将作为一个长期的目标推进下去"。第二轮《三年行动计划》（2006—2008 年）明确说明了继续的原因，即"随着本市经济、社会快速发展，城市化程度不断提高，市民的健康需求与日俱增，城市社会生活中还会产生影响健康的新问题。为了进一步推进建设健康城市行动，推动本市经济和社会持续、健康、稳步发展，根据《上海市国民经济和社会发展"十一五"规划》的总体要求，又制定第二轮三年行动计划"（第二轮计划开头语），以"不断将健康城市工作推向深入"。第二轮计划完成后又制定并实施了第三轮（2009—2011 年）、第四轮（2012—2014 年）和第五轮（2015—2017 年）计划。总的来说，从 2003 年到 2015 年，上海市健康城市建设已经制定和实施五轮的三年行动计划，目前前四轮《三年行动计划》已经完成，第五轮《三年行动计划》（2015—2017 年）正在实施中，政策过程就这样在循环过程中得以延伸。

而关于阶段性政策发展机制，上海市健康城市五轮《三年行动计划》的每次循环，体现为一种阶段性政策发展机制。如前所述，上海市健康城市已经制定出台了五个轮次的《三年行动计划》，每三年一轮，在每一轮间以及每轮各年份间三阶段，都进行了监测和总结评估，使上一阶段政策执行的情况得以及时总结评价，政策执行的结果、经验或教训给新计划的制定提供了依据和改进方向，其经验或教训运用于下一阶段的政策制定中，使下一阶段的工作重点有所调整，计划被重构，政策方案得以不断完善。得以出台的新一轮《三年行动计划》，其目标、内容、水平层次都有提高，经过执行，完全的一个周期又开始，周而复始，政策方案得以不断完善，实施效果得以不断提高。所以，新的周期得以循环上升。

总之，通过对上海市健康城市建设评估过程的分析可以看出，评估是上海市健康城市建设的一个整合的部分，并作为一种激励机制来保障计划的执行，从评估主体、客体、目的等方面体现出政府主持的评估和精英主义的特点。同时，行动计划三年一轮，从 2003 年到 2015 年，上海市健康城市建设已经制定五轮《三年行动计划》形成了阶段性政策发展机制。

第 四 章

上海市健康城市建设的
政策内容分析

健康城市建设已提上议程，但由于健康决定因素的广泛性，包括了个人的、自然的、社会经济、文化、政治等各方面因素，意味着健康城市建设有广泛的政策领域，改善健康的政策选项（options）或内容（content）有多种可能（Walt，1994）。本章分析上海市健康城市建设针对健康的决定因素所采取的行动，相对于政策过程分析涉及的"怎样做"的问题，本章主要研究"做什么"。本章以 WHO 健康城市的思想基础、策略和原则为依据，通过对上海市健康城市建设目前已经完成的四轮《三年行动计划》的指标任务和重点推进活动进行的主题归纳、结构比例的统计分析以及行动主题的时间序列分析，显示上海市健康城市建设的行动领域或政策内容的特征，重点是显示其议题范围的广度和深度，以据此衡量其在实现 WHO 原则和目的方面的进展程度。

第一节　理论基础及研究设计

一　政策内容分析的理论依据

WHO 健康城市的总原则是明确的，强调要解决影响健康的社会决定因素，要超越医疗保健和个人的生活方式方法，与 19 世纪的清洁卫生的机械观点不同，健康城市是一个更综合的、整体的，集中于各种健康决定因素和领域的方法。不过，WHO 健康城市方案并没有规定某地、某时一定要具体做什么，甚至对项目城市的各期要求的主题任务也只是方向性的，因为城市间发展存在差异，健康城市项目强调每个城市必须确认自己的优先健康问题，从而选择恰当的切入点。

　　健康的社会—生态模式是健康城市政策选择的逻辑基础（Hancock，1993）。分析创造健康的各种因素以及它们之间的互动概念框架（WHO，2005），有 Dahlgren 和 Whitehead（2007）的彩虹图模型（见图2—1）、Tuller（2002）的上下游因素模型（见表4—1）。相应的政策框架模型，如 WHO 欧洲区的《健康21》与 Dahlgren 和 Whitehead（2007）的多部门行动建议，另外，WHO 项目有针对具体领域的政策框架和策略，如 WHO 倡导的身体活动促进模型（Faskunger，2012）、Barton 和 Grant（2009，2012）的城市环境与健康整合三层次模型、WHO 倡导的烟草控制策略（WHO，2003）、对项目城市制定《城市健康发展计划》的要求等，这些模型被本书用来梳理《上海市健康城市三年行动计划》的指标任务和重点活动，归纳出其行动主题，最后，以 Tsouros（1998）的健康城市的发展进程模型（见表2—1）为主要标准来判断上海市健康城市在内容、重点方面的发展水平。

表4—1　　　　　　　　　　健康的社会决定因素

上游的（宏观）	中游的（中间的、中介的）	下游的（微观）
社会的、自然的、经济的、环境的因素	心理因素	生理系统
教育	健康行为	内分泌
就业	食品和营养	免疫
职业	吸烟	生理反应：
工作条件	体力活动	高血压
收入	酒精	纤维蛋白
住房	自我伤害	肾上腺素
居住区域	预防性健康保健的使用	血脂水平
		体质指数

影响的主要方向（箭头由左向右）

⟶

　　资料来源：Turrell，G. *Reducing Socio-economic Health Inequalities*：*Issues of Relevance for Policy*. New South Wales Public Health Bulletin，2002。

二 政策内容分析的研究设计

1. 研究内容、目标和目的

有关上海市健康城市政策内容的分析，要描述的是上海市健康城市建设在解决健康的决定因素方面的行动领域，或具体说，对于广泛的健康决定因素，上海市选择哪些议题作为健康城市建设的开始点或切入点。

研究目标是揭示上海市健康城市建设对健康的广泛的、根本决定因素的关注程度，特别是其超越医疗保健、个人受害者责备的生活方式方法等传统干预而转变到健康的更广泛、更远端的、中介性的决定因素的情况。

研究目的是显示上海市健康城市建设的政策内容的特征，从政策内容的角度衡量其对 WHO 健康城市建设原则、策略的体现程度、进展水平，并可以看出上海市关于健康城市的承诺是如何落实到具体政策层面、化为实际的公共政策有关领域的。

2. 理论基础、研究假设以及对成功与否的判断

本章研究是基于人口健康的产生的理论假设，即由于健康是由远距离的、结构制度性因素（"原因的原因"）所决定的，这些因素与更接近身体的因素一起嵌入在相互作用的复杂因果链条中（de Leeuw，2012）。所以，所采取的政策选项，针对的健康决定因素越多，特别是越关注健康的社会性决定因素或更上游因素，则更可能对健康产生更有效影响。或明确地说，其假设是：政策调整范围越广，越上游、越远，解决原因的原因，则效果越好。具体来说，对成功与否的判断标准：一是针对的健康决定因素的广泛性；二是是否重视"上游"的干预与"下游"的健康结果间的因果关系（Green，Acress，2009）。

3. 数据来源

本章分析所依据的事实材料主要来自于上海市健康城市建设目前已经完成的前四轮《三年行动计划》（2003—2005 年、2006—2008 年、2009—2011 年、2012—2014 年），其中，主要关注《三年行动计划》所列出的指标任务和重点推进活动，以此来总结上海市健康城市建设的议题领域。之所以做如此考虑，是出于本书的研究目的的要求、政策目标确定方面的特点以及《三年行动计划》的特性。

　　关于公共政策的目标显示的特点以及社会政策中常见的"邪恶问题"（wicked problem）有关的效应，首先，从公共政策角度，公共政策目标的确定通常是一个难点，原因是公共政策的目标表述往往模糊不明确，或在政策文本中所明确表明的目的却未必是其真实的目的。因此，对政策目标的理解，不能仅仅从文本中直接去理解，而需要从其他方面获得线索，包括通过落实的工作计划指标、对实际工作的总结回顾等。其次，社会政策中常见的"邪恶问题"（wicked problem）有关的效应。从社会政策的角度，健康的社会决定因素所具有的特点，诸如多面原因的多面现象、归因的问题、政策行动跨部门、政策间的竞争、其见效所需时间长等，使健康的社会决定因素是一个"邪恶问题"。这种特点使在政策制定方面可能出现的情况是，在政策宣示和实现此目标需要采取的行动间会存在着巨大鸿沟，政策仅仅停留于修辞。Dahlgren 和 Whitehead（2006）把这种情况称为"政策失败"，即认为如果没有任何综合政策或行动跟进，没有量化明确的目标，且这些目标没有由明确策略和财政资源支持，这样就很少有可操作性的解决。

　　本章关于健康城市建设政策内容的研究，是要揭示上海市健康城市建设要"做什么"的问题，要分析其为解决影响健康的决定因素所采取的行动，所关注的是实际、真实的政策议题，或那些具体、明确并真正落到实处的政策议题。而《三年行动计划》可以提供这方面的信息，不仅因为其是经过市政府批准，以政府"红头"文件下发，并写入了上海市相应年度的五年计划，由此是具有合法性、权威性、正式的政策文件，而且还因为《三年行动计划》的文本特点和功能作用。

　　从文本结构看，《上海市建设健康城市三年行动计划》（以下简称《三年行动计划》）包含计划正文和附件两部分。其中，计划正文，如中国政府文件惯例，开头是背景和缘起、指导思想和实施原则、总体目标，还通常会有对上一轮计划的总结，随后是主要任务和要求、重点推进的活动或项目、保障措施，以及实施步骤和评估工作的安排，既表达了政治和道德方面的价值观，也对健康城市建设的目标以及实现目标的战略、需要完成的任务和开展的重点活动等做了比较详细、明确的规定。随正文后是附件，附有上海市健康城市建设"任务及职责分解表"（2003—2005 年）或"行动计划工作指标"（2009—2011 年、2012—2014 年），详细地、具体明确地列出了指标名称（指标项）、指标描述、指标值、进度或任务时间节点、主要责任或牵头的职能部门、主要协作部门、各区县职责。

从《三年行动计划》的功能角度，计划本身就是作为政策能够得到有效执行、合作协调得以保障的重要机制。对于政策和计划间的区别，Walt（1994）认为，计划是随政策改变的，通过制订计划，帮助把政策付诸实践。上海市健康城市建设《三年行动计划》是经过有关各方协商一致最后制定的，而且是明确的，并通过《三年行动计划》指标任务层层下达，以任务书形式与各相关者签订了责任书，俗称"军令状"，从而获得了各级、各部门的承诺，最后还纳入政府考核目标，要据此来评估、问责，从而形成了一种压力机制来保障计划的实施。所以，《三年行动计划》中列出的指标任务和重点任务应该是能够落到实处的。加之从《三年行动计划》的"寿命周期"看，上海市健康城市建设制定了三年为一周期的《三年行动计划》，从2003年起到现在已经出台了五轮，目前已经完成前四轮计划，第五轮正在进行之中。四轮的计划周期循环，表明已经具备一定的成熟性、稳定性，且也给本书进行时间序列分析提供了可能条件。

不过，本章这样做也存在方法上的局限，即分析主要基于的是对政策文本的梳理，而实际的情况可能会大于文本，由于通常做的会比写下来的多，而且，并不是所有内容都能够以指标来列出。为克服以上缺陷，有必要在可能条件下，适当考虑以其他途径获得的信息来补充和充实，这些途径包括：配套政策文件如评估的意见、报告、总结，以及关键知情人访谈、居民访谈等。

4. 分析与叙述的方法

分析方法，总的是对该市健康城市建设的目前已经完成的前四轮《三年行动计划》（2003—2005年、2006—2008年、2009—2011年、2012—2014年）进行时间序列分析。具体分析和叙述主要以两步来进行：第一步是确认每轮《三年行动计划》的政策议题或解决健康决定因素的行动的主题，并引用计划中的实际材料来说明；第二步是分析比较各轮《三年行动计划》的共同点和差别，以此描述上海市健康城市建设的延续性和发展性；第三步是概括上海市健康城市建设政策内容的总体特征。

第二节　《三年行动计划》的议题领域

一　《三年行动计划》指标任务和重点活动的数量描述

正如前所述，上海市健康城市建设是通过制定和实施《三年行动计划》来推进的，在每轮《三年行动计划》中都列有一定数量的指标任务，并设有一系列重点活动来推动健康城市建设工作。就目前已经实施完成的四轮《三年行动计划》看，指标任务和重点活动的数量和变化趋势主要表现为：首先，指标任务方面，数量最多的是首轮计划，多达 104 项，最少是第四轮计划，共计有 31 项，其他两轮计划则都在 40 项左右，具体为第二轮有 40 项、第三轮有 44 项。其次，重点推进活动方面，前两轮《三年行动计划》的重点活动总数都在 10 项以上，最高第二轮达 16 项，最低是后两轮即第三、四轮都是 5 项，即"五个人人"。最后，总的来看，数量方面的变化趋势都是日益精减，其中，指标任务总数逐轮减少并且减幅巨大，第二、三轮比首轮减少近 2/5 甚至一半以上，并且第四轮减少到不到首轮的 1/3。而重点推进活动的数量变化趋势与指标任务数量变化趋势大体一致，前多后少，最后稳定在 5 个左右。

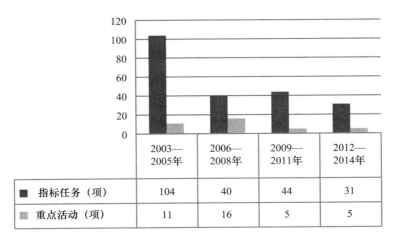

	2003—2005年	2006—2008年	2009—2011年	2012—2014年
■ 指标任务（项）	104	40	44	31
▨ 重点活动（项）	11	16	5	5

图4—1　《上海市健康城市建设三年行动计划》指标任务和

重点活动数量构成

二　《三年行动计划》指标任务和重点活动的主题概括

通过对目前已经完成的四轮《三年行动计划》进行文本分析，可以从这四轮计划的指标任务和重点活动中确认出七方面的主题，各类主题具体叙述如下：

1. 对个人因素的干预

《三年行动计划》中有许多指标任务和重点活动是针对个人行为、生活方式的干预，包括了健康知识技能内容及教育方式途径、控烟、健身和体质测试，另外还有自愿献血等其他几个方面，具体内容丰富广泛，具有鲜明特点，从中可以进一步区分出子议题。关于个人因素类的指标任务所包含的具体内容和子议题概括，将在下节专门单列进行分析。

2. 卫生服务

卫生保健服务（Health Care Services）对健康的影响，是指高质量的健康服务带来减少死亡率和残疾、减轻疼痛和煎熬，以及改善病人的生活质量的结果（Dahlgren，Whitehead，2007）。Ashton 和 Seymour（1988）指出，卫生领域所包含的范围主要指三方面，一是医疗保健，无论是有组织的、专业的，还是从家庭和朋友那里获得的。二是初级卫生保健和预防是医疗综合系统的一部分。三是自我保健也是医疗保健体系的一个必要部分。生命大领域的医学化日益决定着个人和社会团体的角色，作为维持和改善社区健康过程中的伙伴，妇女运动也激发了该方面作用。但存在的误解是会被视为对专业保健提供的一种便宜的补充，而不是一种有社会创造性的方法，以及真正健康参与的过程的。"卫生服务"议题也是《三年行动计划》的每个轮次的指标任务中都有的内容。进一步就其对象和内容进行分析，可以归纳为四个主要方面：

（1）针对特定人群的传统卫生服务

针对特定人群的传统卫生服务，指瞄准特定人群的卫生服务，如人口计生有关服务、母婴项目、学校学生的体检和心理咨询及免疫、老龄体检等服务方面。首先，人口计生服务方面，如首轮、第二轮和第三轮《三年行动计划》中的家庭计划指导覆盖率，首轮《三年行动计划》中的"避孕节育知情选择率"，第四轮《三年行动计划》中的"计划怀孕夫妇优生指导及孕前优生健康检查率"。其次，针对特定年龄人群的服务。母婴方面如首轮和第三轮《三年行动计划》中"降低孕产妇死亡率和婴儿死亡率"、首轮《三年行动计划》中"提高母乳喂养率"、第四轮《三年行动计划》中的"适龄儿童免疫规划疫苗接种率";学校学生的体检和心理咨询及免疫服务,如首轮《三年行动计划》中的"学校学生健康体检受检率"、"开展心理咨询的学校数"、"学校学生计划免疫接种率";老龄体检等服务,如在第四轮《三年行动计划》中的"60岁以上老年人年体检率"等。

(2) 服务机构设施、人员、经费

在服务机构设施、人员、经费等内容中,机构方面具体有社区计生站、村卫生室、社区心理健康指导点等;人员方面有全科医生、学校保健教师、校医职业培训等;经费方面有社区公共卫生服务经费。具体的指标任务,首先,机构方面,如首轮和第二轮《三年行动计划》中的"社区人口和计划生育综合服务站建设"、第三轮《三年行动计划》中的"社区建立人口和计划生育综合服务站规范化建设";第二轮《三年行动计划》中的"村卫生室标准化建设";第四轮《三年行动计划》中的"社区心理健康指导点覆盖率"。其次,人员方面,如首轮《三年行动计划》中的"学校保健教师配备"、"校医职业培训覆盖率",第三轮《三年行动计划》中的全科医生占社区临床医师的比例。最后,经费方面,指社区公共卫生服务经费指标,如第三轮《三年行动计划》中的"社区公共卫生服务经费"等。

(3) 健康自我管理小组、健康信息系统建设

关于健康自我管理小组覆盖率和参与方面也有指标任务,如第三轮行动计划中的社区居民健康自我管理小组覆盖率、社区居民健康自我管理新增人数、年单位职工健康自我管理小组数,第四轮行动计划中"参加市民(社区或单位)健康自我管理小组的人数"等。

健康信息系统建设方面,有几项指标任务是与健康信息系统建设有关的,包括学校建立卫生管理软件系统、居民健康档案两方面,如首轮行动计划中"建立体育和卫生管理软件系统的学校数"、第二轮计划中的社区居民家庭健康档案建档率等。

3. 城市环境

城市环境是健康决定因素的一个重要方面,《三年行动计划》中

有大量内容是关于城市环境的。从空气、水、固体废弃物控制、市容环境、旧房改造到居民区保洁和公厕建设。另外，还有"卫生创建"指标，卫生创建的传统内容主要就是清洁卫生、虫媒控制等。绿化、公园等"城市环境"方面的指标任务和重点推进活动，内容更加广泛，都含有健康和福祉的维度，有利于生活质量的提升，有清洁空气，促进身体活动、增进人际交往和社会和谐、保持心情愉悦和心理健康等方面的潜能和客观效果。关于这方面的指标任务所包含的具体内容和子议题研究，将另设章节专门单列进行分析。

4. 食品提供

"食品提供"通常是城市环境的一个重要方面。健康地吃，涉及食品和营养、食品安全、食品保障、微量营养素、食品和健康选择（饮食特征）等政策（WHO，1997）。食品的问题，历史上主要是食品供应的不足够，现如今对于贫困人群，诸如失业者、少数民族、单亲家庭、慢性病人和一些领取养老金的人（Ashton，Seymour，1988）依然是重要问题。另外，国民饮食质量下降，这是"二战"以来，经济、技术和社会发展的结果。据1992年国际营养会议通过的《世界营养宣言和行动计划》提供的战略框架，食品卫生、质量和成分很重要。一方面，污染、肮脏病原体通过食物产生流行病；另一方面，有毒物质、农药、动物药物、化学品的使用以及抗生素在饲料中的使用等对食物的影响，都需要进行持续的监控（WHO，1997）。上海市健康城市《三年行动计划》中包含有食品相关的指标和重点推进活动。具体分析这些指标，可以确认屠宰、农药化肥管理和食品检测等方面的任务，另外，学校食堂卫生项目也归在此主题下。

（1）屠宰场的建设和整治

《三年行动计划》中该方面的指标任务主要指屠宰场的建设和整治，如首轮《三年行动计划》中的"建成现代化生猪屠宰加工厂（家）"、"撤销不符合国家标准屠宰场（家）"、"整治近郊较大的屠宰场（家）"等指标任务。

（2）农药和化肥的使用控制

农药和化肥使用控制方面也存在指标任务，如首轮和第二轮计划的指标任务"减少郊区农田农药和化肥亩均年使用量"等。

（3）食品检验

主要是指食品的安全检测覆盖率和合格率任务指标，检测对象主要是粮油、蔬菜、肉类、豆制品等食用农产品以及其他确定范围的食品。如首轮行动计划中的粮油、蔬菜安全检测覆盖率，肉类、豆制品安全检测覆盖率、食用农产品安全检测合格率，以及第二轮、第三轮行动计划中的"重点食品抽检合格率"等。

（4）学校食堂卫生

学校食堂卫生是一个重要方面，如首轮行动计划中的学校食堂卫生等级评定指标任务等。

5. 文明创建

《三年行动计划》中的各级文明创建相关活动以及文化设施建设等指标任务可以归在此类：一是各级文明创建，如首轮行动计划的指标任务中，建成文明小区累计目标、建成文明社区占全市社区目标、建成市文明村、建成市文明镇目标、建成市区级文明示范区域、完成社区文化指导员队伍建设的社区等；二是与文明创建有关的教育单位、文化设施建设方面，如首轮行动计划中的社区学校规范率、全市拥有公共图书馆和露天大型广场建设等指标；三是重点活动中以行为文明、公德、除陋习为内容的活动，如首轮行动计划的重点推进活动之一"三讲一树"活动。

6. 健康场所建设

（1）WHO 健康促进的场所方法

WHO 倡导用场所方法（setting approach）来开展健康促进。这种方法认为健康是获得于并保持于人们生活、工作、学习、玩耍和接受卫生保健的场所中的，这些场所包括家、学校、工作单位、街坊社区和医院等，并且健康促进活动以场所为基础也有利于活动的开展，因为这样做可以容易确定行动的边界、容易确认合作伙伴，而且易于对健康干预措施的效果进行监测评估（WHO，1998）。其重点是解决在特定场所的所有主要健康决定因素，而不是一个单一风险因素。这种方法在诸如健康学校和健康医院的场所得到了发展。伤害预防也是一类场所方法，包括道路事故、工作场所及家里的伤害预防等（Dahlgren，Whitehead，2007）。

据 WHO（1999）的文件，一些潜在的地点，包括工作场所、幼儿园和学校、监狱等是健康行动的重要场所。其中，工作场所很重要，由于成年人每天至少 1/3 时间是在工作地点度过，安全的、怡人的工作环境，对健康和福祉有积极影响，而影响身体和心理的工作环境，也通常是疾病和伤害的源头。另外，幼儿园、学校是提供初级卫生保健的重要场所，由于在涉及儿童健康和受教育程度方面，学校卫生服务有重要的促进、预防、诊断和治疗作用，而学前和小学的早期教育能够通过树立支持健康的伦理基础和基本态度，以及通过建立健康饮食习惯、个人卫生习惯、基本的生活技能和社会责任促进健康（WHO，1999）。

社区导向的战略策略与基于场所的方法在某些方面是相似的，但有更广泛的规模，包括安全社区和健康社区。社区导向的方法有一些所有权方面的好处，由于生活在一个社区的人们有促进其社区或镇的健康生活的天然兴趣，并可能激发政治兴趣，就一定公共健康议题开始进行民主对话。

（2）具体场所建设是上海市《三年行动计划》的主题之一

上海市健康城市建设以城市中各种组成部分如各类单位、场所，还有社区如街道、居委和村，以及家庭等为健康城市的细胞，建设各类健康单位、健康校园、健康社区和健康家庭。这反映在《三年行动计划》中有大量相关指标任务和活动项目，如首轮《三年行动计划》指标任务中的"五无"社区创建率和"健康校园达标比例"、"健康校园"和"健康家园"重点推进活动；第二、三轮计划中的健康社区先进累计数、健康单位先进累计数或参与单位数量、健康校园创建率、健康村庄建设、健康家庭建设率；第二轮计划中的"标准化菜市场建设"；第四轮《三年行动计划》中的"健康社区（镇）达标数"、"健康单位达标数"等。

7. 其他

主要指提高人均预期寿命和市民满意率这两个指标。人均预期寿命指标是通用的反映健康结果的指标，在《三年行动计划》中也使用了这个指标，主要是在第三轮（2009—2011 年）计划中，可以说明其考虑是要在行动计划开展近 9 年后来看人均预期寿命的变化情况。另外，市民满意率一般是反映过程效果的指标，《三年行动计划》采用了"市民对健康城市工作满意率"这个指标，主要是在第四轮计划（2012—2014 年）

中出现，以测评市民对健康城市行动开展十多年来的满意程度。

三　各类议题在前四轮计划中的分布和比重

（一）行动领域各主题在《三年行动计划》中的轮次分布

从上海市健康城市建设四轮《三年行动计划》的指标任务和重点推
进活动中所确认出的七个主题，在四轮行动计划中的分布不一，具体情
况如下：

1. 指标任务方面

首先，主题数量方面，每轮行动计划的指标任务都包含有 5 类以
上的主题，最多达 6 类，其中，主题达 6 类的有两轮计划（首轮和第
三轮），另外两轮计划（第二轮和第四轮）包含 5 类主题；其次，主
题内容方面，四轮计划的指标任务中都有"个人因素"、"卫生服
务"、"城市环境"和"场所方法"这四类主题，而"食品提供"只
在前三轮行动计划中出现，另外有些主题只出现在一轮行动计划中，它
们是"文明创建"、"其他"类中的"预期寿命"和"市民满意率"，轮
次分布不一。

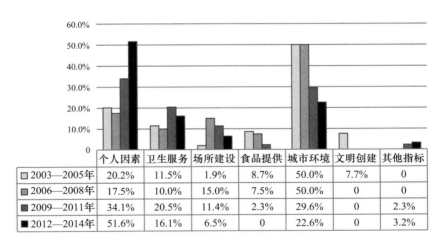

	个人因素	卫生服务	场所建设	食品提供	城市环境	文明创建	其他指标
2003—2005年	20.2%	11.5%	1.9%	8.7%	50.0%	7.7%	0
2006—2008年	17.5%	10.0%	15.0%	7.5%	50.0%	0	0
2009—2011年	34.1%	20.5%	11.4%	2.3%	29.6%	0	2.3%
2012—2014年	51.6%	16.1%	6.5%	0	22.6%	0	3.2%

图4—2　《三年行动计划》指标任务主题构成

2. 重点活动方面

上海市健康城市建设《三年行动计划》中的重点推进活动所涵盖的

议题共涉及"个人因素"类、"城市环境"类和"场所建设"类这三类，它们在四轮《三年行动计划》中的轮次分布也不一，首轮计划中这三类议题的重点活动都有，而后三轮都是只有两类，所以，四轮计划的重点推进活动至少有两类主题；而内容上，每轮行动计划都有"个人因素"干预和"城市环境"这两类重点活动，而"场所建设"重点活动只出现在首轮计划中。

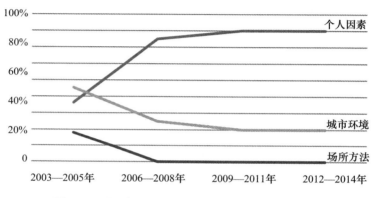

图4—3　《三年行动计划》重点推进活动主题构成

综上所述，已经完成的前四轮（2003—2014 年）《三年行动计划》的指标和重点活动的议题结构，除了卫生服务以及针对个人因素的干预外，还包括城市环境等其他健康决定因素方面的干预，并对城市细胞场所进行健康建设。

（二）行动领域各主题在四轮计划中所占比例

各类主题在四轮《三年行动计划》中所占的比例，进一步反映了上海市健康城市建设政策内容的特征。总体来看，7 类议题中份额最高的是"城市环境"和"个人因素"干预这两类，首先，在指标任务方面，两者分别在两个轮次的计划中占比一半以上，前两轮是城市环境，而后两轮是个人因素类，比重第一和第二在这两个主题间轮换；而总量居第三位的主题是卫生服务类。其次，在重点活动方面，首轮以环境类议题活动居首，"个人因素"类活动稍逊，但从第二轮起"个人因素"类活动成倍增加，甚至在后两轮计划中占重点活动的 4/5

（80%）。具体情况如下：

（1）"城市环境"议题

"城市环境"议题在每轮《三年行动计划》的指标任务中所占分量重大，其中，在前两轮行动计划中都居首位，高达50%，在后两轮尽管有所下降，但仍占22%以上，为1/5多，居第二位。重点活动方面，《三年行动计划》中"城市环境"主题的重点活动所占份额，最高在首轮行动计划达45.46%，高于"个人因素"主题类，最低在第三轮、第四轮也占20%即1/5，总趋势是逐轮减少，让位于"个人因素"干预议题。

（2）"个人因素"干预议题

指标任务方面，"个人因素"干预或生活方式议题在《三年行动计划》中所占份额，最高在第四轮达51.6%即一半以上，最低在第二轮《三年行动计划》（2006—2008年）占17.5%的份额。而且，变化趋势是后两轮逐轮大量增加，第三轮占34.09%，最高在第四轮达51.6%，即一半以上，从而在后两轮取代环境议题而居首位。

重点活动方面，"个人因素"干预类在每轮计划中所占份额都居首位，最高在第三、四轮两轮行动计划中高达80%，最低在首轮也占36.36%，总变化趋势是逐轮增多，第二轮比第一轮增加了一倍到75%，直到第三、四轮分别都达80%。

（3）"卫生服务"议题

"卫生服务"类的指标任务，在四轮《三年行动计划》中所占份额仅次于前两者，最高在第三轮计划达20.5%即1/5，最低第二轮计划中有10%。分量排序上，除在第四轮计划中居第四位外，其他三轮计划中都居第三位。

（4）分量在10%以下的议题：场所、食品、文明创建和其他

首先，"场所建设"主题。这类在四轮《三年行动计划》都出现，但所占份额低于上述三类，最高是在第二轮《三年行动计划》（2006—2008年）达15%，最低在首轮行动计划有1.9%，第三轮11.4%，第四轮6.45%，总体来看，在两轮计划占10%以上，而其他两轮中在10%以下。位次排序，除首轮居第五外，后三轮计划中居第三位或第四位。重点活动方面，"场所建设"主题只在首轮计划中出现，占该轮计划重点活动

的 18.18% 。

其次,"食品提供"议题。"食品提供"议题在前三轮《三年行动计划》中份额都在 10% 以下,最高在首轮计划中达 8.65% ,最低在第三轮计划达 2.27% ,趋势是份额逐轮减少直至第四轮消失。位次排序,除首轮计划中居第四位,即倒数第二位外,第二、三轮都居第五,即末位,其中,第三轮是与"其他"议题并列末位。

最后,"文明创建"主题,只在首轮计划中出现,在该轮计划中所占份额为 7.69% ,居第四位,倒数第二位。其他类,主要指人均预期寿命和市民满意率这两个指标,其中,"人均预期寿命"占第三轮指标总数的 2.27% ,居末位,而"市民对健康城市工作的满意率"占第四轮《三年行动计划》指标总数的 3.23% ,居末位。

总的看来,已经完成的前四轮《三年行动计划》的政策内容的特征,是以城市环境、个人因素干预和卫生服务这三类议题为主的,其中,尤其以环境因素和个人因素干预类议题分量最重,并有个人因素干预议题日益超越城市环境议题而居首的趋势。

四 前四轮《三年行动计划》议题范围的局限

《三年行动计划》的指标任务和重点活动包含广泛的主题类型,不仅仅有医疗保健、个人干预等,而且还有城市环境、食品、文明创建等共 7 个方面的行动领域,反映出上海市健康城市建设政策内容的议题范围的广泛性。但是,上海市健康城市建设政策内容的议题领域也存在局限。从对健康的决定因素的覆盖范围方面看,其局限主要表现为缺乏社会经济决定因素方面的议题和更上游的政策。

社会经济因素是健康的社会决定因素,在 Dahlgren 和 Whitehead (2007) 的健康决定因素模型中包括经济政策环境,所以相应的政策领域应该包含相关内容。由于宏观经济政策如新自由主义、全球化和金融市场等更属于国际机构或国家政府的事情,Dahlgren 和 Whitehead (2007) 针对地方政府的能力范围而提出了一定的政策建议,包括经济增长战略、收入和贫困三方面的内容。其中之所以提到经济增长战略,是认为经济增长和健康间存在一种相互联系,因为经济发展能够促进健康,而健康的改善可以促进经济增长。而上海市健康城市建设从 2003—2014 年的四轮《三年行动计划》中从没有出现过经济增长战略、收入和贫困问题的解决以及教育、失业和保障等社会经济决定因素方面的议题。

虽然，与中国其他区域的地方政府一样，上海市对发展经济肯定是重视的，经济的发展会给健康改善奠定基础、提供条件，不过，WHO 健康城市仍然强调经济发展应当与健康相整合，认为经济发展与健康整合与否，其效果是不一样的（Whitehead，2007）。历史经验表明经济发展与健康改善的关系并非一对一相关，现实中实际上存在过三种情况，一是从长期看，经济增长，人口的健康也随之改善，或经济衰退与人口健康衰退同步；二是相同经济增长却有不同的人均生命预期寿命、儿童死亡率；三是一些 GDP 低的国家却取得与富国相同的健康状况。也就是说，在经济增长的情况下，其健康结果可能有健康、较少健康和甚至不健康多种情况。这就表明，健康改善不会自动成为经济发展的副产品，经济增长有时甚至还会有损健康，尤其是可能有损健康公平。经济增长对健康的改善程度，很大程度上取决于地方、国家和国际层次的政策开发的政治选择。经济增长与健康改善的积极联系，主要是由经济资源提升低收入群体的生活水平的程度以及投资于健康和教育的公共系统的程度所决定的；相反，如果主要是增加了富人的收入而公共卫生服务资金缺乏，那么经济增长与健康间的积极联系就会减少甚至消除。所以，应该把经济看作是人类发展的资源，而其本身不是目的（Whitehead，2007）。

相应地，针对此提出的政策选择，首先对 GNP 进行健康调整，创建以健康不良的成本以及环境代价的计算为特征的绿色 GNP；另外，以人类发展指数来定义和测量发展，如千年发展目标、欧洲区人人健康战略，总之，健康和健康公平战略应该整合到经济增长战略中（Whitehead，2007）。而就上海市健康城市建设行动来看，其目前已经完成的四轮《三年行动计划》（2003—2014 年）中都没有出现过这方面的议题，包括没有开发考虑了健康不良的总成本的、健康调整后的 GNP 测量，或者考虑了环境影响的绿色 GNP 等政策选择。

综上所述，上海市健康城市建设目前已经完成的前四轮《三年行动计划》都缺乏社会经济决定因素方面的议题和更上游的政策，说明其在突破传统的干预而扩大到解决更广泛的健康决定因素诸如经济、收入或贫困、失业问题，以更上游的政策来解决健康的决定因素方面，存在一定的局限性。

第三节　"城市环境"议题的特征

如前所述，在四轮《三年行动计划》共出现过的 7 类议题中，"城市环境"类所占的份额巨大，前两轮计划中一半、后两轮计划中 1/5 以上的指标任务都属于这类。深入分析这类指标任务的种类和比重，可以进一步表明上海市健康城市建设的行动领域或政策内容的特征。

一　《三年行动计划》"城市环境"的议题领域

《三年行动计划》的"城市环境"指标任务和重点活动数量众多，包含有多方面的内容，以 WHO 健康城市的子项目"健康的城市规划"模型为分析框架，可以看出上海市健康城市建设《三年行动计划》中的城市环境方面的内容总体分为"基本的生活支持环境"和"隐性的健康相关"这两类。

1. 基本的生活支持环境

《三年行动计划》中有大量内容是关于提供基本的生活支持环境的，包括空气、供水、污染处理和河道治理、固体废弃物控制如垃圾收集和处理、市容环境、旧房改造如平改坡、居民区保洁和公厕建设。另外，由于卫生创建的传统内容主要就是清洁卫生、虫媒控制等，所以本书将"卫生创建"指标任务也归在这类主题下。

①空气

如首轮、第三轮和第四轮计划中的"环境空气质量二级和优于二级天数占全年的比例"；第二、三轮计划中的"公交机动车环保检测率"；首轮行动计划中的"年创建'基本无燃煤区'面积"、"整治烟囱冒黑烟现象"、"机动车尾气执法抽检合格率"、"饮食业油烟气污染整治"、"实施工程渣土密闭化运输"、"郊区秸秆禁烧区域扩展面积"；第二轮计划中的"外环线以外烟尘控制区覆盖率"、"外环线以内扬尘污染控制区覆盖率"、"控制城市公用机动车尾气排放达标率"；第四轮计划中的"机动车环保监测覆盖率"等。

②供水

如首轮、第二轮和第三轮计划中的"居住小区两次供水水箱每年两次清洗消毒率";首轮计划中的"按照国家新的生活饮用水标准中心城区供水"、"按照国家新的生活饮用水标准新城及中心镇供水"等。

③污水处理、河道治理

首轮、第二轮、第三轮和第四轮行动计划的"城市污水集中处理率";首轮计划中的"中心城区河道消除黑臭（浦西地区）"、"郊区主要河道'面清、岸洁、有绿、畅流、水净'任务完成率"、"控制郊区畜禽粪对水源污染：外环线内和各区县城镇地区畜禽场、黄浦江上游水源保护区畜禽场、面上畜禽场达标"。

④垃圾处理

首轮行动计划的"市区生活垃圾分类收集率"、"市区生活垃圾密闭运输率"、"市区生活垃圾资源化利用率"、"市区生活垃圾无害化处理率"、"郊区县城镇生活垃圾分类收集率"、"郊区县城镇生活垃圾无害化处理率"、"全市设立社区废品回收利用交投分拣站数";第二轮计划中的"餐厨垃圾收集系统覆盖率"、"农村生活垃圾密闭化运输率"等。

⑤市容环境

如首轮和第三轮计划中的"年中小道路建设和治理";首轮计划中的"创建市容环境示范区域"、"道路机扫保洁率年城乡接合部综合整治";第三轮计划中的"市容环境责任区管理达标街道数"、"房屋外立面清洗"、"高层整治"等。

⑥旧房改造

如首轮行动计划的"拆除旧里以下住宅累计"、"'平改坡'累计"、"高层整治"、"旧住房成套改造累计";第一、二轮计划中的"旧住房综合整治累计"等。

⑦卫生创建等

"卫生创建"方面，卫生创建的传统内容是清洁卫生、虫媒控制等，所以也归入这类主题。具体指标任务有：首轮行动计划的"市一级卫生街道和镇占全市街道镇总数"、"市卫生村占全市村总数"、"国家卫生镇占全市镇总数"、"达到国家卫生区标准的区"、"全市建成爱国卫生先进系统"、"上海建成'全国灭蝇先进城市'";第二轮计划中的"达到国家卫生区标准的区"、"国家卫生镇占全市镇总数"、"有害生物控制示范社区累计建成数"、"有害生物控制示范小区累计建成数";第三轮计划中的"国家卫生区达标"、"国家卫生镇比例";第四轮计划中的"国家卫生区、镇年创建数"等。

重点活动中也有许多活动属于这一主题,主要有两方面的,一是清洁卫生主题,如首轮计划中的"清洁空气"、"人人动手、清洁城市"、第二轮计划中的"清洁家园"、第三轮计划中的"人人动手,清洁家园"、第四轮计划中的"人人清洁家园行动"。二是虫害主题,如首轮和第二轮计划中的"让虫害远离生活"等。

⑧居民区保洁、公厕等

保洁方面,主要是居民区公共区域的保洁,如首轮行动计划的"新建商品房居住小区公共区域专业保洁率"、"其他类型商品房居住小区公共区域专业保洁率"、"解决无人管理小区累计"等。

公厕方面,包括覆盖率和残疾人设施,如第二轮计划中的"公共厕所覆盖率"、第三轮计划中的"公厕无障碍设施建设率"等。

总之,上述内容,水、空气、排污、清洁卫生,给城市生活提供基本支持环境,并多为城市环境与健康结合的传统内容,与19世纪伴随工业化、城市化来的祛除肮脏,强调清洁卫生的观念相类似。

2. 健康隐性相关环境

《三年行动计划》中有大量的指标任务和重点推进活动涉及公园、景点、公共绿地和露天大型广场,景观道路,园林、花园式居住小区和单位的健康创建活动等方面的内容。关于绿化、公园、景观等环境建设方面,含有健康和福祉的维度,有利于清洁空气、生活质量的提升,有促进身体活动、人际交往和社会和谐、心情愉悦和心理健康等方面的潜能和客观效果。本书将上述内容统称"提升生活质量但仅健康隐性相关环境",具体说来包括4个主要方面:

第一,森林和绿化覆盖率等,如首轮计划中的"郊区年新增林地"、"郊区森林覆盖率";第二轮计划中的"中心城区绿化覆盖率"、"郊区森林覆盖率"。重点推进活动方面也有一些活动属于绿化方面的主题,如首轮计划中的"爱绿护绿"、第二轮计划中的"绿色人生"。

第二,公园、景点、公共绿地和露天大型广场,如首轮计划中的

"内环线内建设 500 米半径公共绿地服务网络"、"年建设每块 3000 平方米以上公共绿地"、"年中心城区新建大型公共绿地"、"建设星级公园"、"市区一般综合性公园、居住区公园免费开放"、"年创建优美绿化景点"、"中心城区人均公共绿地"、"按'国家园林城市标准'、对居住区现有三、四级绿地提升"、"全市拥有露天大型广场";第二轮计划中的"年创建优美绿化景点"、"建设星级公园数";第三轮计划中的"年创建优美绿化景点";第四轮计划中的"年公共绿地调整改造量"等。

第三,景观道路,如首轮计划中的"年创建区级绿化景观道路";第二轮计划中的"年创建区级绿化景观道路数";第三轮计划中的"年创建区级绿化景观道路";第四轮计划中的"年创建林荫道路"等。

第四,各类绿化场所建设,指绿化合格、园林或花园式居住小区和单位的创建活动,如首轮计划中的"每个区创建居住区'市绿化合格小区'、创建'市级园林式小区'"、"创建优美绿化景点";第二轮计划中的"创建'市级园林式小区'累计数"、"创建花园式单位"等。

二　"城市环境"诸子议题的计划轮次分布及比重

"城市环境"的两类子议题在《三年行动计划》中的轮次分布和所占份额,进一步反映了上海市健康城市建设的内容特征。"基本的生活支持"和"提升生活质量但仅健康隐性相关环境"这两方面议题各自所占比重具体如下:

首先,指标任务方面,"基本的生活支持环境类"在四轮计划的"城市环境"类议题中所占份额,最高是在第三轮计划中达 84.6%,其他两轮都在 70% 以上(第一轮 73.1%、第四轮 72.4%),最少在第二轮也达到 65%;而健康隐性相关环境类,在四轮行动计划的"城市环境"类议题中所占份额,最高在第二轮,达 35.0%,而首轮和第四轮中占 26.9% 和 28.6%,即近 1/3,最低在第三轮达 15.4%。总体说来,四轮计划的"城市环境"指标任务中有 65% 以上属于"基本的生活支持环境","基本的生活支持环境"指标任务所占比例在四轮计划中都高于"健康隐性相关环境"类。

其次,重点活动方面,所有"城市环境"主题内容都属于"基本的生活支持环境"类,包括清洁的空气、水、绿化,还有清洁卫生和虫媒防治等爱国卫生运动的传统内容。其中，首轮有 5 项，即保护母亲河，清洁空气，爱绿护绿，人人动手、清洁城市，让虫害远离生活等；第二轮有 4 项，主要议题是绿化、水环境整治、清洁卫生、灭虫害等方面，具体为万河整治、绿色人生、清洁家园、让虫害远离生活等；第三轮有 1 项，即"人人动手，清洁家园"；第四轮计划中有 1 项，即人人清洁家园行动。

总之，四轮《三年行动计划》中的"城市环境"类议题所包含的两类子议题相比之下，为主的是"基本的生活支持环境"类，在指标任务中最高达"城市环境"类议题的 84.6%，最低也在 65%，而且所有"城市环境"类重点推进活动也都属于"基本的生活支持环境"类。

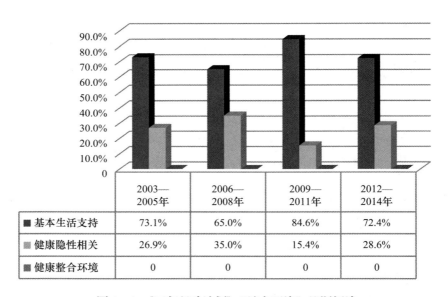

	2003—2005年	2006—2008年	2009—2011年	2012—2014年
■ 基本生活支持	73.1%	65.0%	84.6%	72.4%
■ 健康隐性相关	26.9%	35.0%	15.4%	28.6%
■ 健康整合环境	0	0	0	0

图 4—4 《三年行动计划》"城市环境"议题领域

三 《三年行动计划》中"城市环境"议题的局限

城市环境是健康的重要决定因素之一，《三年行动计划》中有大量内容是关于城市环境建设的，不过，对照 WHO 健康城市的子项目"健康的城市规划"模型，可以看出上海市健康城市建设《三年行动计划》中"城市环境"议题方面的局限，即总体上并未达到"健康整合环境"层次。

1. Barton 和 Grant 的城市环境与健康整合的三层次模型

由于城市环境的质量对人的健康十分重要，环境已被认为是健康的一个关键决定因素。健康有关的专业人士逐步认识到，促进健康，通过改变个人或群体行为的单一促进项目不是很有效的，因为只有很少人能够做到，而且难以长期保持。人们所需要的是一种更根本的、社会的、经济的和环境的改变。城市规划是一种环境控制的空间机制，Barton 和 Grant（2009，2011）基于 WHO 健康城市项目第 3 期和第 4 期"健康的城市规划"子项目的评估结果，开发了一个分类，来描述规划与健康整合以促进城市环境改变的三个层次：

（1）第一层次：住区的实质性生活支持

据 Barton 和 Grant（2009，2011）的模型，这是一个基础层次，要求住区具有必不可少的实质的生活支持角色，如提供居所、食品和清洁的水、新鲜空气和有效的排污处理。在 19 世纪伴随工业化而来的城市化，城市产生了许多对健康的实际危害，作为应对，需有计划地提供上述生活因素，这直接导致了现代城市规划的产生。Ashton 和 Seymour（1988）把涉及空气、水、食品、卫生和住房等环境因素称为传统方面或"传统的环境因素"，Ashton（1990）还指出 19 世纪中叶的健康镇运动主要是偏清洁卫生的。

（2）第二层次：隐性的健康相关因素

这个层次超越了环境健康范围，认识到住区规划和设计的许多方面会对健康和福祉有影响，必须有支持项目来加强生活质量和进而促进健康。Barton 和 Grant（2009，2011）把这些支持生活质量的项目归纳为三个主要议题，包括绿色和开放空间、休闲和身体活动、交通和可及性，并认为在这些项目中，加强健康成了一个维度，而且能够吸引政治支持。然而，据 Barton 和 Grant（2009，2011）的观点，这种方法的效果是被碎片化了的，并受到经济和可见开发的结构性影响，其结果可能是与健康相矛盾的。"碎片化"意指虽然许多具体项目和计划有加强城市发展的健康作用，但其出发点并不一定是为了健康。例如，一些开放空间项目的重点是野生动物栖息地保护的议题，而没有用系统的方法解决人类娱乐的需要（没有以其健康益处为出发点）。

这个层次的重点是解决"下游"结果，而不是解决"上游的"驱动者问题。促进建成环境改变的驱动力，可能来自于健康这个明确的驱动力，但也可能来自于市场。而现实中，通常的情况是由市场力量驱动的，其后果是导致规划政策实际上在许多方面与健康相矛盾，比如交通方面对汽车通行的偏重，又如城市规划对于经济利益和节省公共预算的强调，以及由于规划设计而导致的社会隔离问题以及忽视了市民日常生活需求等。所以，这个层次并不意味着健康和规划实际没有联系，而是指通常情况下这种联系是隐性的而不是显性的，总的来说，缺乏一种系统化的和全面综合的方法（Barton，Grant，2009）。

（3）第三层次：健康与城市规划体系过程的完全整合

这个层次是健康被完全地整合到城市规划体系过程中，人类健康和福祉、生活质量被看作是城市规划的中心目的。这个层次与第二层次的辨别标准，主要看促进建成环境的改变是否以健康作为一个明确的驱动力。这可以在有关土地使用规划的总宣示中体现，在有关交通、住房和经济发展政策中，把健康置于规划制定的中心，是规划技术的一个工具箱，完全地反映了健康目标并使其具体明确化：生活质量监测、健康影响评估、战略可持续性评估、城市潜能研究等（Barton，Grant，2009）。

Barton 和 Grant（2009）进一步指出这个层次更难达到，有赖于有效的协作项目、相互加强、部门和机构间的沟通，不只是公共卫生部门的事情，而是需要住房、绿色空间管理者、更新和交通规划等所有工作一起努力。而且，如果要把人口的长期健康作为城市规划的根本，则需要找到能够发展经济而又不会有损健康的方法。

2. 《三年行动计划》中"城市环境"议题的局限性

如前所述，在上海市健康城市建设目前已实施完成的四轮《三年行动计划》中，"城市环境"议题占有很大比重，有丰富的内容。但依据WHO 环境与健康相结合的三层次模型进行分析，会发现四轮《三年行动计划》中的"城市健康"类指标任务基本限于"基本的生活支持或实质性环境"和"隐性的健康相关"这两个主要层次。

首先，在《三年行动计划》中有大量环境方面的指标任务和重点活动基本上属于 Barton 和 Grant 模型的"基本的生活支持或实质性环境"这个基础层次。诸如空气、供水、污染处理和河道治理、固体废弃物控制如垃圾收集和处理、市容环境、旧房改造如平改坡、居民区保洁和公厕建设等方面，以及以清洁卫生、虫媒控制等为传统内容的卫生创建等。虽然居所、食品和清洁的水、新鲜空气和有效的排污处理的可及是住区必不可少的（Barton，Grant，2009；2011），但这种层次的环境干预属于"传统的环境因素"（Ashton，Seymour，1988），主要是偏清洁卫生的，而新的标准应该涵盖心理、社会、文化以及生理和生物医学（Ashton，1990）等方面。

其次，四轮《三年行动计划》中虽然有大量的公园、景观和绿色空间方面的指标任务和重点活动，这些议题与提升生活质量有关，具有健康、福祉的维度。但健康与环境结合的最高层次应该是"健康整合环境"（Barton，Grant，2009；2011），特征是以健康为首要考虑和目的，以健康为统领的，系统性解决问题的方法，而上海市健康城市建设的环境议题这方面的特征不是特别明显，很难确定健康就是空间规划和建成环境行动的关键聚焦点，也无依据来确定是否健康成了城市发展规划的主要驱动力，相反地更多的其实是解决由快速城市化而导致的环境问题等之类的"下游"结果。所以，总的来说，《三年行动计划》中的公园、绿色空间等议题虽然有健康、福祉维度，但总体并未达到"健康整合环境"层次，从而只能归在"健康隐性相关"此层次。

第四节　"个人因素"干预议题的特征

"个人因素"干预或生活方式议题是四轮《行动计划》的指标任务和重点推进活动的另一大主题，最高在第四轮计划中占指标任务的一半以上（51.6%）。对《三年行动计划》行动领域的分析，有必要深入分析"个人因素"干预相关的指标任务和重点活动的具体内容。

一　《三年行动计划》个人因素干预议题的主题概括

深入分析四轮《三年行动计划》中有关个人行为、生活方式干预的指标任务和重点活动，可以从中进一步确认健康知识技能、健身、控烟和其他四方面的子议题。

1. 健康知识技能

《三年行动计划》中健康知识技能方面的内容很丰富，可以概括为知识技能及获得途径两个主要方面，具体如下：

（1）健康知识、技能的内容

《三年行动计划》所涉及的健康知识、技能的范围很广泛，包括营养饮食、限酒、食品药品安全；心理健康；生殖健康和艾滋病预防；孕妇保健和育儿；急救以及总的健康素养。

第一，营养、食品药品安全、限酒知识。这在《三年行动计划》中的指标任务和重点活动中都有体现。指标任务方面，如首轮行动计划中的"市民合理营养知识知晓率"；第二、三轮计划中的"消费者食品安全知识知晓率"；第三轮计划中的"控油知识知晓率"、"控盐知识知晓率"；第四轮计划中的"控盐控油知识知晓率"、"食品安全健康知识宣传率和知晓率"，"市民合理使用抗菌药物知识知晓率"、"市民药品安全科普知识知晓率"，"过量饮酒危害健康知晓率"。重点活动方面，如第二轮计划中的"放心食品，健康消费"、"食品安全，人人有责"、"人人了解食品安全2007"；第三轮计划中的"人人掌握控油控盐"；第四轮计划中的"人人控烟限酒行动"、"人人健康膳食行动"等。

第二，心理健康知识。这在《三年行动计划》中的指标任务和重点活动中都有体现。指标任务方面，如首轮计划中的心理卫生知识知晓率、第四轮计划中的"市民心理健康知识知晓率"。重点推进活动方面，如首轮和第二轮计划中的"健康身心"、第四轮计划中的"人人愉悦身心行动"等。

第三，生殖健康和预防艾滋病知识。这在《三年行动计划》中的指标任务和重点活动中都有体现。指标任务方面，如首轮、第二轮和第三轮行动计划中的"生殖健康和预防艾滋病知识知晓率"、首轮行动计划中"青春期生殖健康知识知晓率"。重点推进活动方面，如首轮和第二轮计划中的"婚育新风进万家"等。

第四，孕妇保健和育儿知识。主要体现在指标任务中，如首轮行动计划中的"孕产妇保健知识普及率"；首轮、第三轮中的"0—3岁婴幼儿科学育儿知识普及率"和第四轮计划中的"0—3岁儿童科学育儿指导服务率"等。

第五，急救知识。这在《三年行动计划》中的指标任务和重点活动中都有体现。指标任务方面，如第三轮计划中的指标任务"应急自救知识知晓率"、第四轮计划中的"老年人求救知识知晓率"；重点推进活动方面，如第二轮计划中的"人人掌握救护技能"、第三轮计划中的"人人学会应急自救"等。

第六，血压知晓，如第二轮计划中的指标任务"35岁以上市民血压知晓率"，还有第二轮行动计划中的重点推进活动"人人知道自己血压"等。

第七，健康素养总体水平。健康素养是指个人获取和理解健康信息，并运用这些信息维护和促进自身健康的能力。指标任务方面有总的指标，如第四轮计划中的"市民具备健康素养的总体水平"（对健康素养有关问题的回答情况）；首轮行动计划中的"掌握健康基本知识与能力的学生占学生总数的比例"；第四轮计划中的"学生健康知识知晓率和行为形成率"。重点活动方面，如第二轮计划中的"人人养成健康行为"等。

（2）健康教育的方式、途径类

指各类健康教育活动有关的指标任务，包括开课率、开设咨询点和生活方式示范单位建设，如首轮行动计划中的各学校健康教育开课率、社区健康行为咨询点建设；第三轮计划中的"市级健康生活方式示范单位数"。

总之，这方面的干预措施主要是知识技能传授的健康教育方法，内容涵盖饮食、心理健康、防艾和生殖健康、孕产妇保健、药品知识、健康素养等、老年人求救知识等各类知识的知晓率，干预形式是各类健康教育如各级各类学校健康教育开课率、社区健康行为咨询点建设、健康生活方式示范单位数等。另外，第二轮中有自愿献血，第四轮增加了健康素养指标等。

2. 健身（含体质测试）

久坐不动与疾病负担的关系日益明显，扭转这一趋势是健康促进的一个主要方面。上海市健康城市建设《三年行动计划》中包含促进人们动起来的主题，从其指标任务和重点活动看出来，具体有三方面：

首先，专门的锻炼场地建设。如首轮计划中的街道、乡镇健身苑，居委会、村委会健身点建设数，人均体育场地面积等；第二、三轮计划中的"社区公共运动场（篮球、足球、网球等球类运动场地）建设累计数"；第三轮计划中的"居委会、村委会小型健身点建设"、"科学健身路建设"；第四轮计划中的"健康步道"和"百姓健身房"等。另外，第三轮行动计划在对重点推进活动"人人坚持步行万步"以及第四轮计划对重点推进活动"人人科学健身行动"的描述中都提到了"体育生活化"一词，提出要"从日常生活和工作入手，引导市民每天进行累计相当于一万步左右的身体活动"（第三轮计划），但随后所明确的仍主要是开展各种健身活动。又如第四轮行动计划中，甚至提到"倡导将慢行交通理念融入市政建设"，但就其随后的具体活动细节看，主要是指专门的"健康步道"的建设。

其次，专门体育锻炼人数。在指标任务方面，如首轮计划中的经常参加体育锻炼人数占全市人口数、参加课外文体活动的学生占学生总数、第二轮计划中的"体育人口占人口总数比例"、第三轮计划中的"科学健身达到推荐量的人数比例"和"群众性体育健身团体数"；重点推进活动方面，如首轮和第二轮计划中的"人人运动"、第二轮计划中的"人人参加健身活动"、第三轮计划中的"人人坚持步行万步"、第四轮计划中的"人人科学健身行动"等。

最后，专门的指导人员。如首轮计划中的社会体育指导员人数的万人拥有率。

总之，就上海市健康城市三年行动计划的相关指标任务和重点推进活动看，在促进人们动起来的方面，主要是专门的场地运动设施建设、设备、场地方法，专门的锻炼。另外，计划中有体质测试方面的指标任务，由于体质与身体活动的联系，所以也归在"身体活动"主题下。体质测试方面的指标，主要有监测设施的建立以及体质合格目标两方面，前者如首轮计划中的社区市民健康体质监测站的建设，后者如首轮计划中的"学生健康体质测试标准的合格率"等。

3. 控烟

控烟是生活方式或健康行为促进的重要主题。上海市健康城市《三年行动计划》的指标任务和重点活动包含了"控烟"方面的内容。进一步分析这些内容，可以看出其"控烟"的策略方法，主要有烟草有限销售和场所禁烟这两类。首先，烟草有限销售方面的指标任务，如首轮行动计划中的"烟草有限销售";其次,特定场所禁烟,如首轮行动计划"建立实施控烟学校"和"建立无烟医疗机构和建立无烟企业累计数",还有第三轮计划中的无烟单位达标率,包括"年创建无烟学校达标数"、"年创建无烟医院达标数"、"年创建无烟机关达标数";第四轮计划中的"公共场所吸烟率"、"执法部门处罚案例增加率"等。另外,重点推进活动也涉及"控烟",如第二轮计划的重点推进活动"公共场所控烟活动"、第三轮计划中的"人人劝阻室内吸烟"、第四轮计划中的"人人控烟限酒行动"等。

4. 其他,如自愿献血

《三年行动计划》的指标任务和重点推进活动中包含有自愿献血的内容,如第二轮计划指标任务中的"自愿无偿献血比例";第二轮计划重点推进活动中的"自愿参与无偿献血"、"人人参与无偿献血2006"等。

综上所述,《三年行动计划》中的"个人因素"干预议题内容丰富,可以概括为健康知识技能、健身、控烟三个主要方面,另外,还有自愿献血等其他主题。

二　"个人因素"诸子议题的计划轮次分布及比重

健康知信行、健身和控烟等各自所占份额或在"个人因素"议题中的构成,进一步反映了《三年行动计划》的内容特征。这三个次主题在指标任务中所占份额,由高到低依次描述如下:

首先,"健康知识技能和健康教育"方面,一是指标任务的"个人因素"主题中,份额最多的就是健康知识技能和教育途径方面的内容,最多在第二、四轮都达近2/3(71.4%、75%),最低在首轮计划中也达42.86%,第三轮占46.7%,总趋势是这类指标任务分量越来越重;二是重点活动中也以健康知信行类为绝对多数,最高在第二轮行动计划中占"个人因素"重点活动的83.3%,其他三轮计划中都达75%。

其次,"健身"方面,指标任务中,健身居"个人因素"类的第二位,在前三轮中都居30%左右,最高在首轮计划中占到"个人因素"类指标的38.1%,最低是第四轮达12.5%,总变化趋势是逐步降低;"健身"类指标任务所包含的内容中,在首轮计划中这类次主题中包括6个"运动锻炼"指标,占这类次主题的75%,另外还有"体质"测试和达

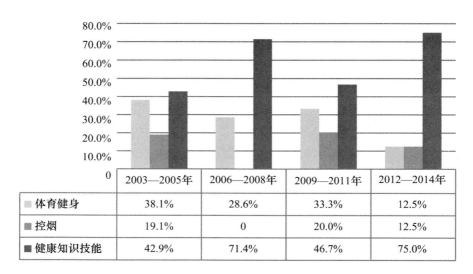

	2003—2005年	2006—2008年	2009—2011年	2012—2014年
■体育健身	38.1%	28.6%	33.3%	12.5%
■控烟	19.1%	0	20.0%	12.5%
■健康知识技能	42.9%	71.4%	46.7%	75.0%

图4—5 《三年行动计划》"个人因素"干预指标任务的议题领域

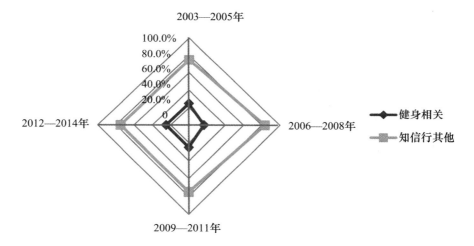

图4—6 《三年行动计划》"个人因素"干预类重点活动议题领域

标率指标共2个，占这类次主题的25%；另外，除首轮计划以外，其他三轮计划的"健身相关类"指标都是运动锻炼类。而重点活动方面，"健身"在"个人因素"重点活动中所占比例，在三轮计划（首轮、第三轮和第四轮）中都达1/4（25%），最少在第二轮计划中达16.7%，具体内容多为运动或锻炼为主题的活动。

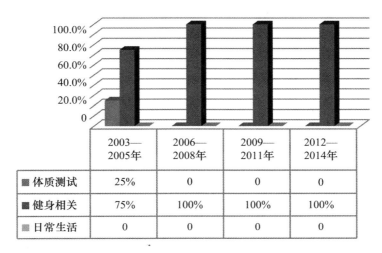

	2003—2005年	2006—2008年	2009—2011年	2012—2014年
■ 体质测试	25%	0	0	0
■ 健身相关	75%	100%	100%	100%
■ 日常生活	0	0	0	0

图4—7　《三年行动计划》"身体活动"议题领域指标构成

最后，"控烟"类指标任务，除了第二轮行动计划中没有外，在其他三轮行动计划中都占有一定比例，最高在第三轮《三年行动计划》（2009—2011年）中占"个人因素"类指标总数的20%，最低在第四轮《三年行动计划》（2011—2014年）中占12.5%。而"控烟"的策略方法，如前所述，主要有烟草有限销售和场所禁烟这两类，虽然这两类的比例在各轮计划中有所变化，但是，都没有超出这个范围。

三　《三年行动计划》"个人因素"干预议题的局限

以上述《三年行动计划》的主题，对照有关主题的上游方法模型，可以看出上海市健康城市建设政策内容的议题领域范围方面的局限，即"个人因素"干预以传统方法为主。虽然上海市健康城市建设从2003年到2014年的四轮《三年行动计划》中，针对个人因素的干预的指标任务和重点活动很丰富，并且，包含健康知识技能、健身和控烟三方面的子议题，但以WHO的相关原则和理念来看，仍然属于传统方法。

1. 健康教育与结构性干预相结合不明显

有很好的流行病学证据，表明个人行为诸如吸烟、喝酒、饮食和锻炼等影响着人口健康，因此改变生活方式也是改善健康的重要方面。但关于改变的方式，如果认为个人行为是自由的选择，基于此预设，则减少这些生活方式相关的风险因素的策略，就是告诉人们不同风险因素对健康的负面影响，以促进他们改变其生活方式而做出更健康的选择（Dahlgren，Whitehead，2007）。

但是，上述预设存在的问题已日益得到认识。因为人们所在的社会和经济环境，是决定他们的生活方式的重要因素，生活方式已被结构性固定。这就揭示了结构化干预的重要性，包括财政政策，如提高有害商品的价格，通过立法来限制其可及性，另外，提供例如公共补贴和增加健康食品和娱乐设施的可及性来使健康选择更容易，对于低收入人群更显得尤其重要。所以，有必要把结构性干预和健康教育方法相结合来改善总人口健康。

通常，这种认为生活方式是"自我强加的风险"的方法，没有考虑到更广泛的社会—经济和环境影响健康的因素，实质上是对不良健康的受害者的责备，被称为"指责受害者"（victim-blaming）方法（Hancock，1986）。建立在这种认识上的生活方式导向的方法之特点，是由预防医学分支来进行健康教育，其科学偏好无异议地来自于社会心理学和流行病学，健康教育被看作是干预，是治疗的一种形式（Davies，Kelly，1993）。从 20 世纪 80 年代早期起，这种方法受到广泛批评，诸如 Hancock（1986）和 Kickbusch（1987）的研究，引起了一种修正性的对更多基于环境而不是生活方式的健康社会模式的思考。1984 年加拿大"超越健康保健"会议的起因之一就是要扭转"'受害者责备'的生活方式方法"（Ashton，Grey，1986；Ashton，Ubido，1991）。健康城市概念也就是在那个会上被提出，然后被 WHO 欧洲区的有关负责人引入，在欧洲区首先开发了 WHO 健康城市项目。

2. 身体活动促进仅限于传统的健身锻炼

（1）WHO 的倡导：由刻意锻炼转向"动态生活"

首先，由于静态生活方式的危害和传统解决方法的无效，"动态生活"的身体活动促进方式兴起。城市环境的改变、轻体力要求的工作、技术创新，都使久坐的生活方式成了对公共健康的一个威胁。科学研究表明定期身体活动能够促进健康，身体活动多的人通常较少沮丧，拥有更好的心血管和骨骼肌肉系统的健康。而传统的个人教育和健康计划在扭转久坐趋势方面并不成功，近十年来，WHO 欧洲区《促进城市环境下的身体活动和动态生活：地方政府的角色，确凿的事实》强调把焦点转移到使动态生活成为城市日常生活的一部分（Faskunger，2012）。

其次，由运动转向"动态生活"。身体活动促进的方法经历了一系列演变，传统上，人们以运动为重点，投身于锻炼即专门的操练，在专门的场地，通常在健身房或俱乐部、运动场地上进行，以及开展团体活动（Faskunger，2012）。通常是刻意锻炼来改善健康（Edwards，Tsouros，2006）。近年来，尽管场地仍然是重要的，团体运动可以促进人们健康，锻炼和运动也仍然是动态生活方式的重要内容，但发展趋势是强调把身体活动整合到每天的日常活动中，主张一种动态生活。动态生活有两层含义，一是指一种将身体活动融入或整合到日常生活中的生活方式，诸如作为日常差遣和交通方式的步行和骑行，而不仅仅是休闲期间的娱乐方式，又如主动上楼梯、使用娱乐设施等，主张的是人的身体就是用来动的，鼓励人们在日常生活中使用自己的身体，而不是把身体活动当成在忙碌的一天结束后的一个可选的额外的事情，身体活动应该被视为必须，而不是一种奢侈（Edwards，Tsouros，2006）。二是动态生活是针对全人口的，是基于人口需求的项目，应当为每个人创造更多的活动机会，改善环境，产生比小群体的项目计划更大的公共卫生收益（Faskunger，2012）。

最后，创造条件使得身体活动成为更容易的选择。身体活动的影响因素主要包括个人、社会、建成环境、自然因素四类，其中，建成环境和社会环境是关键，特别是在城市中，城市规划、设计和更新的方法，与身体活动的水平密切地联系在一起。因此，要用整合计划，为"动态生活"建立一种支持性的环境所采取的干预措施，其要实现的目标可以是短期的，也可能是长期的，其内容所针对的可能是建成环境，也可能是社会环境，或二者兼有。这些干预措施可能采取的形式包括各种政策、计划、规划等。目的是使身体活动成为一种更容易的选择（Edwards，Tsouros，2006）。

（2）《三年行动计划》中的"健身"是传统的身体活动促进方法

上海市健康城市建设目前已经完成的前四轮《三年行动计划》中，有丰富的"健身"方面的指标任务和重点活动，其中，有许多指标针对的是健身场地、设备，反映出以环境促进"动起来"的努力。不过，以WHO的身体活动促进理念来看，健身促进属于传统方法，即使用专门的场地设施、由专门人员指导、专门地进行锻炼运动。而WHO目前侧重的是"生活动起来"，要求把健康整合到每天的日常活动和工作中，特别是出行中的骑行和步行、工作和休闲中的活动，这将使整个人口受益（Faskunger，2012），该活动涉及的议题领域更广，包括城市设计、交通规划等，也更难实现。而从上海市健康城市建设的"身体活动"促进类指标任务、重点推进活动看，这方面的特点并不明显，总体上，前四轮《三年行动计划》中的健身锻炼属于身体活动促进的传统方法，仅居于下游路径。

值得一提的是，第三轮行动计划在对重点推进活动"人人坚持步行万步"以及第四轮计划对重点推进活动"人人科学健身行动"的描述中都提到了"体育生活化"一词，提出要"从日常生活和工作入手，引导市民每天进行累计相当于一万步左右的身体活动"（第三轮计划），但随后所明确的仍主要是开展各种健身活动。又如第四轮行动计划中，甚至提到"倡导将慢行交通理念融入市政建设"，但就其随后的具体活动细节看，主要是指专门的"健康步道"的建设。所以，仍然属于专门的场地运动设施建设、专门的锻炼这种传统方法。

3. 控烟方面缺少财政税收等结构性策略

（1）WHO倡导的烟草控制策略

烟草使用是一项重要的健康危险因素，包括增加了死亡风险及其他健康风险，可导致肺癌和其他癌症、心脏病、中风、呼吸道疾病、过敏和其他健康问题。还可带来巨大的经济、环境和心理等成本，如吸烟的花费和其他成本，甚至可能造成环境退化和火灾。另外，被动吸烟的健康影响也大于人们的通常理解，常带来低重出生婴儿和婴儿猝死综合征等后果（WHO，2002）。

吸烟存在社会梯度，与社会经济地位有一定联系，如在吸烟的阶层分化扩散方面表明，在欧洲国家，最初多数吸烟者是较富裕的男性，后来也扩大到富裕的女性；后来，是富裕人群吸烟人数下降，而低收入人群增加；第三阶段，所有社会经济人群中的吸烟人数都在下降，但下降率在中高收入人群中下降快于低收入人群。另外，这里也可以看出性别的特征如男性多于女性。同时被动吸烟、烟草暴露环境产生了社会梯度。

减少烟草消费的一个最重要的公共卫生措施——2003 年 WHO《烟草控制框架公约》提供了政策框架。包括全面禁止广告、通过税收来使烟草产品的价格提高。欧洲吸烟人数的总减少，成功的经验之一是积极的烟草控制政策，包括健康教育和结构性政策两方面。Dahlgren 和 Whitehead（2007）提出的策略建议包括：一是立法，在法律中建立相关制度，如常见的环境无烟，支持所有公民的无烟和清洁环境的权利、禁止烟草制品的广告和可确认品牌标识的赞助，全面禁止广告等。二是财政方面增加烟草税，提高烟草产品的价格，既可提高政府收入还可以降低烟草消费，尤其是年轻人的消费。烟草税的收入可为烟草控制和健康促进活动提供资金，包括使用烟草税收资助体育和艺术活动。国家和国际公共补贴不再用来促进烟草的农业生产。三是预防战略，如改变社会标准，使不吸烟成为被接受的行为。其他还有针对儿童和青少年的控烟措施，除了禁止烟草广告的策略外，还要限制烟草产品的可及性。四是要降低烟草本身的危害性，并为减少吸烟量以及戒烟提供支持和服务。

（2）《三年行动计划》中的控烟

控烟是《三年行动计划》中"个人因素"类干预的子议题之一。如前所述，WHO 倡导的"上游方法"，强调把结构性因素干预与个人因素相结合，《烟草控制框架公约》主张控制烟草广告，并在税收方面采取措施减少吸烟人群，减少吸烟的公共政策要与促使烟草使用的烟草工业投资间保持一定的平衡。而《三年行动计划》中的"控烟"，主要有烟草有限销售和场所禁烟这两类，虽然某些地点禁售、某些场所禁烟、无烟单位建设等方法策略一定程度上体现了结构性因素与个人因素的结合，但《三年行动计划》中没有出现类似于价格税收等方面的结构性方法，总体上多为营造氛围、说服和强制禁止等，可以认为使用的主要是传统的下游干预方法。

综上所述，上海市健康城市建设目前已经完成的前四轮《三年行动计划》中以"个人因素"干预居多，而其中又多为健康"知信行"的健康教育策略，其他也多为传统方法，如健身锻炼等身体活动促进的传统方法，控烟方面的结构性因素也仍然有限，总体来看"个人因素"干预的内容策略多属于传统的范畴、下游路径。由此看来，上海市健康城市建设《三年行动计划》在突破生活方式导向的方法、突破"受害者责备"方面还很有限。

第 五 章

上海市健康城市建设的政策环境

政策是建构和执行于特定政策环境中的，政策行动者、政策内容和结果也取决于时间和地点（Walt，1994）。虽然 WHO 健康城市有共同愿景和框架，但一直以来"没有单一的解决方案"，因为每个城市不同的历史文化、经济和人口的背景，都会创造独特机会或阻碍（WHO，2012）。本章以政策环境的一般理论以及 WHO 健康城市关于环境背景的有关论述为分析框架，通过综述、合成有关统计数据和文献资料，来描述上海市健康城市建设的政策环境并推测其可能的影响。

第一节　城市规模及其政策影响

来自 WHO 欧洲区健康城市项目的经验表明，城市规模是影响健康城市项目发展的背景因素之一，由于背景因素不同，使各地健康城市建设的政策内容、过程有不同特点。城市规模，指城市的尺度特征，从不同学科角度各有具体内涵，包括城市人口规模、用地规模和经济规模（GDP）。本节主要分析上海市的地理和人口的数量和形态及其对上海市健康城市建设的影响，而经济因素内容留在第二节。

一　上海市的城市规模与特征

城市总是处于某个地方，并因此具有相应的禀赋。上海市位于中国长江三角洲前缘，东濒东海，南临杭州湾，西接江苏、浙江两省，北界长江入海口。另外，辖区面积和行政区划是城市规模的重要表征。上海市作为中国五个直辖市之一，全市土地面积为 6340.5 平方公里，占全国总面积的 0.06%。上海市下辖的 17 个区县，包括中心区、近郊区和远郊区。中心区有黄浦、徐汇、长宁、静安、普陀、闸北、虹口、杨浦 8 个区；近郊区指闵行、宝山、嘉定和浦东新区 4 个区；远郊区指金山、松江、青浦、奉贤 4 区和崇明县 1 县（上海市统计局，2012）（注：据上海市统计局 2012 年发布的数据，2011 年卢湾区与黄浦区两区建制撤销，设立新的黄浦区。）

人口是社会经济活动的主体，是城市发展的重要内涵与条件。上海是中国人口最多的城市之一，表现在其人口总量和增长率方面，据《上海市 2010 年第六次全国人口普查主要数据公报》（第六次全国人口普查简称"六普"）公布的数字，上海市的常住人口为 2301.92 万人，同 2000 年第五次人口普查（以下简称"五普"）相比，10 年间共增加 661.15 万人，增长 40.3%，高于同期全国人口 5.8% 的增长水平，此外，上海市还有大量的流动人口（居住时间在半年以内），2009 年的数据为 153.89 万人（上海市统计局，2010）。另据联合国经济与社会事务部人口司公布的数据，在世界各大城市的人口排名中，上海居前十位（UNEPA，2012）。

常住人口的构成、来源及其发展趋势也是一个重要方面。一般来说，城市化具有拉动力，人们为了好的工作等原因而涌入到城市，所以通常都伴有大量的外来人口，包括来自国内和国外。据"六普"资料（上海市统计局，2011），2010 年 2301.9148 万人上海市常住人口中，外省市来沪常住人口占 39.00%，2010 年外省市来沪人口与上海户籍人口比为 2：3，并且在 17—43 岁中，每岁组都是外省市来沪人口比上海户籍人口多，说明在青壮年人口中户籍人口与外来人口呈倒挂性。另外，外来人口的一部分是港澳台身份或外籍人员，"六普"资料（上海市统计局，2011）显示，2010 年在沪居住的这类人员达 20.83 万，与全国各省市自治区相比居第 2 位，仅次于广东省。而且，从未来的趋势看，城市化对经济和社会进步的作用在发达国家已经得到证实，中国区域经济发展的主要主题也是城市化，未来中国经济和社会协调发展仍将依赖快速的城市化进程。据《中国城市状况报告（2010／2011）》（国际欧亚科学院中国科学中心、中国市长协会、联合国人居署，2012），未来我国城镇化蕴含着巨大的内需空间，城镇化的快速发展仍将持续相当长的时间，在今后几年内，中国的城镇化率将突破 50%，而到 2030 年，城镇化率将达到约

65%，各类城镇将新增3亿多人口。而相应的，根据国家人口计生委流动人口司（2010）编写的《中国流动人口发展报告2010》，未来二三十年，我国人口流动继续向沿海、沿江、沿主要交通线地区聚集的趋势仍然不会改变（国家人口计生委流动人口司，2010）。

在人口密度和分布方面，伴随人口总量的不断增长，上海人口密度持续上升，2010年总密度为3631人/平方公里，在全国大陆的各省、自治区和直辖市中居首位（上海市统计局，2011）。同时，全市人口也经历了从中心区域向郊区扩散的再分布过程，郊区成为上海人口增长的主要区域。据"六普"数据（上海市统计局，2011），相较于"五普"，上海中心城区的黄浦（原）、卢湾（原）、静安、长宁和虹口的常住人口大幅下降，其中尤以黄浦区降幅最大（25.18%），其次是卢湾区（24.36%）和静安区（19.17%）。与此同时，郊县的常住人口总量增加，松江区、闵行区、嘉定区、青浦区、奉贤区、浦东新区（包括原南汇区）和宝山区7个区（县）的增幅超过50%，从绝对量来看，闵行区、浦东新区（包括原南汇区）、松江区、嘉定区和宝山区五个区县的人口增长均超过或接近超过70万人。这些都显示上海市人口分布明显的郊区化特征。

二　城市规模对健康城市的政策影响

上海城市地理和人口的总量和形态特征，如人口总量大、密度高，加上巨量人员日常流动，形成了上海市健康城市建设最重要的政策环境，对健康城市的提出、建设内容以及过程等都有重要影响。

（一）人口总量和辖区尺度对健康城市的影响

1. 健康城市建设得以提出的动因之一

首先，WHO健康城市项目作为实施全民健康战略和健康促进原则和策略的一个载体，选中城市的原因之一是巨量人口集中于城市。按照健康城市的基本哲学，健康是在每日生活和工作的环境中创造的，城市化的发展，使如此多的人生活于城市，任何关注全民健康的努力，都不可能不关注到城市。故而，健康城市首先在城市化早已经达2/3的欧洲和北美一些国家建立，其后随着全球城市化的快速发展，健康城市项目也迅速在全球各地蔓延。其次，城市生活的"好处论"和"惩罚论"其实都不是必然，关键取决于合理的安排、规划、管理。WHO健康城市以城市这一地方层次作为保障人口健康的主要承担者，是由于影响健康的生活条件是最受到地方政府、社区团体和组织的工作发展活动影响的。城市开发行为如商业、住房、农业、基础设施和工业发展等，如果忽略了健康，就会产生不健康的生活条件，但相反却会产生"支持性环境"，这是现代健康促进理论所要求的。就上海市而言，如此巨量并密集的人口，使保障和改善人们的健康成为一项紧迫而具有挑战性的任务，从而成为健康城市建设得以提出的政策背景之一。

> 上海是中国最大的经济中心城市，市内有1640万常住人口和每天高达百万的流动人口。如何始终做好保护城市环境与市民健康的工作是长期的挑战和艰巨的任务。（上海市副市长杨晓渡于2003年11月25日在世界卫生组织日本神户中心召开的"城市卫生规划和卫生服务提供"国际咨询会议的报告。）

2. 成为健康城市行动的政策内容或优先序选择的约束性条件

上海市的人口总量和外来人口比重，意味着城市物质环境方面的内容成为健康城市工作的必然选择。这首先表现在城市基础设施方面，由于快速的人口增长，并且其中有大量的外来人口，使城市每年必须为新增加的城市人口提供必需的城市空间、城市基础设施、城市公共服务，解决就业、住房、社会保障需求，解决交通拥挤、住房紧张等；其次，城市自然资源和环境压力也是重要方面。由于城市人口巨大，加上经济的快速增长，以及人们生活水平的提高都将带来能源消费的增长，能源消费增长的直接后果，就是废弃物排放的增加及环境污染的加重，高速发展过程中伴生的超高强度人类活动及废弃物的过度排放，导致城市环境承载力岌岌可危，实行可持续发展战略、采取节能减排策略就成了必然选择。

另外，上海市作为老工业城市，人口的快速增长会使城市中健康问题更加严重。上海由于长期的历史欠账，在20世纪70—80年代就因城市基础设施建设不足而不能适应改革开放新形势的发展，曾一度与墨西哥、巴西等发展中国家的大城市一样，出现了严重的人口稠密、交通拥堵、住房紧张、就业困难、环境恶化等一系列所谓"城市病"（王桂新，

2008）。20 世纪 90 年代以来，上海外来人口急剧增长，为上海的城市建设及经济社会发展做出了重大贡献，但也加大了上海城市基础设施及生态环境的压力（王桂新，2008）。健康城市提出的“十五”期间，虽然上海单位 GDP 污染物排放量已大幅下降，但排放总量仍居高不下，“不把污染物排放总量削减下来，上海整体环境质量就不可能有大的提升”（奚爱玲，2006）。

3. 影响着健康城市的政策过程和工作模式

来自 WHO 健康城市项目的欧洲区项目城市的经验表明，城市规模会在以下几方面对健康城市的政策过程和工作模式产生影响（Tsouros，1990；Hancock，1993）：第一，在大城市开展项目活动要使社会普遍知晓是较不容易做到的，所以需要精心策划，并且花费会很高；第二，影响着健康城市建设的策略，进而决定了所要求的财政资源和人员；第三，影响着社区参与的作用和实践。在小城市，市民群体能够更直接地参与项目决策，能够期望从项目承办方得到更迅速的支持；第四，影响着健康城市建设行动是否和怎样结构化和形式化。在小城市，更多是通过与城市管理各部分的关键人物的直接个人接触来进行，而在大城市，信息和理念需要传达给较小的区域，并需要协商部门间行动，这些对项目委员会的结构、项目办和管理制度的功能和资源都有影响。

具体到上海市健康城市建设，有着 2000 万之多的巨量常住人口，加上超过 6000 平方公里的辖区面积和近 17 个区县（2012 年），有中心区、郊区和县域之别，上海市健康城市建设的内容和过程、方式方法因此而带有鲜明特点。上海市健康城市建设是政府主导，依靠行政力量推行，计划制定和执行兼顾统一性与灵活性，如既下达指定任务，也允许各区、街镇设立特色项目；在推进策略上的先试点示范再渐进推进；咨询公众意见的方式采用对代表性人口样本进行抽样调查的方式等，应该都与城市规模密切相关。

（二）人口和地理因素的形态特征对健康城市的影响

1. 上海市人口特征对健康城市建设的影响

首先，上海市总人口中外来人口的比例、境外人口的增加等，对健康城市的需求、工作重点、优先序都有影响。第一，外来人口的公平性问题。要保障外来人口享受基本公共服务的合法权益，促进本地人口与来沪人员的相互理解和尊重，促进社会融合等，尤其对在计划生育、公共卫生、社会治安、市场经营等管理方面带来诸多问题的妥善解决。第二，境外人口达 20.83 万，提示着上海的疾病预防控制体系需要进一步完善。随着上海成为"一个龙头、三个中心"的国际化大都市，由此带来外籍人士大量流动，必将促进上海发展，但与此同时，也对上海卫生事业带来了挑战和新的发展机遇（左学金，2001）。这些挑战，包括随着上海与其他国家和地区的人流、物流和贸易往来更加频繁，新的病源和疾病传播媒介带入本市的机会增加，可能引发新的疾病传播方式和传染病（包括艾滋病、埃博拉出血热、疯牛病、莱姆病、军团菌病、出血性肠炎等新的传染病），从而对上海市的疾病预防控制体系提出了更高的要求（信亚东、陈英耀等，2003）。

其次，人口密度、分布变化趋势对上海市健康城市建设工作重点、优先序有影响。第一，人口特别是外来人口向城市边缘地区、郊区扩散，使得郊区基础设施不足等问题凸显。人口规模的增长，必须有相关因素的配合，包括与现代化市政设施的建设速度相适应，与不断提高人均道路、人均住房、人均绿地面积相适应，而上海市存在的问题，不仅优质医疗资源在中心城区相对集中，均衡化的速度滞后于人口郊区化，而且在公共文化体育资源空间结构及其配置方面，由于郊区人口快速聚集，文化体育设施配置滞后，难以有效满足群众的需求（高向东、吴瑞君，2013）。刘俊（2003）的研究也指出了郊区卫生机构设施简陋、人才匮乏尤其突出等卫生资源配置问题。第二，过高的人口密度对上海的环境承载能力和卫生方面都提出了较高的要求。城区人口密度过高，对全市的公共卫生、疾病控制提出了较高要求，需要具备常规的预警措施，提高公共卫生突发事件的应急处理能力，尤其是像 2010 年世博会的召开等重大活动期间，卫生系统面临的医疗卫生保障任务将空前繁重和复杂，更需要提高和完善上海的医疗卫生服务体系（信亚东、陈英耀等，2003）。

2. 地理区位、形态对健康城市内容优先序的影响

地理区位、面积和自然的条件，作为城市所处之地、人类生存的物质基础，是城市政策的制约因素，便利的位置、得天独厚的自然条件，可以提供政策的便利之处。政府政策的重点、措施和战略，都与地理环境有密切关系。上海市位居长江三角洲咽喉之重要地理区位，成为中国

早期对外开放的门户之一,其重要经济发展指标在整个中国领先其他省份,为目前中国最具竞争力的地区之一。这些特点都与其优越的地理位置分不开,同样地,健康城市的提出、计划内容和目标、政策方式方法等都会在一定程度受影响,其中直接影响主要有:

首先,经济地理的因素方面,由于上海市所属中国华东地区、处于长三角地带,通信、运输水平强于珠三角,有中国最大产业密集带,经济实力雄厚,腹地、交通便利,人文环境好、起点高,这种地理位置给上海健康城市开发提供了较好的基础。同时,由于区域间竞争,包括招商引资,由此在这个区域提出来要开展健康城市的城市比其他地方更密集,其中,苏州于 2002 年加入健康城市联盟,2003 年代表参加 WHO 西太区会议并被推举为理事城市,2006 年举办第二届健康城市联盟论坛,这些也会刺激上海的健康城市建设发展,2003 年上海便成了第一个提出健康城市建设的特大型城市。另外,其他方面如交通的便利、人员来往频繁,给传染病传播提供了机会,所以需要加强公共卫生预防;又如河网纵横,苏州河、黄浦江以及长江入海处等,所以在健康城市三年行动计划的指标中有大量河道治理的内容;等等。

第二节 上海市健康城市建设的经济环境

经济环境是公共政策环境中最重要的因素之一,甚至被称为"基本出发点"(严强、王强,2002)。从健康城市建设的角度,经济状况影响着城市中人口的健康状况,也影响着城市发动健康城市项目所需资源,继而影响着健康城市项目的优先序(WHO,1990)。

一 上海市经济发展水平、速度与结构

一般而言,构成公共政策的经济环境因素有很多,"包括一国或某一地区的经济体制、经济结构、经济发展速度、经济总量的综合等等"(严强、王强,2002)。从健康城市建设的角度,WHO 健康城市文献经常提到的主要包括一个城市的经济发展水平、财政收支、经济发展增长或衰落、经济发展的战略和策略、经济结构等。本书依据数据与健康城市建设相关,主要从上海市经济发展水平、财政收入、居民收入水平、经济

结构四个方面来描述上海市健康城市建设的经济环境。

（一）经济状况

经济的发展水平和速度关系到财政收入和政府能力，也与就业等健康的社会性决定因素有关。首先，在经济发展水平方面，上海市是我国最大的经济中心城市，其发展长期处于全国前列。据统计部门的数据显示，2011年上海全市国内生产总值19195.69亿元，全国排名第一。按常住人口和当年汇率折算的上海人均生产总值，1990年首次突破1000美元，2008年跨越1万美元台阶，到2009年，上海市的人均生产总值达到11451美元，相当于世界中等发达国家或地区的水平［《上海概览》（上海市统计局，2011）］。其次，经济发展状况的一个重要方面是速度。2002年，即健康城市三年行动计划提出前夕，上海市国民经济已经实现了连续十一年两位数增长（《上海市2003年政府工作报告》）。2009年，面对国际金融危机冲击和自身发展转型的双重考验，上海经济仍实现了增长，2010年，上海市全年实现生产总值（GDP）16872.42亿元，按可比价格计算，比2009年增长9.9%（上海市统计局，2011）。

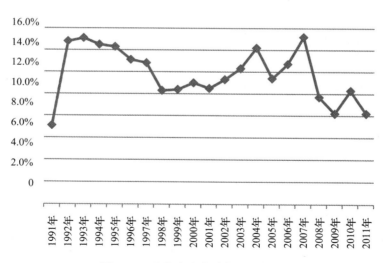

图5—1 上海市生产总值年增长率

资料来源：根据《上海市统计年鉴2012》数据绘制。

（二）地方财政收入与支出

某地的财政收入影响着政府的能力。从近几年上海市财政收入与财政支出来看，上海市地方财政收入与支出每年都在稳步增长，2008 年全年地方财政收入 2382.34 亿元，比上年增长 13.3%；全年地方财政支出 2617.68 亿元，比上年增长 18.9%［《2008 年上海市国民经济和社会发展统计公报》（上海市统计局，2009）］。在健康城市政策出台的 2003 年，全年全市财政收入 2828.87 亿元，比上年增长 28.5%；全年地方财政收入 899.29 亿元，比上年增长 32.5%，增速为改革开放以来的最高水平［《2003 年上海市国民经济和社会发展统计公报》（上海市统计局，2004）］。

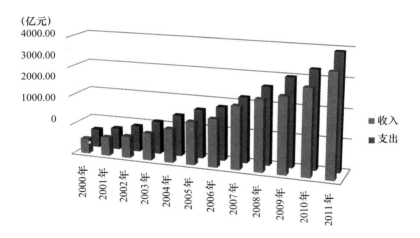

图 5—2　上海市地方财政收支（2000—2011 年）

资料来源：根据《上海市统计年鉴 2012》数据自行绘制。

（三）居民人均可支配收入和居民恩格尔系数

居民生活水平的提高会对多层次医疗服务产生需求并产生健康消费观念的变化。表现居民生活水平的指标很多，收入和恩格尔系数是重要方面。上海市居民人均可支配收入 2000 年为 11718 元，而同期全国为 6279.98 元，比全国水平高出将近一半；到 2011 年，则达到了 31838 元，全国是 19109.44 元（上海统计年鉴，2012）。再从居民恩格尔系数看，2001 年，也就是 2003 年提出健康城市建设的前夕，上海市城市居民恩格尔系数为 43.1%，已基本达到小康水平（信亚东、陈英耀等，2003）。

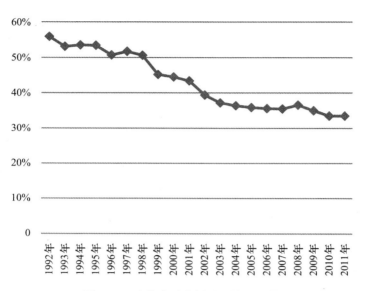

图5—3　上海市城市居民恩格尔系数

资料来源：根据《上海市统计年鉴2012》数据自行绘制。

（四）经济结构

经济结构有多方面的含义，本书主要提及所有制结构和产业结构这两方面，理由是前者事关城市人口就业单位的性质，而后者与产业结构调整并向第三产业侧重的趋势有关，从而与健康城市议程建立有相应的关系。首先，在经济的所有制结构方面，该市非公有制经济发展很快，2011年全年非公有制占生产总值的比重达48.5%，且比上年提高0.7个百分点，说明呈增长趋势。其次，从产业结构看，该市产业结构呈现出以三级产业为首的、二级产业居次、一级产业小规模发展的态势（见图5—4），体现在产值结构上，2009年三次产业的比例关系为0.7：39.9：59.4，第三产业比重已连续11年保持在50%以上。体现了上海市"优先发展第三产业，调整优化第二产业，稳定提高第一产业"的产业发展方针，加快推进经济发展方式的转变，以金融、贸易、信息等为重点的第三产业迅速发展，使得产业结构产生变化。

二　经济因素对健康城市建设的影响

根据WHO欧洲区健康城市项目的经验，经济状况是影响健康城市项

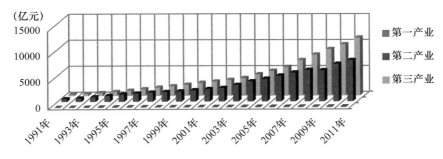

图5—4 上海市生产总值构成（1991—2011年）

资料来源：根据《上海市统计年鉴2012》数据自行绘制。

目发展的一个重要影响因素（WHO，1993），对其他健康城市案例的研究也有同样的发现。而其影响包括对健康城市的开发过程、政策优先序和结果等方面。上海市健康城市建设也同样会受到经济环境的影响。

（一）对健康城市议程的影响

据王桂新、刘旖芸（2006）基于环境库兹涅茨曲线模型的研究，认为上海市经济增长对解决环境污染问题的影响主要有两方面：一方面是造成污染的原因；但另一方面，也为问题的解决创造条件。经济方面的因素是上海市健康城市建设得以提出的重要影响因素，包括给予了压力、动力，同时，也提供了物质基础。

1. 经济增长带来的生态压力凸显上海市健康城市建设的紧迫性

长期以来，我们的社会经济发展主要以经济为中心，忽视社会其他方面的发展，经济发展也主要是增长量为先，对自然环境及资源的利用和资金投放均采取粗放模式，其结果是使为保持经济增长的高速度而付出的环境生态成本十分巨大，大气污染、水资源短缺、交通堵塞、职业卫生与安全堪忧、城市的公共服务设施和服务滞后、健康基础设施不完备、健康网络亟待整合等成为城市的通病（《上海预防医学》编辑部，2003），为城镇居民的社会生活和生产活动造成不可忽视的负面影响，威胁着城市居民的健康，健康城市建设迫切需要。在健康城市三年行动计划提出前夕的2002年，上海市国民经济实现了连续11年的两位数增长，一方面经济快速发展，另一方面经济增长方式转型、增长模式的滞后使得速度越快对环境造成的压力就越大，加之上海经济发展的土地、资金、人才等要素制约已经显现，在加快城市"硬件"建设的同时，城市"软件"建设也亟待加强（《上海市2003年政府工作报告》）。所以，坚持经济社会协调发展，促进社会健康、环境健康和人群健康，在每轮行动计划中都成为重要目标。

> 我们不仅要推动经济持续增长，也要坚持经济社会协调发展，促进社会健康、环境健康和人群健康。（《上海市人民政府关于印发上海市建设健康城市三年行动计划（2003年—2005年）的通知》）
>
> 为了进一步推进……推动本市经济和社会持续、健康、稳步发展，……制订本行动计划。（《上海市人民政府办公厅关于印发上海市建设健康城市2006—2008年行动计划的通知》）
>
> "本市仍然面对诸多健康问题"，"经济发展对环境造成负面影响"。（《上海市人民政府办公厅关于印发上海市建设健康城市2009—2011年行动计划的通知》）。

2. 经济发展实力为健康城市建设的提出奠定基础条件

经济状况、财政状况，会影响城市获得发动健康城市项目所需资源和潜力（Hancock，1993）。在温饱问题没有解决的年代，社会经济的发展以普遍提高人民生活水平为原动力，总体围绕摆脱贫困这一中心，经济发展追求速度快，增长模式粗放，忽视健康、生态代价，经济总量大幅提升。随着社会经济的发展，由摆脱贫困为原动力的发展模式的缺陷日益明显，转变发展模式的需要变得迫切，而积累的经济基础也提供了转变的可能性（梁鸿等，2003）。上海市在健康城市政策出台的2003年全年全市财政收入2828.87亿元，全年地方财政收入899.29亿元，增速为改革开放以来的最高水平（上海市统计局，2011年）。经济发展会促进城市基础设施建设，政府可以加大投入来解决城市健康问题，体现了经济增长对卫生事业发展的带动效应。上海市经济发展在全国的领先地位，所以上海市健康城市建设一直在全国领风气之先。

而且，经济较快速度的发展，居民收入也稳步增加，生活水平得到提高，这给人们重视健康和关注生活质量、消费观念的改变、基本生活之外支出的增加奠定了基础，从而使改善城市生活环境的要求凸显，同时也培养着符合可持续发展理念的"绿色健康"行为和方式，从而为健康城市建设构筑了相应的社会基础（梁鸿等，2003）。如据上海市统计局（2012）数据，上海市居民在收入提高的同时，教育文化、休闲娱乐、旅游保健等消费在不断增长，健康支出也在增加，收入支出的构成日趋合理，1997 年交通通信、医疗保健、娱乐教育文化服务等的消费比例分别为 5.6%、2.9% 和 11.5%，而 2001 年上升到 9.4%、6% 和 14.6%（上海市统计局，2012）。居民用于健康卫生方面的消费比例不断增加，花钱买服务、买健康的观念正逐渐增强。

3. 经济发展的需要成为健康城市发展的动力

上海市对未来发展提出了《上海市城市总体规划（1999—2020 年）》并得到了中央国务院批准。这个计划中提出上海城市中长期发展目标，是到 2020 年把上海初步建成国际经济、金融、贸易、航运中心之一，基本确立上海国际经济中心城市的地位。为了实现这个目标，迫切需要提升城市综合竞争力，而营造良好的城市环境，成为具有国际语境的"健康城市"，是一张有吸引力的名片，也是提升城市软环境和软实力的重要措施。故而，"努力把本市建成拥有健康社会、健康环境、健康人群的'健康城市'，应当成为破解难题、继往开来的必由之路"（市爱卫会，2002）。

> 各级政府和部门要继续协调推进建设健康城市行动，致力于在广大市民中普及健康理念和健康促进技能，增强企业和市民维护健康的责任意识，夯实社会组织关注健康问题的工作基础，进一步推动本市经济社会又好又快发展，努力提升城市的软环境和软实力。（《上海市人民政府关于印发上海市建设健康城市三年行动计划（2003—2005 年）的通知》）

（二）对政策内容重点、优先序的影响

政策优先序的确定会受到诸多因素的影响，其中，由于财政资源总体有限，通常会被用来处理那些以最小的花费取得最好的收益的议题，特别是有机会获得资源利用的议题，诸如不充分的基础设施和人力资本等（WHO，1997）。在健康城市建设领域，来自 WHO 欧洲区健康城市项目的经验（对 WHO 欧洲区健康城市项目第 1 期 29 个项目城市的中期评估）表明，经济状况是影响健康城市项目发展的众多因素之一。由于经济状况不同，健康城市建设的地区间差异较大，其作用主要表现在：经济发展水平影响健康需求，并影响着城市发动健康城市项目所需资源及其改善服务的能力，继而影响着健康城市项目的重点、优先序和所实施的任务（Hancock，1993）。

就上海市健康城市建设而言，城市的经济实力、未来发展的目标定位和发展思路、人民生活水平、经济结构等经济因素，也反映在上海市健康城市建设的重点和优先序。上海市健康城市建设《三年行动计划》的指标、重点活动，反映出健康城市建设内容，侧重于健康环境的营造，诸如节能减排，污染治理如废气、废水、烟尘排放及固体垃圾等，以及创建"基本无燃煤区"，绿化和生态环境改善，市容环境改善，基础设施建设等。其他如健康服务也有一些，但其他主题如健康社会等方面相对较少。而其间的联系主要在于：一是经济发展创造了条件、财力，且配合 2010 年上海世界博览会的举办，上海市在健康城市计划的推动上，其重点放在健康环境的营造，力图在三年内使整个上海的生态环境、市容环境和居住环境质量有显著的提升。二是要调整产业结构，发展第三产业，有必要改善上海的投资环境。一旦环境污染状况严重会使投资大环境受到影响。所以，从改善投资环境的角度讲，经济发展是健康城市建设动力并决定了其内容重点。

（三）对健康城市过程包括策略、方式方法的影响

WHO 欧洲区健康城市项目的经验（对 WHO 欧洲区健康城市项目第 1 期 29 个项目城市的中期评估）表明，经济状况影响健康城市建设资源及其服务能力，继而影响着健康城市项目的策略（Hancock，1993）。第一，对内容和过程间的平衡关系的处理不同。由于城市管理已经提供了高度发达的服务，富裕城市会更强调过程。第二，对健康城市政策方式方法的影响（WHO，1997），主要体现在项目基础设施和对宣传工作的重视等方面。据中国台湾学者孔宪法（2003）的观点，健康城市建设会有不同的目的，如果是为了招商引资，考虑到健康城市形象所衍生的吸引投资、观光、消费等效益，便会强调健康城市建设宣传的重要性，从而使健康城市的宣传工作成为城市营销的重要方面（孔宪法，2003）。

具体到上海市健康城市建设，经济因素对健康城市的过程、方式的

影响主要有以下几个方面：第一，就上海市经济的所有制结构来看，国有部分及政府投资的比重都很大，这解释了健康城市的政府主导特点、行政手段能够起作用的经济原因；第二，对不同所有制单位采取的方法策略不一样，由于机关、单位在行政主管部门的直接领导下，因此可以通过行政手段要求这些单位及其附属机构参与到健康城市建设中来，而对于市场化的企业，则需以引导方式鼓励企业参与。引导的方式很多，如推行健康企业认证等方法（赵秀萍，2008）。最后，宣传工作更是上海市健康城市建设行动中最有亮点的方面。

第三节　上海市健康城市建设的政治环境

公共政策的制定与执行是在特定的政治体系的框架内展开的，一个国家、地区的政治体系结构特点及其变化，一定程度上决定和影响了公共政策的产生、执行、评估、延续等过程。WHO 健康城市全球实践的经验表明，健康城市建设与政治因素密切相关，其中，地方政府的权限和组织形式尤其重要。上海市健康城市建设政策过程是在中国的政治体系中进行的，其行政系统的结构、系统以及公共政策范式等都对上海市健康城市建设有直接影响，从而构成了健康城市建设的政治环境。

一　东亚国家权威主义的政治体制

政治和组织文化、能够达到的政治共识的水平、市民直接参与地方事务的水平和组织（Hancock，1993）是 WHO 健康城市文献强调的重要政治影响因素。具体到亚洲国家，据赵一红《东亚模式中的政府主导作用分析》（中国社会科学出版社 2004 年版）一书，可将东亚国家的政治特征概括为权威主义的政治体制，具体表现为两个主要方面：首先，在这些国家的政治和社会生活中，政府力量很强大，专家治国，而一般群众主要还是被动接受国家政策；同时，行政权力强大，社会组织和利益集团的发育不充分，处于政府的掌握之中，政府凭借其政治动员力和物资、组织、信息、思想意识形态等各种资源，建立经济发展等方面的社会共识。中国现代化经济的发展，甚至于东亚国家的现代化与经济腾飞，都有明显的政府主导特点，而政府主导模式能够通行的政治条件，就是这种权威主义政治体制的影响。

上海市的健康城市建设是由政府发动、推进，自上而下，有鲜明的政府主导特征，表现为政府作出承诺，制订计划，进行社会动员，投入人财物，建立机构，推进健康城市的建设。傅华等（2006）认为政府能够这么做并且也确实能够奏效的原因，就在于政府有权威、有资源、有传统，如曾经取得辉煌成就的爱国卫生运动等。这种观点，类似于所谓东亚国家权威主义的政治体制，正是这种"东亚国家"文化土壤，使得政府有足够的力量来推动健康城市的建设，使之呈现实质且快速发展的势头。

二　执政党的领导地位和执政新理念

影响公共政策的政治环境因素很多，其中，党政关系、政党制度、执政党的权威和作风是重要内容（严强、王强，2002）。在健康城市建设方面，意识形态（Baum，1993）和政治氛围是对健康城市项目有影响的政治因素之一。具体到中国上海的健康城市建设，执政党的核心领导地位、执政理念的转变是不可忽视的政治环境因素。

1. 中国共产党的领导核心地位

中国的执政党——中国共产党，在整个国家政治体系中居于领导核心地位，中国共产党的领导地位及其执政理念，是中国政治环境的一个最重要的因素。中国共产党的领导地位和作用主要体现在三个方面：首先，对国家生活的政治领导，即共产党直接决定国家的政治方向和政治原则；其次，对国家生活的组织领导，即共产党决定和影响各级政府机关的人事任免，并且推举共产党员执掌国家各级机关的重要权力，或者正如一种通俗说法即党管干部；最后，对国家生活的思想领导，即共产党通过政治社会化的各种渠道，使整个社会统一在某种思想意识形态之下（谢庆奎，1998）。

2. 中国共产党的执政新理念

中国共产党执政理念的转变是一个重要的政策环境因素。2003 年，党的十六届三中全会确定坚持以人为本、树立全面协调可持续发展的科学发展观，体现了执政理念创新的重大成果。2004 年，党的四中全会提出必须坚持科学执政、民主执政、依法执政，不断完善党的领导方式和执政方式，丰富了执政理念创新的重大成果。2005 年，党中央提出构建社会主义和谐社会的重大战略任务，并于 2006 年把构建和谐社会纳入中国特色社会主义事业的总体布局，并对构建和谐社会作出全面部署，使构建社会主义和谐社会的执政理念得到充实和发展。至此，以"以人为本、科学发展、和谐社会"为主线的新的党和国家执政理念成为新的国家执政与治理原则。与之相应的，是政策范式的转变（岳经纶、温卓毅，2007）。根据岳经纶、温卓毅（2007）的观点，所谓政策范式，是一个国家或地区在特定时期内政策制定时的习惯或需要遵循的原则、框架与使用的工具，政策范式体现了国家的宏观环境、执政理念与社会形势。当前中国的政策制定范式正在从单纯经济增长向以人为本、全面发展上转变，表现在决策者的政策目标、关注对象以及政策手段上，都区别于曾经的自由放任的市场化倾向，而转向更加公平、合理并带有人文关怀的取向（岳经纶、温卓毅，2007）。

执政党中国共产党作为中国政治环境的一个重要构成要素，其领导地位、执政理念也必然对上海市健康城市建设产生影响。上海市健康城市建设的提出，是对中国共产党新的发展思路和执政理念的贯彻和体现，其建设过程也是在中国共产党的领导下开展的，正如《三年行动计划》中所明确表述的："在市委、市政府的领导下，全市坚持以邓小平理论和'三个代表'重要思想为指导，全面树立和落实科学发展观，积极倡导健康社会、健康环境和健康人群协调发展的行动理念，完成了各项任务"（《上海市人民政府办公厅关于印发上海市建设健康城市 2006—2008 年行动计划的通知》）。其中，市委列在市政府之前，并明示是以党的指导思想包括邓小平理论和"三个代表"重要思想、科学发展观等为指导的，这些细节处处体现着中国共产党的领导地位。

三　单一制国家与地方政府权限和地位

国家、地区和地方当局间的关系，是 WHO 健康城市文献中经常提到的对健康城市项目有影响的政治因素，如地方政府的法定职权尤其是与健康有关的服务责任在国家、地区和地方当局间的分配（Hancock，1993）。而且，WHO 健康城市全球实践的经验也表明健康城市的发展受到了政治因素的影响，其影响集中表现为：一是 WHO 健康城市项目提出并在全球得到响应的政治背景和条件，即国家实行非中心化，把责任包括健康方面的职责下放给地方政府，多由地方政府来进行，因而有些项目特别针对与社区紧密相关的常见领域——环境和基本卫生设施（WHO，2003）；二是地方政府的法定责任权限和组织形式的差异也对健康城市的过程和内容特征有一定影响。如对 WHO 欧洲区健康城市项目城市的研究表明，地方政府是否具有健康事务方面的职权，或者健康相关责任被同时分配给了国家、地区和地方当局，从而使城市内法定卫生机构产生重叠，这些都会影响到健康城市指导委员会的机构和组成以及有关项目规划和执行的协商过程（WHO，1990）。

中国的国家结构形式是单一制。从 1982 年起，中国实行由上到下 5 级行政管理体制：中央政府——省级政府（省、自治区、直辖市、特别行政区）——地级政府（地级市地区、自治州、盟）——县级政府（市辖区、县级市、县、自治县、旗、自治旗、特区、林区）——乡镇政府（乡、民族乡、镇）。目前，又在向 4 级管理体制转变，即中央政府—省级政府—市、县级政府—乡镇级政府。所以，当代中国政府由中央人民政府和地方人民政府构成一种上下级关系，下级服从上级，地方从属中央（国际欧亚科学院中国科学中心，2012）。在卫生政策方面，刘运国和 Gerald Bloom（2010）将此概括为一种自上而下的政策溪流模式，服从上级指示，政府的决策基本上遵循试点实践，听取意见，向上级汇报，然后再逐级向下控制执行，一切按照计划安排（刘运国、Gerald Bloom，2010）。

但同时，由于中国疆域辽阔、人口众多，各地区在社会经济发展方面存在差异，使中央政府难以要求所有地区按照"一刀切"的政策办事。由此，一般做法是提出政策框架和指导意见，鼓励地方政府制订自己的实施计划和政策重点，所以尽管中央政府负责卫生政策的总体方向，但地方政府仍然有很大的自主权，特别是自 20 世纪 90 年代初实现权力下放之后该趋势更为明显（刘运国、Gerald Bloom，2010）。再从中国分权改革方面看，其宏观政策目标是要通过建立地方治理来逐步放松中央政府的管制，这表现在行政管理五个层级上，1982 年宪法首次规定立法体系应该由两个层面的立法主体构成，即全国人民代表大会和省级的人民代表大会。此结构改变了先前的一元立法体系。下移到省级机构的权力包括财政权、人事权、项目规划投资权，以及定价和收入分配权。当然，涉及国家的经济发展问题，上述权力的运用必须符合中央的政策框架和指导原则（赵翙雯、James Killingsworth、Gerald Bloom，2010）。20 世纪 80 年代的经济改革，标志着中国从计划经济向社会主义市场经济的转轨，其特点是国家从以阶级斗争为纲转向以经济建设为中心。为了纠正高度集中的计划经济体制所带来的诸多问题，中国政府最初推行的改革之一就是简政放权。中央与地方的分权改革的结果是，地方政府承担卫生工作的主要职责（刘运国、Gerald Bloom，2010）。

就健康城市建设在中国的开展而言，虽然由国家卫生部首先倡导，但总的态势是让各地根据自己的情况因地制宜进行，包括是否做和如何做。对健康城市建设一直没有全国统一的要求，没有统一的指南、指标，直到 2007 年才启动全国试点、2008 年开始研究制定统一指标体系。上海市作为地方政府，主动于 2003 年提出健康城市建设，政策内容和过程也是地方决策，但也不能脱离政治体制的特点。由于是地方的自主决定，其政治合法性、权威性问题就需要加强，而一般做法是从上级的决策中寻找依据或"精神"，最好有某位上级政府领导人的支持（谢庆奎等，1994），这种特点体现在全国和上海健康城市建设中，某一次高级别会议的召开和领导人的讲话，来自 WHO 的权威和合法性，这些因素都会对各地包括上海市的健康城市建设产生影响。另外，在政策内容上，名称是健康城市，但其中的建设内容，可能仍然以由上而下的、全国下达的相关工作内容为主。

四　"两级政府、三级管理"的分级管理体制

中国政治体制的单一制、集权型，形成了金字塔形的上级到下级的管理层级，上海市也不例外，具体是一种"两级政府、三级管理"的体制，这是上海从自身是特大型城市的实际出发，积极探索而逐步形成统一领导、分级施政、分类指导的方针，可以形成事权分开、各有职责的城市政府分级管理体制（徐建刚、严爱云、郭继，2008）。其中，"两级政府"是指市和区县政府，而街道办事处是区级政府的派出机关，内含于"两级政府"之中，既是政府各项政策的具体执行者，又是调节社区社会、经济、文化等活动的中枢。"三级管理"（市、区县和街道或乡镇）是指市级政府、区级政府、街道办事处三者自上而下的管理模式，街道

办事处管理着居民委员会，并通过它来处理大部分具体的社区事务，其特点是将权力重心下移至街道，强化街道办事处的权限和职能，旨在充实、强化街道办事处的管理职能，减轻市、区级政府的城市管理任务，所以，甚至还有"四级网络"的提法即在前面三级基础上，加上居委会或村委会（江建全，2011）。

上海实施"两级政府、三级管理"体制后，街道办事处的管理权限得到强化，可以保证很多工作一抓到底，解决了诸多政府社会管理的问题，为实现上海经济社会的发展起到了重要作用。但同时，"两级政府、三级管理"体制出现政府公共管理在体制内部循环等问题，不利于市场和社会的发育（江建全，2011）。具体到上海市健康城市建设《三年行动计划》的推进实施过程中，政府能够形成纵向到底的执行网络，跟这种体制是分不开的，这也是政府能够有效主导的主要原因之一，但同时，也难免使健康城市建设在社会力量、多部门、市民参与方面受到一定限制。

五 分管领导制度、条块关系和协调问题

据宪法和地方各级政府组织法，行政机关实行行政首长负责制，有最高决策权和领导权，决策形式有政府决策会议制度，包括全体会议、常务会议、办公会议等，决策会议制度是与首长负责制相配套的决策体制（谢庆奎等，1995）。上海市健康城市建设由市政府常委会通过，经市长签发施行。

同时，政府组织实行分管领导制度，一般是设副职由一行政领导来分管某一领域的日常管理和决策事务，归口管理把关，对其负责的部门和各项政策进行统一的调度和指挥，归口大致分为综合、政法、农林水、工交、基本建设、财贸、文教卫、其他如档案（谢庆奎等，1995）等。好处在于当需要职能部门和业务相近的有关部门来协调配合的时候，对职能和工作性质相近的部门实行归口管理，由行政领导人在决策过程中进行综合、协调的管理，对于消除部门管理的天然弊端以提高管理效率是十分必要的。上海市健康城市建设就是由分管卫生等领域的副市长任联席会议的牵头者来领导的。

与此相联系的是条块分割的行政管理体制。"块块"是指按照区域来进行分割管理，而"条条"是按照中央到地方的不同职能部门的上下层

次系统来管理，前者体现了分权管理，后者体现的是专业管理类，两者相结合构成了我国政府管理中基本的结构性关系。在这种体制下，一个工作部门，既受上级工作部门的指导和领导，又接受本级人民政府的领导。这种体制考虑到了工作复杂性以及沟通、协调的必要性，其优势在于"本级地方政府有着强大的组织动员能力，必要时可以集中多部门力量"（杨光斌，2007），但难免存在弊端，如"条块分割"、职责交叉，导致职责不清、推诿扯皮而降低工作效率。针对上述弊端，采取了领导协调、分管领导制度、组成领导小组等措施来协调，其中后者一般是由某一部门牵头，由各有关部门、单位、地方行政首长组成，处理专项重大决策问题，在领导小组之下通常还设有专门的办公室来协助工作（谢庆奎等，1995）。

水平层次的协调方面，上海市建设健康城市《三年行动计划》中的卫生部门主要是卫生局和爱卫会，但其他共享医疗责任的部门还有计生委和食药监等，计生委提供医疗方面的服务，食药监有药品管理方面的权限，且食药监直接就归并在卫生局中，计生委经之后的机构改革也并入卫生部门。上海市健康城市办公室设在爱卫办，爱卫会是一个协调机构，并且其办公室爱卫办设在卫生局。据WHO健康城市文献，办公室的所在表明了项目的所有权，健康城市项目办公室设在爱卫办，爱卫办设在卫生局，表明上海市健康城市建设的所有权在健康部门。而且，《三年行动计划》内容中的多数指标任务，诸如市容、清洁卫生、虫媒控制等，多与传统爱国卫生运动、卫生创建有密切关联。

上海市健康城市建设，在分工上，指标任务的负责者多是由"条条"上的委办局来负责，而"块块"上采取分级政府分级负责推进的策略，各区县、街道（乡镇）均对属地范围内的建设工作负责，将组织发动、资源配置、督促评估等一一落实。这一方面具有一定优势，但在协作方面会产生问题。上海市健康城市建设涉及十多个部门，所以成立了联席会议制度，以相关部门为成员，由分管卫生的副市长领导，办公室设在爱卫办。但这里的问题是，健康城市联席会议的这十几个部门归口不同，若只是由卫生部门的副市长协调，效能难免有限。与健康城市领导体制形成对比的是上海市"环保三年行动"，该行动由市长任领导，在全国是首创，成为环保三年行动政策过程的重要保障。WHO健康城市模式的特征和本质是通过把健康责任扩大到其他部门，突破卫生部门的局限，从而实现多部门合作来应对多样和复杂的健康决定因素，上海市健康城市建设也应该加强多部门参与和协调，而突破口之一在领导体制方面。

第四节　上海市健康城市建设的社会环境

据 WHO 健康城市相关文献，WHO 开发的健康城市模型在各地的运用中，强调必须灵活适应当地的环境，这其中包括社会环境、文化环境。在 WHO 健康城市相关文献中，文化、历史、政治等概念交叉互换使用，界限不是特别严谨。本书主要描述那些对上海市健康城市建设有直接或突出影响并因此使上海市健康城市建设具有突出特点的社会因素，包括老龄化、就业结构、社会组织发育等。

一　人口老龄化和劳动人口构成及其影响

上海市人口方面的影响因素，除了总量巨大之外，还有一些重要的特征会影响到健康城市的建设与发展，特别是老龄化、劳动人口构成这两方面。

（一）上海市日益严峻的人口老龄化及其健康影响

老龄化指一个国家或地区的老年人口规模不断扩大，其占总人口的比重不断上升，并达到一定高度的一种人口现象。国际上通常认为 65 岁及以上人口占到总人口的 7% 以上，则该地区进入了人口老龄化阶段。国内常用 60 岁及以上人口占总人口的 10% 以上为标准（周祖根，1989）。按国际标准，上海早在 1979 年就进入老龄化社会，并是我国第一个进入老龄化的地区，1982 年第三次人口普查时，上海市 65 岁及以上人口占总人口比重已达 7.43%（周祖根，1989）。随后的历次普查资料显示，上海老年人口规模不断上升，老龄化程度不断深化。2010 年，"六普"资料显示上海常住人口中 65 岁及以上人口数量已从"五普"的 188.03 万人增加到 233.13 万人，增长了 24%。据高向东、吴瑞君（2013）的研究，上海人口老龄化速度快于发达国家，不仅超过早已是老年型人口的原联邦德国，也超过了近年来人口迅速老化的日本（高向东、吴瑞君，2013）。

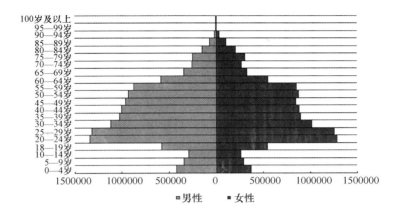

图5—5　上海市人口金字塔（2010 年）

资料来源：上海市统计局，2011。

老龄化的健康影响是多方面的，其中，人口老龄化与疾病谱的转变关系密切，使上海市面对双重健康问题。为此，上海市卫生事业的发展为了适应这种转变，在卫生服务的结构、功能和优先重点工作上作出了相应的调整，其中突出的是逐步从单纯的传染病防治转向传染病防治与慢性病非传染性疾病防治并重的方向转换（刘俊，2003）。这对于上海市健康城市建设的议程设置和优先序的选择有必然影响。

（二）劳动年龄人口总量、结构特点及其影响

2010 年上海常住人口年龄金字塔呈"伞"形结构（见图5—5），劳动年龄人口比重高且增长快，与"五普"相比，15—59 岁人口为1756.38 万人，占全市常住人口的 76.30%，上升 3.54 个百分点（上海市统计局，2011），劳动年龄人口中以外来人口居多。看劳动年龄人口的就业结构方面，由于市场发育和就业形势变化以及所有制结构多元化，就业的所有制结构相应发生变化，国有单位、集体单位的职工人数占就业人口的一部分，一半以上的就业人口是在其他所有制单位就业的。

据 WHO 健康城市指导文件，城市的主要雇主是谁、其与健康城市项目如何发生联系，是健康城市项目要考虑的问题（WHO，1996）。上海市劳动年龄人口的结构特点对上海市健康城市建设方式、内容等方面有较大影响，使上海市健康城市建设策略等具有自己的特点，具体来说，在上海市健康城市建设中，进入了健康城市联席会议的主要是政府部门，

其中有国资委，其覆盖范围是国有企业，有权限要求其职权范围内的企业参与健康城市建设、采取行动。但是，由于联席会议没有私人部门以及其他性质的部门，使得进入合作关系的部门有限，这种局限性，相应地使在非公单位就业的人群的参与度有限，使健康城市的人群覆盖面窄。

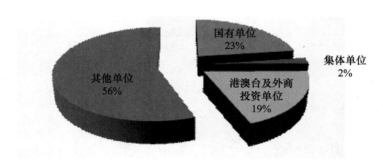

图5—6 上海市职工所有制结构

资料来源：根据《上海市统计年鉴2010》数据自行绘制。

二 单位制解体与社会动员模式的转变

在 WHO 健康城市相关文献中，健康城市项目政策环境的社会因素，还包含以下主要几方面：首先，社会团体和社会运作，包括中心化程度、市民在城市运作中的作用，同时还涉及非政府组织、社团生活、志愿者团体、自助团体、社会资本（Ojima，T.，2011）等范畴，另外，还有社会分层、不同组织和结构的社区等。而社会背景因素对健康城市的影响，特别是市民社会的强弱、社会组织的独立性对健康城市的行动者、组织结构和决策过程有影响（Van Naerssen and Francoise Barten，2002）。相应地，健康城市内容优先序也会受到影响。上海市健康城市建设的政策环境中，社会组织发展及其作用发挥存在一定的局限性。

在中国社会，一段时间以来，社会阶层结构的分化和新社会群体的出现，加之与市场经济相联系，促进了政府对城市管理体制的改革以及党组织体系的调整，社会组织与制度也随之变迁（李友梅，2008）。这些变迁有许多方面，与健康城市密切相关的主要有两方面：一是从 20 世纪 90 年代后期开始，上海的城市社会组织从单位制向社区制转变，社会管理、城市社会治理方式也随单位制向社区制（承接由政府职能转移带来的社会服务和社会管理任务，成为城市治理结构的组成部分）转变，相应地逐步从简单的行政治理向行政与社会相结合的模式转变，达到多元共治。二是民间组织的出现，民间力量发育变化。在经济、社会领域，出现了政府之外的社会组织如行业协会、社团，民间力量有一定发育但力量和作用仍有限（李友梅，2008）。

1. 计划经济时代国家组织社会的重要载体——单位制的解体

据李汉林（2008）的分析，新中国成立以后，由于长期实行计划经济、苏联模式，中国社会是一个从中央到基层高度整合的"全能型"的社会体系，强政府而弱社会。而这种高度整合得以实现的手段就是单位制度。通过单位制及其他条件的配合，从而建立起了自上而下高度整合的社会体系，基层民众被纳入了国家统一的社会体系中。一是单位几乎掌握了个人的一切，因此当需要时，通过单位往往可以达到最好的动员效果；二是在集中统一的计划体制下，社会上几乎所有成员都被纳入到各种单位组织中，单位不但成为国家与社会成员之间不可缺少的中介，也成为社会成员生活和工作的中心，在单位体制下，社会成员的社会生活与社会管理都由组织承担起来，社会变得空洞而弱小。随着改革开放的发展，20 世纪 80 年代以来单位制的基础发生改变而逐步解体，单位的作用弱化。

2. 从单位到社区：多元共治

如今，曾经国家用来整合社会的组织——单位制解体了，同时，单位制的逐步弱化，使社会成员与社会事务"溢出"了原有的城市社会的基本结构框架，基于地缘而建制的社区成为接替者，承担这些社会事务。其结果是：一是城市传统基层社区组织如街道、居民委员会重新获得活力，加上"两级政府、三级管理"甚至"四级网络"的城市政府分级管理体制（详见"政治环境"），街道办事处的管理权限得到强化，使得很多工作可以一抓到底，但也容易导致政府公共管理的体制内部循环，从而影响市场和社会的发育（江建全，2011）。二是独立于国家的"社会空间"逐步发育并填补了组织空间，由于单位制的解体以及企业的社会功能相对淡化，而社会组织如行业协会、志愿者组织逐步发育，把原来由单位制组织的社会领域再组织起来，从而为国家整合社会提供了新的组织载体。据统计数据显示，在上海，各种民间组织逐步发展，截至2000年年底，经上海市民政部门核准登记的各类社团2555个，其中全市性社团963个，区县性社团1592个；民政部委托管理的全国性社团37个，全国性社团分支机构119个；另外，全市民办非企业单位约13000家，境外在沪社会团体和公益性社会组织213个（李友梅，2008）。三是在基层社区中，由于传统"街居制"中的传统行政组织的功能单一，而社区生活复杂多样（人员地位收入文化水平不同，需求多元化、活动多样化），各种功能性组织增多，除居委会外还有业委会、物业管理公司等。在这些正式组织之外，居民自发形成的社会自组织也层出不穷，如民间、非营利和志愿性的社区民间组织，诸如基于群众自发兴趣（健身、娱乐、学习）而形成的各种文化团队以及一些为居民提供各种生活服务的民间社会服务组织（有一定官方色彩）。

3. 社会动员模式改变，传统动员模式面临困境

以上变化，使社区活动的开展方式在主体上、形式上、内容上感召力都发生着改变，加之居民的自主性意识日益加强，使从前政府发起号召群众响应，开大会、搞评比，其目的是为执行行政命令的工作方式难以为继，居民被动响应，积极性难以持续，活动效果也难持久。街居委会在社区活动中的作用主要是提供活动经费、活动场地，而活动内容、所需人手，则主要靠社区自发组织来实施（李友梅，2008）。总的说来，城市社区一个空间中有多个组织如党群、行政、生活服务、居民自治存在，多个结构即政府（公域）、市场（私域）和社会（第三域）并存，政府"行政化主导和推动""自上而下"与"社会化发育、社区化参与"的"自下而上"同时存在，最终，使由上而下的"管理"已经难以完成对社区的协调（李友梅，2008）。

第五节　上海市健康城市建设的系统内外因素

WHO欧洲区健康城市项目文献《健康城市建设的20个步骤》中所强调的政策环境因素，还包括医疗保健提供者面临的挑战和困难，以及其他组织和部门参与健康政策的态度，这涉及城市已经有的建设项目

（WHO，1997）。此外，健康城市作为 WHO 发起的项目，国际环境因素的作用不言而喻。

一 公共卫生问题变化趋势及影响

相比于过去，现在人们更健康、富裕，寿命更长，然而，卫生问题的变化不容忽视。这种改变集中表现在两个方面：一是疾病谱改变，流行病学传染病模式向慢性病转换，癌症、心脑血管疾病等成了健康的主要威胁。据上海市的统计数据，2001 年、2002 年、2003 年、2011 年不同时期的四年中，循环系统疾病、肿瘤、呼吸系统疾病成了死因的前三位（见图 5—7）。这表明，市民的疾病谱发生了很大的变化，慢性非传染性疾病，包括心血管、肿瘤、糖尿病、抑郁以及伤害，成为上海市民的主要健康危害，从而，慢性非传染性疾病的患病情况和导致慢性非传染性疾病的行为危险因素等问题不容忽视（胡善联，2002；刘俊，1999）。二是传染病仍然是重大挑战。传染病问题包括新旧传染病，旧的如肺结核、肝炎，而新发传染病如 AIDS、SARS、禽流感，以及其他突发公共卫生问题，对群众健康构成严重威胁。疾病谱改变，传染病（新老）和慢性病或非传染病问题同时存在，构成了双重挑战（吴群红、张振忠、郭岩，2010），意味着上海卫生面临着第一次卫生革命所面临的传染病的严重威胁，同时又面临着第二次卫生革命所面临的慢性非传染性疾病的重大危险（刘俊，1999；胡善联，2002）。

卫生问题的变化意味着公共卫生需求的改变。公共卫生绝不仅仅是传染病问题，更突出的是非传染性病、慢性病问题，而后者需要比计划免疫等单项垂直项目复杂得多的手段才能改善，因为这些疾病大多与人类行为（吸烟、酗酒、饮食、其他生活方式）、环境变化密切相关。而且，以健康的社会模式看，人的行为是由环境建构的，因此，以上提到的几方面因素中，根本的原因是环境因素，包括自然环境、社会和经济环境等（Scott Burris、王琦，2010）。但是，这些因素是在卫生保健领域之外的，要解决这些问题以提高国民健康水平，在公共卫生问题上就必须树立起"大卫生"的观念（丁宁宁、葛延风，2005），健康城市，正是实现这一目的的载体。所以，迎接新的卫生挑战，凸显了健康城市建设的迫切性。

占死亡数（%）

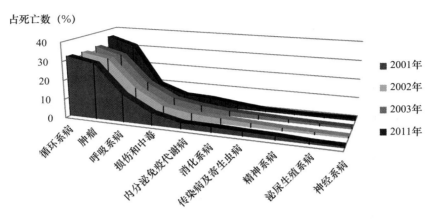

图5—7　上海市前十位疾病死亡原因和构成

资料来源：根据上海统计年鉴 2002 年、2003 年、2004 年、2012 年的数据自行绘制。

二　卫生系统和相关部门的现有项目

WHO 健康城市项目环境因素中一个重要方面，就是强调现有的政策和项目、已有实践的影响，对项目环境进行分析要问的问题就是："全国和区域项目是否会影响健康？是否涉及健康促进、环境、平等和特别群体需要的政策"（WHO，1997）。现有的政策和项目、已有实践对健康城市建设的影响，包括对健康城市项目的进入点、优先序选择，以及对健康城市开发过程、参与者和合作等方面产生影响（Ashton，Grey，Barnard，1986）。而其产生影响的机制，是作为一种准备状态，影响着对新东西的接受度以及资源、人际和组织间联系的可获得性（Kegler，2011）。

上海市与城市健康有关的现有政策方面，由于其城市化水平高，有关问题出现早，对问题解决的探索也开始得早，相关政策相应地已有很多。这些已有政策，有全国性的，而有的是上海市自行开创的，具体主要有文明城市（区、单位）、卫生城市（区、镇）、园林城市、国家环境保护模范城市、生态示范区建设、"可持续发展试验区"建设、上海市公共卫生体系建设三年行动、全民健身、安全社区、上海市环境保护和建设三年行动计划、全民健康生活方式行动、工作场所健康促进、中国健康城市项目试点区、初级卫生保健试点、环保三年行动计划，等等（见表5—1）。这些政策、建设项目及其已有的工作模式和方法，构成了上海市健康城市建设的重要政策环境，其影响主要表现在以下两方面：

一方面，这些现有政策给健康城市建设奠定了基础。这种基础作用，表现在现有项目或政策的内容是丰富多样的，覆盖如园林绿化、环境生态、公共卫生体系建设等领域，加上其工作方法也有多少涉及了多方参与等类似健康城市的做法，从而不仅在内容方面，也在方式方法等方面给健康城市建设奠定了基础。但另一方面，这些已有的建设项目或政策大多是相对侧重于某一方面的，并散布在有不同条块关系的部门中，甚至各自工作还存在内容的重叠。而健康城市是要用整体、综合的方式来解决城市健康问题，这种原则和方法必然面对的问题是，对现有分属于不同部门的、各有侧重的项目内容进行整合，对其中已形成的格局、利益等如何协调，如何改变已有的工作方法与新方法，这些都会成为挑战和制约上海市健康城市建设的重要政策环境。

表5—1　　上海市健康城市建设相关城市建设项目和计划概览

	名称	创立时间	实施部门	目标	背景	评估体系	上海市情况
1	文明城市	1980年	中央文明委	物质、政治和精神文明协调发展	《公民道德建设实施纲要》	《全国文明城市测评体系》9方面	全国2005年第一批，上海市浦东新区；全市2/3文明小区
2	卫生城市	1989年	爱国卫生运动委员会	城市卫生环境	20世纪50年代开始的爱国卫生运动	《全国卫生城市标准》10方面	2002年6月黄浦区、静安区
3	园林城市	1992年	住建部	人居环境	1992年《创建国家园林城市实施方案》，2002年提出生态城市，比园林城市更高	《国家园林城市标准指标体系》8个方面	2002年8月开始准备申报国家园林城市，2004年获得命名

	名称	创立时间	实施部门	目标	背景	评估体系	上海市情况
4	国家环境保护模范城市	1997年	国家环保局	环境、社会和经济发展协调	《国家环境保护"九五"计划和2010年远景目标》	考核指标包括社会经济、环境质量、环境建设、环境管理四方面	1999年上海市闵行区
5	生态示范区建设	1994年	国家环保部	协调经济、社会发展和环境保护	可持续发展战略、科学发展观、建设环境友好型社会	生态良性循环	2003年上海市崇明县(第二批)
6	可持续发展试验区	1992年	国家科技部	经济社会生态和谐	1986年的城镇社会发展综合试点	经济发展、社会进步和生态和谐	2001年上海徐汇区被国务院批准为"国家级可持续发展综合试验区"
7	上海市公共卫生体系建设三年行动	2003年	卫生局	公共卫生体系	全国防治非典工作会议精神	结构合理、功能完善、机制健全	首轮：2003—2005年
8	全民健身	1995年	体育局	锻炼、健康体质	全民健身计划纲要(1995—2010年)	体育锻炼的人数、场所数、体质	《上海市全民健身实施计划(2011—2015年)》

	名称	创立时间	实施部门	目标	背景	评估体系	上海市情况
9	安全社区	2000 年	国家安监局	社区安全	1980 年瑞典 Lidkoping 社区	世界卫生组织安全社区标准包	2003 年上海创建试点单位
10	上海市环境保护和建设三年行动计划	2000 年	上海市环保局	全面完成污染减排等各项环保目标任务	落实建成国家环境保护模范城市	水、大气、固废、绿化、农业生态环境、重点工业污染企业和区域环境综合整治	2000—2002 年、2003—2005 年、2006—2008 年、2009—2011 年、2012—2014 年环保三年行动
11	全民健康生活方式行动	2007 年	卫生部：疾病预防控制局、爱卫会疾控中心	传播健康知识和促进居民健康行为形成	《卫生事业发展"十一五"规划纲要》	高血压、体重、营养标签、饮酒、骨骼、口腔	上海市为首批示范省市
12	工作场所健康促进	1992 年	卫生部、中国健康教育协会	使工作场所成为健康促进场所	20 世纪 90 年代，场所健康促进法在西太区	综合的、整合的	1992 年上海项目中国第一个
13	中国健康城市项目试点区	1994 年	卫生部	从更广阔的范畴提出开展健康城市活动	20 世纪 90 年代初，WHO 西太区开发本区健康城市项目	嘉定区	"健康城市中国嘉定区"（"Healthy Urban China Jiading District"）是我国与 WHO 合作的第一批试点区之一

续表

	名称	创立时间	实施部门	目标	背景	评估体系	上海市情况
14	初级卫生保健试点	1990年	卫生部	履行"全民健康战略"承诺	20世纪80年代WHO"全民健康战略"、1990年《中国城市实现"2000年人人享有卫生保健"规划目标》	我国城市PHC 10项评价指标	上海市虹口区为卫生部初级卫生保健试点区、上海嘉定区是我初级卫生保健合作中心

资料来源：依据各种相关文献自行整理。

三　上海市健康城市建设的国际环境因素

国际环境，指一国所处的国际政治经济背景和条件的总和，构成了一国或地区公共政策的外部环境。任何一个国家、政府，都不可能孤立存在和与世隔绝，特别是在全球化，经济、政治等联系紧密的条件下，20世纪80年代中国改革开放以来的全球因素的影响更不容忽视。在卫生方面，理解健康有关全球影响的概念框架包含三方面内容（David Legge，Vivian Lin，Guo Yan，2010）：一是因与外界直接联系的增加而带来的物质影响，包括全球经济状况、国际监管环境对中国贸易与金融方面的影响。如世界贸易组织的相关规定、京都协定；有害药品的生产、流入、扩散和利用，包括烟草；影响可传播疾病如AIDS、SARS、禽流感的条件；外界因素对制度规范、精神生活和价值观的影响（可能会成为非传播疾病增加的影响因素），以上因素都对人群健康提出了挑战。二是全球政策对国内政策的影响。三是国际卫生政策体系的影响。全球卫生政策系统的基本框架，包括参与者、对话契机、知识体系、意识形态以及规则、资源和惩罚机制等，其中参与者如多边组织、非政府组织和社会运动；讨论契机如国际大会、专家小组；知识体系如数据库、培训课程、学习交流和提供支持的各种组织；规则、

资源和惩罚机制如条约等。对于上海市健康城市建设的外部环境,本书主要涉及以下两个方面:

1. 国际参与者——世界卫生组织

随着中国日益融入国际社会并在其中发挥作用,中国卫生系统,特别是 20 世纪 80 年代以来的中国卫生政策,日益受到国际卫生政策体系的影响。这种影响包括国际参与者的影响,而其中重要的"参与者"主要有:多边组织如世界卫生组织;国家和双边捐助者;非政府组织和基金会;教育和研究机构。在多边组织或机构中,世界卫生组织(WHO)作为联合国系统中卫生方面的核心机构,被视为"世界卫生之政府",其提供的经济援助以及官方报告,是中国卫生政策开发的重要信息和证据来源(David Legge, Vivian Lin, Guo Yan, 2010)。"健康城市"作为一个国际项目,就是为多边行动者 WHO 首创。20 世纪 80 年代中期,WHO 欧洲区首先在欧洲和北美等发达国家的城市发起了健康城市项目,后来,在国际上其他地方得到响应从而迅速蔓延全球,成了"健康城市运动"。其中,WHO 西太区是在 20 世纪 90 年代初开展健康城市项目。我国属于 WHO 西太区健康城市项目在中国的开展与 WHO 西太区 20 世纪 90 年代以来在中国的主要活动(见表 5—1)有直接关系。

一般来说,WHO 健康城市项目对参与城市的影响,据 WHO 欧洲区健康城市项目的经验,其积极作用主要在于三个方面(Lipp, Winters, de Leeuw, 2012):一是鼓励政治支持和组织参与;二是成为支持力量和技术知识的来源;三是 WHO 健康城市标签,使项目城市来确保地方项目的存在,以便其不会被可持续发展的更大概念所吞噬,因为在别的概念的项目中,一些健康议题可能不会被承认(Green, Price, 2009)。WHO 从最初发起合作项目到现在一直在支持着中国的健康城市建设,通过与卫生部联络,起到了倡导和技术支持的重要作用。国际社会对健康城市的关注、健康城市形成的国际潮流,使上海有可能利用各种有益的国际资源来促进健康城市的开发,WHO 健康城市项目的各种技术支持和各国实践,为上海市的健康城市建设提供了思想基础和经验参照。

表 5—2　中国健康城市开发中 WHO 在中国各地包括上海的主要活动

机构	上海健康城市的开发过程中 WHO 的主要作用和活动
世界卫生组织（WHO）	——1992 年，WHO 向我国卫生部提议：挑选一些城市作为试点来制定健康城市规划，并组织实施，再总结推广，逐步建立国家级健康城市网络。 ——1994 年年初，中国政府认可 WHO 对世界卫生组织从更广阔的范畴提出开展健康城市活动的建议，由国家卫生部医政司、国际合作司共同牵头，与 WHO 合作开展此项活动（注：在 1997 年机构改革后，健康城市项目调整为全国爱卫会与 WHO 的一个合作项目）。 ——1994 年年初，WHO 官员对我国进行考察，认为我国完全有必要开展健康城市规划运动，并具备进行研究的条件。 ——1994 年 6 月，WHO 西太区 Temple 博士专程到北京考察北京市环境卫生问题。 ——1994 年 8 月，由卫生部法规司、国际合作司牵头，在世界卫生组织指导帮助下，选择上海的嘉定区和北京的东城区作为新旧城区的示范代表，开始 WHO 西太区"中国健康城市项目试点区"，北京东城区、上海嘉定区开展健康城市规划研究工作。自此，我国也正式加入到健康城市规划运动中。 ——1994 年 9 月，WHO 西太区 Ogawa 博士到北京市东城区考察并指导东城区和上海市嘉定区拟订《中国（市）健康城市发展规划》。 ——1996 年 4 月，WHO 提议，在上海市嘉定区召开了"嘉定区创建健康城市宣传动员大会"，WHO 驻华代表季礼卿博士、卫生部王陇德副部长、原上海市副市长左焕琛到会并讲话，市有关委办局和各区县政府领导共 200 余人出席了会议。会上，卫生部副部长王陇德代表我国政府宣布上海市嘉定区、北京市东城区、重庆市渝中区、海南省海口市为中国健康城市规划研究试点区。 ——20 世纪 90 年代，WHO 和我国在全国各地举办一系列会议和培训班，如 1999 年 WHO 和全国爱卫办在苏州吴江举办"健康城市讲习班"。通过这些活动以及一些城市的试点，健康城市理念和经验在我国传播。 ——2005 年"上海健康城市国际论坛"在上海召开。 ——2011 年上海市成为世界卫生组织健康城市合作中心，使国际社会充分了解了上海市健康城市建设的目标与行动，为今后的国际合作开辟了道路

资料来源：根据各种相关文献自行整理。

2. 中国政府对一系列国际协议的签署和承诺

国际卫生政策体系之所以会对我国卫生政策有影响，原因之一是中国在国际政策体系中日益活跃并与国际社会就国际卫生达成一些协议。

这些协议、承诺的兑现，必然体现在相应的实践中，包括健康城市的开展，如前所述，WHO 健康城市项目的政策背景是"为了所有人的健康"（Health for All）战略、初级卫生保健、WHO 健康促进宪章和《21 世纪议程》。而中国政府作为国际社会的成员，都签署了这些协议、对此作出了承诺。

首先，我国作为 WHO 成员国，对"为了所有人的健康"（Health for All，简称 HFA。而翻译有多种，诸如全民健康、人人健康，为了所有人的健康等）全球战略和初级卫生保健都作了承诺（谢先国、李建华、尹卉，1997），其目标、原则也成为我国卫生与健康工作的指导，并且各级政府都采取了履行承诺行动（乔磊、金艳、赵惠珍，2004）。1990 年国家卫生部、计委、农业部、环保局、全国爱卫会等部委联合下发了我国农村和城市《2000 年人人享有卫生保健规划目标》（陈可贤，2000）。1995 年 8 月国家七部委联合发布了《中国城市实现"2000 年人人享有卫生保健"规划目标》，与 WHO 的合作也在初级卫生保健领域开展，如 1989 年至 1994 年，WHO 西太区初级卫生保健官员 K. S. Lee 博士先后 6 次到我国北京东城区、上海市虹口区等地考察我国卫生部初级卫生保健试点区，指导规划目标的制定，并按照初级卫生保健原则指导以上地区建立多部门合作机制并开展培训，另外也在一些城市区诸如北京东城区和上海嘉定区建立了世界卫生组织初级卫生保健合作中心（于军，1997）。对比我国城市 PHC 的 10 项评价指标与 WHO 1996 年公布的"健康城市"的 10 条标准，会发现其基本目标是一致的，而且城市卫生工作的重点也放在以下几个方面：部门间的合作和群众参与、健康促进及疾病预防；为市民提供卫生、安全的工作和生活环境；充分发挥现有卫生资源的效益，最大限度地改善居民的健康水平。同时，实现"人人享有卫生保健"目标只是解决了城市居民的基本卫生保健问题，而健康城市的内涵更丰富。所有这些，使已经实现《中国城市"2000 年人人享有卫生保健"规划目标》的城市，把健康城市作为接下来的发展方向。从 1994 年 8 月开始，在北京东城区、上海嘉定区开展了健康城市规划研究工作，至此，我国正式加入到健康城市规划运动中。由于东城区和嘉定区都是世界卫生组织初级卫生保健合作中心，所以就以初级卫生保健中心为依托，协调有关部门开展健康城市规划运动（于军，1997）。

其次，我国政府对《21世纪议程》和可持续发展作出了承诺，1994年3月25日，《中国21世纪议程》经国务院第十六次常务会议审议通过，可持续发展战略已成为中国跨世纪发展的战略选择。健康与环境有密切关系，实践中趋势是健康城市与可持续发展战略日益融合在一起。如欧洲可持续发展城市与城镇运动开始于1994年在丹麦奥尔堡举行的欧洲可持续城市与城镇大会，这项运动的目标是在全欧洲地区推动《21世纪议程》的当地化，进而使可持续发展战略落实于欧洲地区的实际行动中。这场运动确定的核心战略手段，就是欧洲地方当局为促进可持续发展而组成的五个协作网。作为"为了所有人的健康"战略在欧洲实施的重要基础与组织保障的WHO健康城市工程网络，就是这五个协作网络之一（许丛宝，2006）。我国的情况也与此类似，我国开展的可持续发展示范区建设的实践如上海徐汇区是全国可持续发展示范区，为上海市健康城市建设奠定了基础。同时，由于健康的亲民性，健康城市成为可持续发展的最佳切入点（梁鸿、曲大维、许非，2003）。

综上所述，世界卫生组织向中国倡导健康城市建设并提供技术支持，其他国家健康城市的实践提供了验证和经验借鉴，中国政府在国际上对"为了所有人的健康"（Health for All）战略和《21世纪议程》的承诺，这些组成了上海健康城市建设的重要国际背景。

第 六 章

上海市健康城市建设中的多部门合作

政策过程是由行动者进行的，政策内容也是行动者制定的，对上海市健康城市建设的政策分析，还必须分析其行动者。就 WHO 健康城市而言，其基础哲学是健康的社会模式，故而强调健康改善的行动需要多部门参与合作。多部门健康合作关系的开发和维持是健康城市的基础策略，促进多部门合作是 WHO 健康城市项目的主要目的。本书对多部门参与的分析分两章进行，本章集中分析上海市健康城市建设多部门参与者的结构，包括参与部门的数量和类别，以及各类参与者在健康城市建设中的地位作用。分析框架是基于健康促进的多部门合作模型、WHO 健康城市关于多部门合作的预设、健康城市多部门合作的关键部门模型。事实材料主要来源于上海市健康城市建设目前已经完成的四轮（2003—2014 年）《三年行动计划》的政策文本分析，以及关键知情人的访谈、机构调查结果。另外，还查阅了其他来源作为补充，如政府网页上公布的部门年度工作总结、新闻简报等。分析方法：一是对《三年行动计划》政策文本的分析，对进入四轮《三年行动计划》（2003—2005 年、2006—2008 年、2009—2011 年、2012—2014 年）的部门的数量、性质、职能范围、承担任务等进行分析统计，并就统计结果进行了部门间和阶段间的比较。二是关键知情人的访谈材料和其他补充材料，对访谈内容和文本中有关的部门进行主题归纳，然后引用访谈来说明。

第一节 《三年行动计划》参与部门的
数量和组织类别

关于健康多部门合作或伙伴关系，其结构、方法多种多样，其中，有正式和非正式的关系，WHO 健康城市强调的是正式的合作关系，因为更好的合作、更好的实践都有一个正式的合作关系，也更可持续（Donchin，Shemesh，2006）。正式的合作关系体现为政治承诺，包括由市政议会通过，政府领导签署声明、给予各方面保障等。上海市健康城市建设《三年行动计划》获得市政府正式批准，并以副市长牵头，由指标任务和重点活动的负责部门组成了联席会议，因此该计划代表着正式的伙伴关系，从而成为本书的分析重点。

一 《三年行动计划》所代表的多部门合作层次

WHO 健康城市不仅强调正式的合作关系，而且，多部门合作的层次也是多样的，由低到高可以分为建立联系—调整其行动或活动以达到某个共同的目的即协调—合作—协作或整合（Lipp，2012）等四个层次。其中，合作（Cooperating）包括资源共享，时间投入更多，而最高层次合作是协作（Collaborating），指合作伙伴需要放弃自己领地的一部分来给另一机构创建一个更好或更加无缝的服务体系，而且更体现在其机构的核心工作中，表现在资源和结构方面，其中特别要求机构高级人员的支持和参与，因为这关系到其动员协作所要求的机构资源的能力（VicHealth，2011）。另外对协作的其他解释还认为，协作或整合是指共同实施某个具体行动或共同工作（Green，Price，2009）。WHO 欧洲区健康城市项目第四期项目城市的评估文献中，在多部门合作的评估中，把合作伙伴参与的水平程度由低到高分为五级：没有联系、分享信息、同意协作、产生了达成一致的规划或战略和项目、对达成一致的计划或项目实施。两种模型都强调共同制订计划并共同实施、行动（Green，Price，2009）。

上述模型用于分析上海市健康城市建设的多部门参与，可以认为《三年行动计划》代表的合作关系是健康城市建设最高层次的多部门合作。因为，《三年行动计划》的参与部门之间的合作关系具有高层次合作的主要要素：首先，他们共同协商，对内容、职责分工达成了一致，制定出台了《上海市健康城市建设三年行动计划》；其次，他们共同实施了这个计划，而且还共同进行了监测、评估；最后，《三年行动计划》涉及的各部门还把健康城市工作纳入工作范围，负责人牵头，在自己部门设立机构、配备人员，并由承担指标任务、重点活动的负责部门的负责人为代表组成了健康城市的协调中枢——联席会议。由此看来，《三年行动计划》所代表的多部门合作关系的层次、程度，涵盖了 WHO 健康城市多伙伴合作模型的四个层次，其中，那些指标任务和重点活动的负责部门或主要责任者，其合作层次更是达到了多部门合作的最高层次。

二 《三年行动计划》参与部门的数量

对健康城市合作关系成功与否的一个关键测量，是最广义的健康跨部门伙伴关系的开发和维持，总预设是越多越好。在此主要描述组成正式和核心的合作关系的《三年行动计划》的参与部门数量。关于进入《三年行动计划》的部门数量，就计划中所列出的指标任务的负责和协作部门来看，最多的是首轮计划（2003—2005 年），有 28 个部门参加，最少的是第三轮（2009—2011 年）计划，但也有 13 个部门参加。

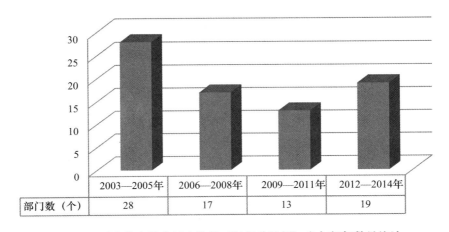

	2003—2005年	2006—2008年	2009—2011年	2012—2014年
部门数（个）	28	17	13	19

图 6—1 《上海市健康城市建设三年行动计划》参与部门数量统计

三　《三年行动计划》参与部门的组织类型

WHO 健康城市的多部门合作，不仅强调数量上越多越好，而且强调部门种类的多样，其中表现在部门的组织性质方面，既强调政府承诺并切实负起相应责任，也强调其他部门包括私人部门、第三部门或社会组织的参与。就上海市健康城市建设《三年行动计划》中列出的参与部门来看，其组织性质多为政府部门，虽然其中也有工会、青年、妇女组织以及红十字会，但这些机构，其编制、人员、经费等都是来自政府，所以这些机构最多只能算作准政府组织。这样一来，正如前所述，《三年行动计划》是得到市政府批准的正式合作关系，并由参与者共同制定和实施，联席会议的准入所依据的是《三年行动计划》中指标任务和重点推进活动的主责归属，所以《三年行动计划》代表着最高层次的、核心的合作关系，而进入《三年行动计划》的参与者主要是政府部门，即意味着最高层次的合作伙伴关系主要是政府部门间的，这也从合作关系方面鲜明地体现了上海市健康城市建设的政府主导特征。

四　城市政府部门的参与比例

在此描述上海市政府各机构、部门进入《三年行动计划》的情况。主要依据 2008 年后的《三年行动计划》进行分析，因为 2008 年进行了全国大范围的政府机构调整，故而政府机构在部门设置、机构数量方面有一些变化。《上海市人民政府机构改革方案》是 "2008 年第四季度部署实施，并年内基本完成" 的，调整后的上海市人民政府共设置 44 个工作部门，这些机构部门分为办公厅和组成部门，以及直属机构两大类，前者包括发改委、经委、教委、民政局等共 23 个，而后者包括体育局、绿化市容局等共 21 个。除了数量的变动外，机构调整还表现在其他方面，如市食品药品监督管理局，由原市政府直属机构调整为部门管理机构并由市卫生局管理，所以没有单计在 44 个中。至于爱国卫生运动委员会，本来它就属于该市人民政府的议事协调机构，其办事机构设在了卫生局。考虑以上情况，虽然第三轮《三年行动计划》中所列参与部门数计为 13 个，但由于爱卫办包括后来的健促办、食药监在市政府卫生局中，所以，实际上是 11 个，与该市政府部门和机构总数（n = 44）相比，所占为25%，达1/4。而第四轮行动计划有19个部门参与，同样爱卫办（之后的健促办）、食药监是在卫生局中，则参与机构数量是17个，占该市政府部门和机构总数（n＝44）的38.6%，达1/3多。两轮计划相比，后一轮计划比前一轮有更多政府部门参与，表明城市政府部门的参与比例呈增加趋势。

　　需要说明的是，这些计数是根据《三年行动计划》文本中明确列出的部门来计数的，这样计数的理由，是因为上海市健康城市建设《三年行动计划》清楚地列出了指标任务和重点活动的承担部门，包括负责和协作两方面的。并且，《三年行动计划》是落到实处的，上海市健康城市建设是按照这个计划来实施，参与部门是在其中负责实施指标任务和重点活动的，健康城市联席会议的组成是根据担任计划中的指标任务的部门来组成。最后，评估也是依据指标任务来对各部门工作绩效进行评估。所以，《三年行动计划》反映了真实的多部门参与实际。另外，这样计数可能会有一些遗漏，因为各轮《三年行动计划》文本中除了明确列出的部门外，还有一些指标任务的协作部门只是列为"相关部门"而没有具体明确是哪些部门，这种情况在第一、第三和第四期中都存在。如果把这些相关部门具体所指的部门都算上，参与部门还不止这些数目。不过，这不影响总的判断，因为，一方面，就参与部门数量这方面看，上海市健康城市建设一定程度上体现了WHO健康城市项目所强调的多部门合作；另一方面，只是列为"相关部门"，说明有很大的不确定性，不正式的关系表明了健康城市合作关系的多种情况，而本节主要集中于正式的伙伴关系。

第二节　超越卫生：非健康部门的参与

　　WHO健康城市基于健康的社会模式，认为健康是在卫生之外创造的，健康城市语境下的多部门合作，强调的是要超越医疗保健，把健康合作的范围扩大到健康部门之外。所以，对上海市健康城市建设《三年行动计划》的参与部门数量的分析，尽管有必要，但是仍不够，还要进一步分析参与部门的类别。本节把《三年行动计划》的参与部门分为健康部门和非健康部门这两大类，并描述两者的结构比例、地位和关系，以表明上海市健康城市建设多部门合作超越卫生保健的程度或水平。

一 健康与非健康类部门的结构和关系

依据职能范围和所承担任务的干预类型，可以看出《三年行动计划》参与部门中，属于健康类部门的主要有四个：卫生局、计生委、爱卫办或健促办、食药监。而《三年行动计划》的其他参与部门都可以归为非健康类部门。从这两种部门在每轮计划中所占份额（见图6—2）来看，非健康类部门都远远超过健康类部门，最高在首轮计划中达近90%，最低在第三轮计划也达69.2%，其他两轮（第二、四轮）都近80%；而健康类部门所占份额，最高是第三轮计划也只近1/3，最低在首轮计划中仅占一成多，其他两轮计划都不过占1/5多点。可以说，在两大类参与部门的数量结构方面体现了对医疗卫生的超越。

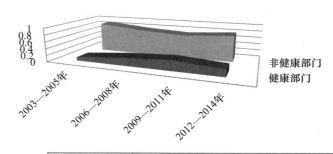

	2003—2005年	2006—2008年	2009—2011年	2012—2014年
■ 健康部门	0.107	0.233	0.308	0.211
■ 非健康部门	0.893	0.765	0.692	0.789

图6—2 《三年行动计划》参与部门中健康与非健康类的构成

不过，除了数量结构外，还有必要分析这两大类部门在《三年行动计划》中的地位、作用及相互的关系。上海市健康城市建设四轮《三年行动计划》中健康与非健康部门的合作，可以分为"独自做"和"一起做"两大类。其中，"独自做"指完成某指标任务的部门都是由一类部门完成而不涉及其他类别部门。据此，"独自做"实际包括健康类部门"独自做"和非健康类部门"独自做"这两种情况；而"一起做"也可以根据两类部门在指标任务和重点活动中是否为主责部门而分为两种情况：健康部门主责而非健康部门协作、非健康部门主责而健康部门协作。由此，在上海市健康城市建设四轮《三年行动计划》中，健康类与非健康类部门的合作关系共有四种情况。对这四种合作关系中两大类部门的地位和作用，具体分析如下（见图6—3）。

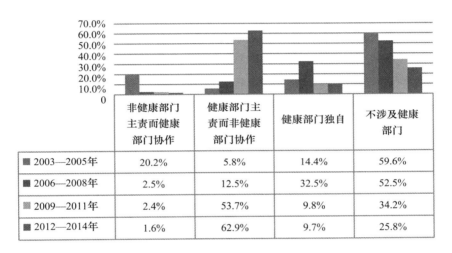

	非健康部门主责而健康部门协作	健康部门主责而非健康部门协作	健康部门独自	不涉及健康部门
■ 2003—2005年	20.2%	5.8%	14.4%	59.6%
■ 2006—2008年	2.5%	12.5%	32.5%	52.5%
▨ 2009—2011年	2.4%	53.7%	9.8%	34.2%
■ 2012—2014年	1.6%	62.9%	9.7%	25.8%

图6—3　《三年行动计划》中健康部门和非健康部门承担指标任务对比

首先，把两类部门"独自做"和"一起做"情况相比较，可以发现其总趋势是，"一起做"的指标任务呈现越来越多的趋势，而"独自做"的指标任务日益减少。具体情况是，在第一、二轮行动计划中，"独自做"的任务高达70％，远远超过"一起做"的（含健康部门主责而非健康部门协作和非健康部门主责而健康部门协作两种情况）；但到第三轮和第四轮，情况则发生变化，"一起做"的份额超过了"独自做"，其中第三轮计划中占一半以上（56.1％），最多在第四轮中占64.5％。而独自完成的指标任务日益减少，到第四轮降到了37.1％，仅仅占1/3。虽然第二轮由于文献获得较少的原因，实际上不止这个数，但这不影响对整个趋势的判断，因为即便不看第二轮，从其他三、四轮的情况也可以得出这个结论。

其次，进一步分析"一起做"的两种情况，发现这两种合作情况在四轮计划中所占份额也是变化的，具体表现为：首轮计划中以"非健康部门主责、健康部门协作"居微弱多数，而"健康部门主责、非健康部门协作"只占 5.8%。不过，后三轮计划情况都发生了变化，都是以"健康部门主责、非健康部门协作"居多，并且发展趋势是逐轮增加，第二轮占总盘的 12.5%、第三轮占总盘的一半以上，第四轮（2012—2014年）更高达 62.9%；与此相反的是，"非健康部门主责、健康部门协作"虽然除在首轮计划中达 20.2% 而高于另一类，但从第二轮开始就大幅度减少到占 2.5%，而且之后几轮继续逐轮减少，第三轮占 2.4%，最低在第四轮计划中，仅 1.6% 的分量。

再次，就健康类和非健康类"独自做"的情况进行比较，会发现，在四轮行动计划中，非健康部门"独自做"都超过健康部门"独自做"，最多在第一、二轮计划中都居总计划的 50% 以上，而最低在第四轮计划中也占 1/4。相反的是，健康部门"独自做"的比例最高在第二轮计划中也仅占 1/3 不到，在其余三轮中更是仅占近一成。另外，除了健康部门独自做的在第二轮有增加外，总的来看，两类部门"独自做"的情况在四轮计划中都呈逐轮减少趋势。

最后，再比较两类部门各自负责的，会发现，健康部门负责（含"健康部门主责、非健康部门协作"和健康部门"独自做"的）的份额在四轮计划中都居多，并呈逐轮大幅增加趋势，最低在首轮中居 1/5，为 20.2%，第二轮猛增至近一半，达 45%；第三轮又继续增加到达 63.5%，最高在第四轮占总计划的 2/3 多，达 72.6%。而相反的是，非健康部门负责的份额（包括"非健康部门主责、健康部门协作"和非健康部门"独自做"两种）在逐轮减少，从首轮的 4/5（79.8%）、第二轮的一半多点（55%）、第三轮占 1/3 多点（36.6%），到第四轮最低，只占 1/4多点（27.4%）。

综上所述，通过分析这四种合作关系，会发现《三年行动计划》中参与部门日益趋向于以健康部门为主，而非健康部门的参与主要是来协助完成健康部门负责的任务的。换句话说，健康类部门为主、非健康类部门为次，是上海市健康城市建设的主要特征。

二　最常合作的非健康部门与任务类型

进一步要问的是，谁最可能合作、合作什么或什么可能为健康和非健康部门一起做？通过分析健康和非健康部门合作关系的四种情况的部门组成和任务内容，可以回答这些问题。

1. 最可能提供协作的非健康部门

协作健康部门的部门是哪些？谁最常与健康部门合作？如前所述，"一起做"中有两类，其中之一是"健康部门主责、非健康部门协作"这类。通过分析这类指标任务中提供协作的非健康类部门，可以看出哪些非健康部门最常与健康部门合作。结果发现，在已经完成的四轮《三年行动计划》（2003—2014 年）中，列为协作部门的非健康部门共计 15 个，包括教育局、农委、财政、经委、质监局、绿化市容、体育局、市民防办、红十字会、妇儿办和妇联、盐务、商务委、建交委，以及所标的"相关部门"或"市爱卫会有关委员部门"。其中，每轮都提到的健康协作部门是"相关部门"或"市爱卫会有关委员部门"，教育局在三轮计划中都有这类任务，质监局和绿化市容局在两轮计划中有配合健康部门工作的工作，主要在第二轮和第四轮。

2. 得到非健康部门协作最多的健康部门

反过来，得到非政府部门协作的健康部门都是哪些？在上海市健康城市建设三年行动计划中出现过的健康部门主要有四个：爱卫办（"健促办"）、计生委、卫生局和食药监。这四个部门承担由非健康部门协作的任务，最多的是爱卫办，最高在首轮中承担了这类任务的 100%，次轮降低到 20%，但后两轮又增加到近 2/3（第三轮 14 个指标任务，占这类任务的 63.6%；第四轮 12.5 个，占这类任务的 65%）。再从计划的总盘子看，爱卫办承担的这类任务量的比重，在第三轮中占指标任务总量的 34.2%，达 1/3 多；到了第四轮更多，占该轮计划总盘子（31 个）的 40.3%，达 2/5 多。

卫生局、计生委和食药监，主要在后三轮行动计划中承担此类任务，其中卫生局曾在第二轮中为首，承担了这类任务的 40%，但后两轮却降低到一成左右，即第三轮不到 10%，第四轮有所增加但也仅 15.4%。其次，计生委承担这类任务在第二、三轮中都近 20%，但在第四轮减少到

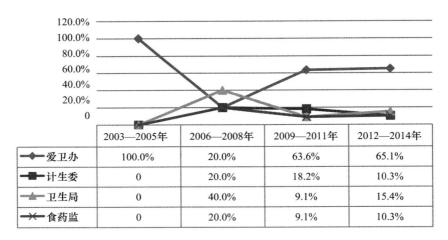

	2003—2005年	2006—2008年	2009—2011年	2012—2014年
爱卫办	100.0%	20.0%	63.6%	65.1%
计生委	0	20.0%	18.2%	10.3%
卫生局	0	40.0%	9.1%	15.4%
食药监	0	20.0%	9.1%	10.3%

图6—4　《三年行动计划》中非健康部门协作健康部门完成的指标任务量

仅占1/10。最后，食药监只在后三轮计划中出现，且所承担这类任务的比重都在10%左右。

3. 最需要健康部门协作的非健康部门

"一起做"的另一种情况，是非健康部门主责而健康部门协作。分析这类指标任务中的主责的非健康部门和提供协作的健康部门，可以看出哪些非健康部门最需要健康部门的配合，以及哪些健康部门最常为非健康部门提供协作。其承担的任务需要健康部门提供协助的非健康部门，在已完成的四轮《三年行动计划》中共出现过5个：教育局或教委、体育局、经委、水务和房屋管理部门。

首先，教委在三个轮次的计划中都承担了需要健康部门协作的任务，而且其负责的这类任务的分量也最多，最高在第二轮和第三轮计划中达100%，最低是在首轮行动计划中承担了近一半（47.6%）；其次，在两轮行动计划中承担了需要健康部门提供协作的任务的是体育局，最高在首轮计划中承担4.8%，最低在第四轮行动计划中与爱卫办共同负责一个指标任务——"健康步道"；最后，只在首轮（2003—2005）计划中承担此类任务的有房管部门、经委、水务三个部门，其中尤以经委的任务居多，达这类任务的33.3%，在该轮计划中仅次于教委。这些情况表明，最需要健康部协作的非健康类部门首先是教育、体育部门，其次是房管、经委和水务部门。

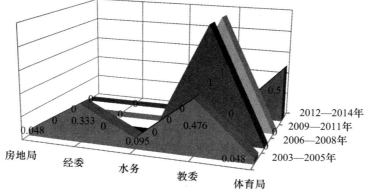

图6—5　《三年行动计划》中非健康部门需要健康部门协作完成的任务量

4. 为非健康部门提供协作的健康部门和合作项目

哪些健康部门最常为非健康部门提供协作，或最被非健康部门需要，这以在非健康部门主责而健康部门协作的指标任务中来看（见图6—6）。在《三年行动计划》中主要是卫生局、计生委和爱卫办，而食药监没有这方面的需要。其中，卫生局在前三轮的计划中都有这类被需要，并且所占比例最大，100%的这类任务需要其配合；爱卫办主要出现在后两轮，其中最多在第三轮，达100%的这类任务需要其配合，最低是在第四轮行动计划中与体育局共同负责一个指标任务。

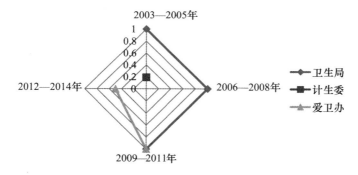

图6—6　《三年行动计划》协作非健康部门完成指标任务的健康部门

再进一步分析这些由健康部门配合非健康部门做的指标任务，可以表明什么任务最需要健康部门来配合或可能产生两类部门间的合作（见图6—7）。非健康部门主责而健康部门协作的指标任务，四轮计划出现过共计五类即个人类、医疗保健、食品提供、城市环境、场所等。其中，个人类中的体力活动、控烟、健康知信行三个分支都有这类任务，而城市环境类中主要是基本生活支持类。就轮次分布看，非健康部门负责而健康部门协作的指标任务，在首轮计划中出现最多，包括个人因素、医疗保健、食品提供、城市环境等四类指标任务，所占比例由高到低依次为食品提供（33.3%）、医疗保健（23.8%）、个人因素—健康知信行（14.3%）和城市环境—基本类（14.3%）；另外，个人因素中的控烟类任务，由非健康部门主责并健康部门协作的，不仅在首轮中出现，而且在第三轮中再次出现，并且该轮计划中这类指标任务的100%都是控烟，具体是场所禁烟项目；最后，个人因素中的体力活动类需要健康部门来配合的任务，除出现在首轮行动计划中外，还出现在第四轮行动计划中，具体就是"健康步道"，该轮计划中这类任务就是这一个，所以占100%，计划中确切标明是由爱卫办与体育局共同负责的。从四轮行动计划看，健康部门与非健康部门共同负责某个任务，四轮行动计划中仅此一个。

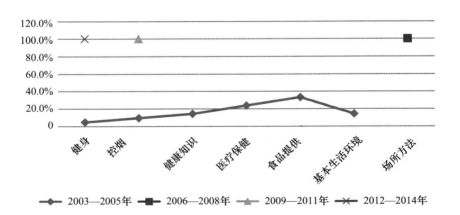

图6—7 《三年行动计划》健康部门协作非健康部门完成的指标任务

三 无须"一起做"的任务类型和承担部门

1. 健康部门"独自做"的任务类型和具体承担部门

承担"独自做"任务的健康部门，在《三年行动计划》中出现过的主要是卫生局、爱卫办、计生委和食药监这四个。要指出的是，第二轮计划中，爱卫办主责的创卫任务这一类，本书所获得的计划文本中没有具体标出协作部门，难分清是由非健康部门还是由健康部门协作的，而在此都算为健康部门独自做的，这样难免会有误差。不过这也不影响整体的结论，因为爱卫办确有一定指标任务的协作部门是健康部门内的，如三轮计划中的健康自我管理项目列出来的协作部门是卫生局这个健康部门，另外，有许多指标任务是爱卫办独立负责完成的。

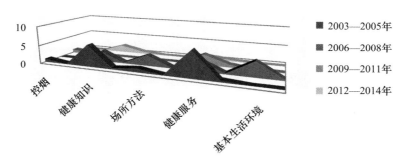

图6—8　《三年行动计划》健康部门负责的指标任务

而由健康部门"独自做"的指标任务（以干预类型、评估与否、测量的形式来分析），主要是健康服务和个人因素的干预这两类，其中，首要的是健康服务类，在每轮计划中都有，具体有计生站达标、健康档案建立、母婴项目、健康自我管理和特定人群的体检等。而居第二位的是个人因素干预类，主要指两方面，一是健康知识类，除第三轮计划外，其他三轮行动计划中都有一定比例；二是控烟，主要是卫生系统中的控烟单位项目，如首轮计划中的"无烟医疗机构"和第三轮计划中的"无烟医院"，这些都是在健康系统中的，所以可以由健康部门独自完成。

有必要特别说明的是，出现在第二轮行动计划中的场所方法和城市环境方面（创卫）的任务，由于没有列出协作部门，所以本书列为由健康部门独自完成。但是，这类指标任务出现在其他轮次的计划中都列有协作部门，通常标为"相关部门"或"爱卫相关委员部门"。第二轮行动计划没有列出协作部门的原因，可能是收集到的文件版本失误，也可能反映出，创卫工作早已形成稳定的协作机制，所以不需要再强调，健康场所类由爱卫会牵头也是比较确定，就不强调。这也反映出健康城市建设的所有权。

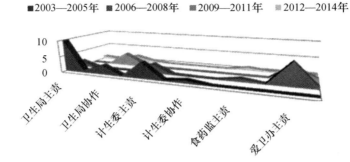

■2003—2005年 ■2006—2008年 ■2009—2011年 ■2012—2014年

图6—9 《三年行动计划》承担不涉及非健康部门的指标任务的健康部门

2. 非健康部门"独自做"的指标任务类型和承担部门

就指标任务类型和所占比重来看，由非健康部门"独自做"的指标任务主要包括5类，即个人因素、城市环境类、食品提供、场所建设和文明创建。其中，四轮计划中都有的是个人因素和城市环境类，在两轮计划中出现的是食品提供和场所建设，文明创建只在首轮有。这类任务的详情和相应的承担部门具体如下：

首先，城市环境类指标方面，在四轮行动计划中都出现过的这类指标任务，首先就是城市环境指标中的一些具体内容。由非健康部门独自完成的城市环境类指标，在《三年行动计划》中覆盖了基本的生活支持类、健康隐性相关类这两种，并前者多由非健康部门独自完成而不涉及健康部门，如首轮行动计划中"城市环境"类指标有 43 个，其中有 29 个（67.5%）就属于第一类；2006—2008 年计划中 16 个（100%）这类指标任务全都属于基本的生活支持类；2009—2011 年计划中，11 个这类指标任务中有 9 个（81.8%）属于第一类，余下 2 个属于第二类；2012—2014 年计划中，5 个中有 3 个（60%）属于第一类，其余是第二类，包括绿地、森林覆盖率和公园等。

其次，个人因素方面的这类指标任务，一方面，就具体指标看，是在四轮行动计划中都出现过，首先是体力活动、健康知识信息和控烟此三类，其中最多的是健身类，具体多为锻炼运动的参与率、人员配备、场地建设、体质测试等，如首轮计划中的个人因素指标，8 个中有 7 个是体力活动类，包括健身场地指标 3 个、参加锻炼和学生参加文体活动人数指标 2 个、体质测试和体育指导员指标各 1 个；第二轮计划中是场地建设和参与人数指标各 1 个，第三轮行动计划包括场地指标 2 个和群众团体数 1 个；第四轮行动计划中个人因素指标共 3 个，其中 1 个是体力活动类，并属于健身场地类指标。而第二位的这类指标任务，是健康知信行等个人因素，从轮次分布看，在第四轮（2012—2014 年）行动计划中，包含老人求救知识知晓与学生健康知识知晓和行为形成率这两个指标。第三位的是"控烟"，具体指在第一轮行动计划中的"烟草有限销售"指标任务。另一方面，这些个人因素指标的完成部门，为首是健身类任务的承担部门，具体是教育局和体育局，如在首轮 2003—2005 年计划中学生体质监测和学生文体活动是由教育局负责，其余都是体育局。而第四轮（2012—2014 年）行动计划中的 3 个"个人因素"指标，包括老人求救知识知晓与学生健康知识知晓和行为形成率，其承担部门前者为民政局老龄办，后者由市教委、市经委承担。最后，第一轮行动计划中的"烟草有限销售"指标任务 1 个即"控烟"，是由经委完成。

最后，食品提供、场所建设和文明创建方面，只在第一、第二轮计划中出现的这类非健康部门独自完成的指标任务，是食品提供和场所建设这两类。一是食品提供类指标，包括郊区农田的农药和化肥使用控制这两个指标任务，其完成部门都是由农委；二是场所方法类指标，包括首轮《三年行动计划》中由教委承担的"健康校园"、第二轮《三年行动计划》中由经委承担的"标准化菜市场"，而只在首轮《三年行动计划》中出现过的任务是文明创建类，都是由非健康部门完成的，主要由文明办负责，另外文广影视局负责图书馆指标，该部门另外还承担 1 个广场指标，归在城市环境类中。

综上所述，不涉及健康部门而主要由非健康部门完成的指标任务，主要是体力活动、"控烟"和健康知识行为等个人因素指标以及基础性的实质的生活支持类和健康隐性相关类等的城市环境因素指标，相应地，其承担部门主要是市容绿化、环保、房地、体育等部门，还有教育部门市教委、市经委等部门也承担一些。另外，这部分也说明了，即便没有健康部门的参与,非健康部门独自也能够实施对健康有影响的政策。据WHO 健康城市经验,虽然跨部门行动对于解决健康部门控制之外的健康决定因素是很重要的,但也不一定意味着这些部门必须得一起做事。

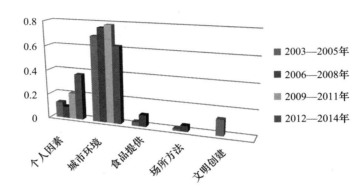

图 6—10 《三年行动计划》不涉及健康部门而由非健康部门完成的任务类型

而"独自做"的非健康部门,每一轮都出现的是绿化市容、环保、水务、体育这四个部门,在三轮中出现过的有房屋管理,在两轮中出现过的是农业部门、教育部门和经贸部门,仅在一轮中出现过的是公安机关、农林机关、文明办、文广影视部门、民政局老龄办。就承担任务的比重看,总体来说,首要的是绿化市容部门,其次是环保、体育和房屋

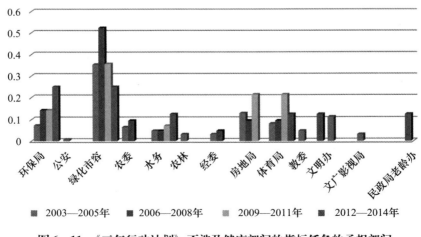

图 6—11 《三年行动计划》不涉及健康部门的指标任务的承担部门

管理部门,再次是水务和农业部门,最后是农林、文广影视和公安机关,公安机关与环保部门共同负责"汽车尾气"指标,文广影视主要在首轮计划中负责"广场"指标。这些部门的列入,是与相应的指标任务一致的。

四　重点活动中健康和非健康部门的合作

除指标任务外,《三年行动计划》还列出了重点推进健康城市活动,所以对指标任务的承担情况进行以上分析之后,接下来需对重点推进活动中的多部门合作进行分析。总的来说,重点活动覆盖涉及的领域(见"政策内容")与指标任务所覆盖的领域是一致的,而这些重点活动的负责部门,多是爱卫办。

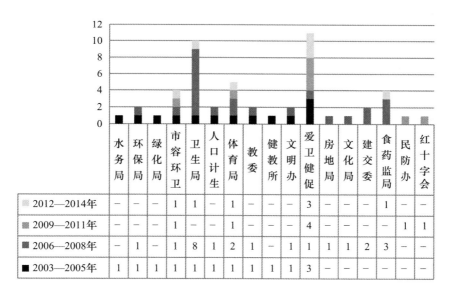

	水务局	环保局	绿化局	市容环卫	卫生局	人口计生	体育局	教委	健教所	文明办	爱卫健促	房地局	文化局	建交委	食药监局	民防办	红十字会
▨ 2012—2014年	-	-	-	1	1	-	1	-	-	-	3	-	-	-	1	-	-
▨ 2009—2011年	-	-	-	-	-	-	1	-	-	-	4	-	-	-	-	1	1
■ 2006—2008年	-	1	-	1	8	1	2	1	-	1	1	1	1	2	3	-	-
■ 2003—2005年	1	1	1	1	1	1	1	1	1	1	3	-	-	-	-	-	-

图6—12　《三年行动计划》重点活动的牵头部门及所负责的活动数量

注:有的重点活动的负责部门不止一个,本图以部门来计其负责重点活动的数量,所以重点活动的数量会有重叠。

1. 重点活动的负责部门

重点活动方面的负责(又称"牵头")部门,在《上海市健康城市建设三年行动计划》出现过的共有17个,包括水务局、环保局、绿化局和市容环卫（2008年机构调整后归并为绿化市容局）、卫生局、人口计生部门、体育局、教委、"健教所"、文明办、"爱卫健促"、房地局、文化局、建交委、食药监局、民防办、红十字会。其中，在四轮行动计划中都负责重点活动的部门有3个，包括绿化市容局、体育局、爱卫健促办3个；在三轮行动计划中都负责重点活动的部门有1个，即卫生局；在两轮行动计划中负责重点活动的部门有5个，即环保局、人口计生部门、教委、文明办、食药监局；只在一轮行动计划中负责重点活动的部门有7个，即水务局、"健教所"、房地局、文化局、建交委、民防办、红十字会等。

就所负责的重点活动的份额来看，最多为卫生部门，并且份额逐轮加大，最低在首轮计划达54.6%，第二轮达到61.9%，最高在第三、第四轮达80%。具体为：第一轮三年行动计划有11项重点活动，其中6项，其负责部门都是卫生部门，占54.6%（其中有1项是与文明办共同承担）；第二轮三年行动计划列出了21项重点活动，其中有13项，其负责部门为健康部门，占61.9%，最多是卫生局，承担了8项，第二是食药监局，承担3项；第三轮三年行动计划列出了5项重点活动，其中有4项，其负责部门有爱卫办，占80%（其中独立牵头2项，其他两个是分别与体育局、民防办和红十字会共同承担的）；第四轮三年行动计划中列出了5项重点活动，其中有4项，其负责部门都是健康部门，占80%（其中有一项是爱卫办与体育局共同负责的）。

以上情况也表明，虽然四轮《三年行动计划》中都有一定量的指标任务是由非健康部门独自完成的，但是如果联系起《三年行动计划》推进的重点活动来看，其负责或牵头部门却多为健康部门，所以健康与非健康部门也实现了合作，而且还说明了非健康部门参与到《三年行动计划》中的理由，即非健康部门负责的指标任务与许多健康城市建设重点推进活动有一致性，重点活动的开展作为一种动员机制，有助于培育公众和社会的意识与行为，而这些是非健康部门完成其任务所需要的。

2. 重点活动的协作部门

关于协作部门，由于本书获得的《上海市健康城市三年行动计划》文本中，只有在第四轮中列出了重点任务的协作部门，所以只能对第四轮进行分析对比。第四轮行动计划所列出的重点任务的协作部门有26

个，涉及健康、商业、环境、文化、工青妇，交通、教育、体育、公安、旅游等部门类型。其中，健康部门有 3 个，即市卫生局、市食品药品监管局、市健康促进协会。此外的其他都是非健康部门，共 23 个，具体为：商业部门有 6 个，即市盐务局、市质量技监局、市商务委、市烟草专卖局、市工商局、市餐饮行业协会；环境部门有 5 个，即市绿化市容局、市环保局、市水务局、市住房保障房屋管理局、市建设交通委；文化部门有市文广影视局、市文明办 2 个；工青妇组织包括团市委、市妇联、市控烟协会、总工会以及市志愿者协会；其他还有，交通部门如市交通港口局；公安局；教育部门如市教委；体育部门如市体育局；市旅游局等。

关于这些部门所协作的部门，如前所述，第四轮《三年行动计划》所列出的重点任务共有 5 项，其牵头负责部门为健康、环境和体育 3 类，其中，主责最多的是健康部门，达 3/5 的重点活动是由健康部门负责的，另外还有 1 个即 1/5 的重点活动是健康部门与非健康部门的体育部门共同负责，而为非健康部门负责的重点项目就只有 1 项，占 1/5。再看这 5 个重点活动的内容和其所列出的协作部门，协作部门数最高的重点任务"人人控烟限酒"，其协作部门数量上达 21 个，而其负责部门是市健促办；其次，三项重点活动分别列出了 7 个协作部门，其中一项的负责部门是健康部门而另一项为健康部门与体育局共同负责；最后，列有两个协作部门的重点活动"人人愉悦身心行动"，其负责部门是健康部门。而那唯一由非健康部门负责的重点任务"人人清洁家园行动"，协作部门有 7 个。这些情况也表明，参与《三年行动计划》的重点活动的非健康部门，大多数是来协助健康部门完成其负责的重点活动任务的。

第三节　移向上游：关键部门的参与

WHO 健康城市中多部门参与合作的成功与否的测量还有另外一个重要方面，就是关键部门的参与。所谓的关键部门，是指其政策对健康的决定因素有重大影响的部门。WHO 健康城市不仅要把健康领域扩大到健康部门之外，更要扩大到健康的上游因素，因此，WHO 健康城市在明确健康发展事关每个部门的同时，还特别强调关键部门的参与，认为关键部门的参与越多越好。本书在此通过把《三年行动计划》的参与部门归为九大类，并分析部门间的结构比例、地位关系，以此来反映关键部门的参与程度或水平。

一 《三年行动计划》参与部门的职能类型

对关键部门具体指哪些，WHO 健康城市文献中主要有三处集中提到。一是 WHO 城市健康计划有关指南中，所列出的关键部门有 7 个，包括商业部门、经济部门、工业部门、健康和社会部门、交通部门、环境部门、教育部门，并把其中的商业部门、经济部门、工业部门归在一起，称其为"广义经济部门"（Green，2012）；二是 WHO 欧洲区健康城市网络第四期评估的有关文献中，列出了 8 个关键部门，包括教育、志愿、经济发展、城市规划、交通、健康服务、社会服务和其他部门，其中强调了城市规划部门，因为城市规划是一种环境控制的机制，以一种系统方法，最终影响着健康（Barton，Grant，2009）；三是 Whitehead（2007）基于健康决定因素模型而指出了多部门合作的几个关键方面，包括经济、教育、就业、医疗保健等。本书以关键部门的划分为参照，并结合上海健康城市建设的实际，按职能范围把《三年行动计划》的参与部门归为九大类（见表6—1），其中的"相关部门"指《三年行动计划》中没有明确表明的那些部门。

表6—1　　《上海市健康城市建设三年行动计划》参与部门类别

编号	类别	关键部门	前四轮《三年行动计划》所列部门
1	○	体育	上海市体育局
2	○	经济	WHO 所说的经济类部门含有商业、经济、产业三类，具体到上海市健康城市建设三年行动计划中出现过的部门，有市农委、市经委、市工商局、市商务委、市质量技监局、市烟草专卖局、市财政局、市盐务局
3	○	环境	市环保局；市绿化局、市绿委办、市容环卫局、市绿化市容管理局；市水务局；市农委、市农林局；市房地资源局、市住房保障和房屋管理局；市建委、市建设交通委、市政局

编号	类别	关键部门	前四轮《三年行动计划》所列部门
4	√	健康	市卫生局、市人口计生委、市食品药品监管局、市爱卫会、市爱卫办、市健促办
5	○	教育	市教委
6	○	规划	市规划局
7	○	社会	市民政局（市老龄办）
8	○	交通	市城市交通局、市交通港口局
9	○	其他	市公安局、市文明办、市文广影视局、市重大办、市总工会、团市委、市妇联和妇儿办、市民防办、市红十字会
10	○	相关	爱卫相关部门、相关部门

注：标√为健康或卫生部门，标○为非健康或非卫生部门。

二　《三年行动计划》参与部门的职能结构

1. 各类型职能部门的参与数量

以下就参与部门的类型和数量进行了统计，并就其所占比例进行排序（见图6—13），以此来描述上海市健康城市建设参与者的特点。

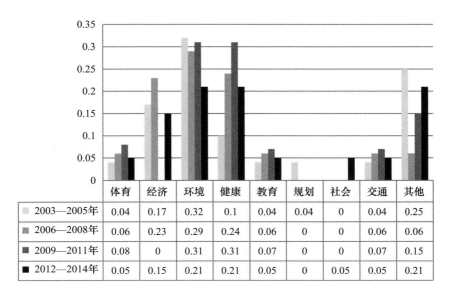

	体育	经济	环境	健康	教育	规划	社会	交通	其他
2003—2005年	0.04	0.17	0.32	0.1	0.04	0.04	0	0.04	0.25
2006—2008年	0.06	0.23	0.29	0.24	0.06	0	0	0.06	0.06
2009—2011年	0.08	0	0.31	0.31	0.07	0	0	0.07	0.15
2012—2014年	0.05	0.15	0.21	0.21	0.05	0	0.05	0.05	0.21

图6—13　《三年行动计划》参与部门类型和数量

首先，在目前已完成的四轮《三年行动计划》中，每轮计划都在6类以上的部门参与，最高达8类。最多在首轮和第四轮计划都有8类部门参与，最少在第三轮计划有6类部门参与，而第二轮计划有7类。在参与部门中，所有四轮计划都有健康、城市环境、教育、体育、交通5类部门，三轮计划都有的部门有经济类部门以及列在"其他"类部门中的工青妇2类，而只参与了两轮计划的部门包括"其他"类部门中的红十字会、文明办、文广影视，最后，仅仅在一轮计划中出现的是规划部门、社会类部门和"其他"类部门中的公安、民防、重大办等。总的来说，所有四轮上海市健康城市建设三年行动计划的参与部门中除了健康部门外，至少还有其他5类以上的职能部门参加，最多共有7类其他类部门与健康部门一起参与。

其次，所有四轮《上海市健康城市建设三年行动计划》中，都没有出现过像劳动就业、社会保障类的职能部门，而民政部门除了在第四轮计划中出现过"老龄办"外，总体也很少见。当然，WHO欧洲区健康城市的经验表明，健康城市中的健康合作是正式关系与合作关系的合并，除了正式的合作关系外，还有与更多部门的非正式合作关系，而没有进入《三年行动计划》也不意味着就没有为健康做贡献。不过，与健康重要相关却没有整合到健康城市建设《三年行动计划》中，这种情况反映了部门之间的分割现象。进一步分析还会发现，在基层如街道、居委会的层次，由于许多工作汇集于此、各种建设项目难分彼此，部门分割界限相对不是很突出。在我们的访谈中，一些基层受访者谈到的内容有些超出了《三年行动计划》的指标范围，如多扶贫帮困等，有的还提到企业参与等。

再次，从职能部门所参与的轮次看，每轮计划都出现的有健康、城市环境、教育、体育、交通5类部门；而仅参与了三轮计划的部门是经济部门以及归"其他"类部门的工青妇，它们都首先出现在第一、二轮计划，第三轮消失，但第四轮又重现；参与了两轮的部门，在首轮和第四轮出现是"其他"类部门中的文明办和文广影视，而红十字会在后两轮出现；只在一轮计划中出现的部门，规划部门和"其他"类部门中的公安和市重大办在首轮计划之后就了无踪影，而社会类部门终于在第四轮出现，尽管只是民政的"老龄办"这一个。总的来说，首轮和第四轮的职能部门类别比较齐全，同时，第四轮还出现了"社会类"部门。

最后，就各职能类别的具体参与部门比例看，四轮计划中居首的都是环境类部门，最多在前三轮行动计划中占近 1/3（约 30%），其最少在第四轮也有近 1/5（21%）。此外，几乎与环境部门平分秋色的是健康类部门，虽首轮计划中健康类部门仅占一成（10%），但后三轮所占份额都上升到 20% 以上，最高份额是第三轮接近 1/3（31%），而在第三、四轮中与环境部门并列第一位，总的来说，健康类部门参与所占份额呈越来越大趋势。由此看来，环境部门和健康部门是主要的参与部门，并日趋以健康部门为主。

2. 具体委办局的参与情况

各类型部门中的具体委办局，四轮《三年行动计划》都参与了的有五类部门，涉及具体委办局共 10 个，其中，环境类具体有环保、市容环卫、绿化（2008 年机构调整后市容环卫与绿化等归为绿化市容局）和水务等 4 个；健康类有 3 个，包括卫生局、爱卫会或健促办（2005 年爱卫会增挂健康促进委员会牌）和计生委；最后，有三类是只有一个委办局的，即教育类是教育局，体育类是体育局，交通类是交通港口管理（第一、二轮是城市交通局，第三、四轮在 2008 年机构调整后为交通港口管理局）。

但是，在目前已经完成的前四轮《三年行动计划》中，参与部门相对固定集中于几个委办局，并且参与轮次也存在局限。环境类部门主要为绿化市容、环保、水务，健康部门相对固定于爱卫、卫生行政、计生委，经济部门的委办局参与数量与轮次也都不多，而像规划、交通部门这样的关键部门参与更有限，更不用说像社会保障如医疗保障和救助、劳动就业这些 WHO 所说的关键部门却从来没有在四轮《三年行动计划》中出现，其他社会服务类如民政不仅参与较少，即便进入了地位也有限。所以，以《三年行动计划》参与部门的种类和数量，再联系政策内容，不难理解为什么政策内容的特点会主要是传统内容，总体上上海市健康城市建设处于 Hancock（1993）所说的健康城市进展水平的较初级层次。

三　《三年行动计划》中各职能部门的角色

关于各类部门的角色和作用，反映在各参与部门在《三年行动计划》

中承担指标任务、重点活动的情况，包括主责、协作以及任务量。由于大部分指标任务都需要不止1个部门的协作，所以，各部门承担协作任务没有排斥关系，百分比会产生叠加。

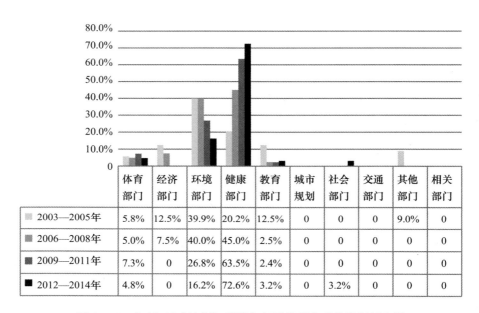

	体育部门	经济部门	环境部门	健康部门	教育部门	城市规划	社会部门	交通部门	其他部门	相关部门
2003—2005年	5.8%	12.5%	39.9%	20.2%	12.5%	0	0	0	9.0%	0
2006—2008年	5.0%	7.5%	40.0%	45.0%	2.5%	0	0	0	0	0
2009—2011年	7.3%	0	26.8%	63.5%	2.4%	0	0	0	0	0
2012—2014年	4.8%	0	16.2%	72.6%	3.2%	0	3.2%	0	0	0

图6—14 《三年行动计划》职能部门及其所负责的指标任务量

1. 承担主责任务的部门类别及任务量

对于上海市健康城市建设从2003—2014年共实施完成了四轮《三年行动计划》，在每轮计划中都承担主责任务的参与部门，主要是体育、环境、健康、教育这四类部门。就这四个部门承担主责任务的数量而言，首轮中承担最多的是环境部门（40%），但后三轮都是健康部门主责为首，其份额逐轮增加（第二轮40%，第三轮63.5%），特别第四轮中2/3以上（72.6%）的指标任务为健康部门主责。而环境部门虽然从第二轮起所承担的主责任务逐轮下降，其承担的主责任务量也居第二位，其中，第二轮仍然承担了40%，第三轮26.8%，第四轮16.2%。而健康部门，虽然在首轮行动计划中仅仅占20.2%，但也位居第二。相较于环境部门和健康部门，体育和教育部门虽然在四轮计划中都有主责任务，但数量方面都很有限，其中，体育部门在四轮计划中所主责的指标任务在5%—

7％，而教育部门承担的最多是在首轮行动计划中达 12.5％，但后面三个轮次都仅占 3％左右。

　　而其他参与的计划轮次本身就有限，并且，承担主责指标任务的数量也比较少，甚至有的参与部门从未承担主责任务。其中，经济部门参加了三轮行动计划，但只在前两轮行动计划中承担了主责任务，数量最高在首轮达 12.5％，第二轮降到 7.5％；另外是社会部门，只参加了第四轮行动计划，承担了 3.2％的主责任务，具体是民政局的老龄办承担的 1 个指标任务即"老年人求救知识知晓率"；最后是列为"其他"类的部门，只在第一轮行动计划中承担了主责任务，比重为 9％，一成不到，具体指"文明办"主责了"文明创建"类指标、"文广影视局"负责了一个"广场"指标，还有就是市公安局与环保局共同主责的"机动车尾气"指标。其他参与部门，如城市规划类、交通部门、"相关"类部门，参与轮次不一，都从未承担主责任务。

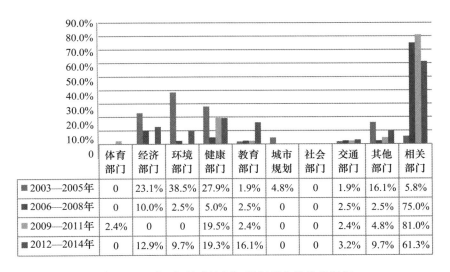

	体育部门	经济部门	环境部门	健康部门	教育部门	城市规划	社会部门	交通部门	其他部门	相关部门
2003—2005年	0	23.1%	38.5%	27.9%	1.9%	4.8%	0	1.9%	16.1%	5.8%
2006—2008年	0	10.0%	2.5%	5.0%	2.5%	0	0	2.5%	2.5%	75.0%
2009—2011年	2.4%	0	0	19.5%	2.4%	0	0	2.4%	4.8%	81.0%
2012—2014年	0	12.9%	9.7%	19.3%	16.1%	0	0	3.2%	9.7%	61.3%

图 6—15　《三年行动计划》指标任务的协作部门

　　2. 承担协作任务的部门类别和任务量

　　从计划轮次的参与情况看，承担协作任务的部门，四轮计划中都有的是健康、教育、交通、"其他"和"相关"部门这四类，而三个轮次计划中都有协作任务的是经济、环境这两类部门，并都是在前两轮和第四轮；城市规划部门只在首轮计划中有协作任务。

就各部门承担协作任务的数量看，首轮计划中承担协作任务最多的是环境部门。而交通部门在四轮次计划中都承担了协作任务，但份额都仅在2%—3%；体育部门只在第三轮行动计划中有3%不到的协作指标任务；规划部门只在首轮计划中有协作任务，需要其协作的任务量份额不超过5%。至于社会部门，在全部四个轮次行动计划中都没有指标任务要求其协作。

3. 兼有主责和协作任务的部门

有的参与部门兼有主、协任务。其中，在四轮行动计划中都兼有主、协任务的部门有健康和教育这两类。健康部门在后两轮计划中，不仅主责任务高达62.5%（第三轮）和72.6%（第四轮），而且还兼有近20%的协作任务，两项相加，就意味着后两轮行动计划有90%左右的指标任务涉及了健康部门。环境部门除了在第三轮计划中仅有主责任务而没有协作任务外，在其他三轮行动计划中都兼有主协任务。经济部门在前两轮计划中都兼有主协任务，第三轮计划消失，重现在第四轮计划中仅仅承担一成多的协作任务。体育部门只在第三轮行动计划中兼有主协任务，其他轮次都只有主责任务；而"其他"类部门只在首轮计划中兼有主协任务，其他轮次都只有协作任务。

最后，有的参与部门仅有主责任务或仅有协作任务，其中，仅有主责任务的部门只有一个，即"社会"类部门，并只在第四轮出现。而仅有协作任务的部门是交通和"相关"部门与规划部门，具体参与轮次不一，交通和"相关"部门在四轮计划中都只承担协作任务，而规划部门只在首轮计划即一轮计划中出现过并只担任协作任务。

第四节　其他常见的组织类参与者

关键知情人访谈中提到了一些其他类型的组织类参与者，包括健康服务提供机构如社区卫生服务中心，另外，其他被提及的还有一些企事业单位。

一 健康服务提供机构：社区卫生服务中心

社区卫生服务中心，是政府所属的健康服务提供机构，在上海市健康城市建设《三年行动计划》中，是街道层次的联席会议成员，主要配合街道开展健康社区工作。

1. 地位、作用

首先，在街道层次的健康社区建设工作中，社区卫生服务中心是联席会议的成员。这也意味着其与健康城市的合作属于正式的合作关系。

> 卫生中心等的这些部门，都属于联席会议的成员。（专家和知名人士访谈，编码：2X3）

其次，其角色作用总的是配合街道开展健康社区工作。

> 作为医疗机构，首先本身作为一个健康场所，其次是就所在街道的健康社区工作进行合作。（健康场所代表访谈，编码：4X4）
>
> 中心主要配合街道开展健康社区工作。（健康场所代表访谈，编码：4X4）

2. 具体工作内容

社区卫生服务中心的工作内容很丰富，包括服务社会以及自身健康场所建设等。首先，是以自身专业技术提供相应的健康服务。从服务内容上来说，有健康教育、艾滋病防治、计划免疫、计生指导、精神卫生、慢性病管理等；从服务对象来说，是针对特定人群，包括特定疾病人群、外来人口、老年人口、白领等。

> 我们主要是服务于弱势群体。我们配合街道开展糖尿病和高血压管理小组工作，还有艾滋病的防治宣传干预工作方面……（另外是）对所有外来务工人员，对外来务工人员的子女加大计划免疫的力度，对所有外来儿童都做免费的计划免疫工作，同时加强外来务工人员的计划生育指导。（健康场所代表访谈，编码：4X4）

3 年中，有一个在街道配合下办得比较好的项目就是"快乐之家"，是街道的精神障碍人士的一个集中管理场所。（健康场所代表访谈，编码：4X4）

卫生改革后，我们是以团队为单位定期下社区为居民进行季节性健康知识的教育讲座，如"健康教育进楼宇"活动：就是针对白领的工作特点，上门为白领提供各种健康保健咨询方面的服务，如白领经常使用电脑，我们就专门进行"健颈操"的推广宣传。（健康场所代表访谈，编码：4X3）

我是××社区卫生服务中心的，专门搞健康教育，现在健康城市这一块工作。中心领导参与并组织任务协作，努力搭建各种活动的平台。（健康场所代表访谈，编码：4X3）

其次，社区服务中心作为医疗系统的一个层级，通过作为中间方联系专家，来开展健康教育和咨询等。

我们作为一个中间方，我们也会主动联系上级如华山、华东等一些医院的知名专家和教授来社区为大家讲课。（健康场所代表访谈，编码：4X4）

最后，社区卫生服务中心作为一个场所，开展健康场所建设。

作为医疗机构，首先本身作为一个健康场所……（健康场所代表访谈，编码：4X4）

二　其他参与者：企事业单位

本章前面谈到的参与者都是明确列入《三年行动计划》，并是指标任务、重点活动的负责者或协作者，组织类型属于政府部门，包括政府各级、各部门如委办局，另外是政府所属的卫生部门。而这里将提及的参与者，大都没有被明确列入行动计划，其相关信息主要是来自我们的质性访谈以及有关总结、新闻报道等，而且，组织类型主要属于企业以及其他事业单位，其所有制类型和经营方式呈多元化。

1. 常见的参与者、参与内容和角色地位

关于其他参与者，在健康城市知情人的访谈、有关报道、总结中常提到的大致有以下种类：药房、超市、园区、楼宇、宾馆、幼儿园，另外还有某事业单位、国企等。

首先，在访谈中被健康城市建设主导方提到的多方参与。

我们街道有特色项目，是对楼宇白领，给他们送健康服务，怎么让他们走出亚健康。（专家和知名人士访谈，编码：2X8）

我们搞健康单位、健康楼宇和健康园区建设。（健康场所代表访谈，编码：4X2）

静安（区）搞工间操，楼宇中搞登高、爬楼、救护、消防。静安是楼宇经济。（专家和知名人士访谈，编码：2X19）

在新一轮健康城市建设中，在向全市4万多辆出租车发放"纳痰袋"。许多企业纷纷来联系业务（姜微、杨金志，2006）

我们周边社区有大药房，隔壁还有世纪联华、好美家，它们门口老大的广场搞活动。平时尽量与之联合搞活动。开展健康咨询，好美家提供室外活动场地，也出一点费用。（健康场所代表访谈，编码：4X5）

国资委针对区里国有企业，主要是根据各个集团公司特点，重点开展的活动：安全生产，此是企业经营生产中重要的特点。主要根据各集团公司特点，开展工作涵盖的主要内容是：九华（音）集团的食品安全，食品；万隆集团，工业生产，主要抓无伤亡事故、无重大泄漏，对整个城区环境不造成影响；另外，抓节能减排。（职能部门代表访谈，编码：1X9）

其次，由多方参与者代表的访谈内容反映出来的参与情况。
一是事业单位；

（我们）单位在虹桥街道……我们单位也是自觉地在参与……积极响应政府以及街道的号召。（健康场所代表访谈，编码：4X6）

二是街道幼儿园；

大家都知道，幼儿园一向非常注重健康的问题，我们是非常注重"健康单位"的创建。华阳街道下属的唯一一个幼儿园。（健康场所代表访谈，编码：4X10）

三是宾馆饭店；

我们是属于企业性质，隶属于锦江国际集团。2005年参加"健康单位"的创建，2005年即成为示范点，2006、2007年被评为"健康单位"先进，2008年也正在创建中。（健康场所代表访谈，编码：4X7）

四是国企；

（我单位参加）创建健康单位。（健康场所代表访谈，编码：4X12）

从这些访谈内容中可以看出，其他参与者，从所有制和经营方式角度，包括事业单位、国有企业和民营单位等；从经营范围角度，多为某种特殊行业和工种，如药房、供电、动物检疫，还有宾馆等服务性行业等，此外，还有幼儿园、楼宇。而且，这些参与者参与的多是社区层次的建设活动，主要是集中于健康城市的细胞场所建设如健康单位、健康社区的建设，以及各种健康知识、技能和行为的教育宣传活动和健康服务的提供，这也表明基层层次的健康城市相关活动有范围广泛的多部门利益相关者参与。

2. 社区单位的参与不足

社区单位的参与整体不足。街道受访者谈到，社区单位真正参与到健康城市建设工作中的毕竟还不多，尤其是非公有制经济、民营经济参与不够。总体来说，企业参与数量仍有限，主要集中于一些试点单位，上海市在企业参与方面的工作是逐步推进的。

我们社区大大小小单位一共有**200**多家，但是真正参与到健康单位建设工作中的，允许我们社区把健康资源送到单位上的，毕竟还不多。现在三资、非公有制经济这些比较多，怎么让它们参与到健康社区建设中，当我们把健康资源送到楼宇去，楼宇物业公司是支持的，但是楼宇里的单位，毕竟目前参与热情不够。原因也不是不关注健康，而是渠道和资源不够，下一轮，怎么样让非公有制经济变成（参加），不是我们要把健康知识送进入，而是他们主动的是他们自己要来获得知识这需要我们的政策、互动的情况，这是我们在健康单位创建工作中碰到的问题。（健康场所代表访谈，编码：4X2）

总之，以上情况表明，上海市健康城市建设有正式的组织结构来建立和管理健康城市建设项目，有正式合作伙伴关系与政府委办局和各层次政府的参与，同时还有一些范围更广的伙伴的参与，包括一些企业、事业单位。不过，相比之下，其他参与者总体看来还比较有限。

第七章

多部门合作的成效及影响因素

正如上一章所说，多部门合作是健康城市的基础策略，促进健康方面的多部门伙伴关系是 WHO 健康城市的一个主要目的。对上海市健康城市建设的分析，有必要对其多部门参与进行分析。本书在上一章分析了上海市健康城市建设政策过程行动者的特征及其相互关系，本章主要分析这些行动者参与的意识、策略、状态和收益，并确认促进成功的因素和困难障碍，目的是判断上海市健康城市建设中多部门合作的效果，并分析其机会、挑战和使多部门合作成功的可能方法。分析基于多部门合作的有关理论，而事实材料主要来自对职能部门、街道社区代表、名人等对象的访谈，以及对相关职能部门和街道（镇）的机构调查。分析和叙述的方法，主要是对关键知情人的访谈材料进行主题归纳概括，然后引用访谈来说明；另外，也引用机构对合作情况的相互评分来显示各委办局和街道的合作状态。

第一节　上海市各委办局之间的合作

正如上一章所述，在上海市健康城市建设《三年行动计划》中，其指标任务和重点活动所列出的负责和协作部门主要是政府部门，健康城市的多部门合作首先就表现为政府多职能部门的合作。因此，这些政府部门的参与意识、策略和状态，对健康城市建设有重要影响。

一　委办局的合作意识和状态

多部门合作的发生是否必要和可能，首先取决于各部门有否客观需要并意识到这种必要性，并相应地体现在合作状态的积极或消极上。

（一）委办局的合作意识

合作成功的促进因素，首先就是认为有必要，并认为有收益甚至收益超过成本。收益包括共同利益、实施能力等方面，所以愿意分享资源和想法以促成合作。从对委办局的访谈中发现，各委办局的反应很积极，具体主要从自己部门职责角度明确地谈到部门合作配合的必要性，并肯定健康城市建设对其工作的开展是重要的。关于这种需要的理由，委办局访谈反映出来的内容可以概括为三个主要方面：

首先，认为自身工作与健康目标是一致的。

> 我们体育部门，搞人的健康，也是城市健康的一部分，也是城市健康工作的终结目标，人的健康。其实，两家目标是一致的。我们体育局工作两块，一是人的健康，二是奥运会上拿金牌，但是拿金牌还是为了鼓舞气势，也是最终为了人的健康。我们参与完全应该的。对我们的工作也是推动。（职能部门代表访谈，编码：1X5）

> 根据任务书，我们有两项工作：餐厨垃圾的输运和处置、公厕的建设……如果这个工作做好了，对整个上海城市是好的。（职能部门代表访谈，编码：1X4）

其次，从自身部门需要的角度，认为自己部门工作涉及面广，所以自身工作要搞好就必须有其他部门的配合，并指出了一些需要配合的具体部门。

> 河道整治等，工作中涉及的部门比较多。（职能部门代表访谈，编码：1X1）

> 人口计生工作是国策，许多工作需要与相关部门联手，进行资源整合和宣传教育，需要相关部门的配合，这样才能把国策落到实处。（职能部门代表访谈，编码：1X2）

> 部门的合作很重要，因为食品安全是一个多环节的工作，涉及部门较多，从生产到流通，涉及农委等。像油烟扰民，我们也是与工商、城管等联合执法行动，对流动摊贩等取缔。（职能部门代表访

谈，编码：1X8）

我们环保，很多工作是综合型的。（职能部门代表访谈，编码：1X7）

最后，从部门间相互需要、互惠的角度，谈部门间合作的必要。

我们体育局配合教育局，4 年级以上的要学会游泳，作为一个体育课，我们体育局配合教育局。（职能部门代表访谈，编码：1X5）

（我们教育局）配合体育局，开放学校体育场地，刚才他们也提到体育场地资源匮乏，我们在学生上课前、放学后、双休日、节假日向社会开放，除了在维修、大修的，其他的时间都对社会开放。（职能部门代表访谈，编码：1X6）

（二）合作水平、参与状态的内部评价

对合作水平的评价，本书使用了机构调查的有关数据。在我们进行的机构调查中，就委办局在健康城市相关工作中的合作配合程度、表现，由合作对象进行打分，调查结果以互评结果来形成，包括委办局间的互评和街道（镇）对各部门的评分。结果显示，实际配合程度总体较高，在满分为 5 分的评价中，部门间互评所得的配合程度平均分为 4.17 分，其中爱卫办、教育局、市容局和建交委等部门的得分都在 4.5 分以上；街道对各部门的评价平均分为 4.52 分，其中爱卫办得分最高，得到了满分，其次是计生委、城管大队、市容局和卫生局等部门，其得分均在 4.85 以上。

二　策略经验和成功因素

委办局代表的访谈内容中直接和间接地涉及了策略经验、成功因素，具体内容丰富，包括了领导、组织结构、公众参与、人财物的投入、共享利益等方面。

1. 建立在已有的合作上

指标任务也是各委办局工作范围内的事情，多是原来就在做的事情。《三年行动计划》指标任务的制定和分解，都征求和尊重了各级各部门的意见。这些任务多属于各委办局工作职能范围。

> 指标，市爱卫办在组织确定指标时，各部门报上来的指标，对吧，（这）是对的。（职能部门代表访谈，编码：1X5）

2. 在健康城市建设与部门工作内容间找到关联之处

委办局的参与策略很多，在政策内容方面，总的来说就是将本部门既定工作与建设健康城市工作有机结合起来，相辅相成，互为促进。各部门在工作中主动地寻找相互的合作、相互的沟通和共同的行动，工作内容"扣链子"。

> 我们两家，与爱卫办，工作在一个层面上，机关也在一个层面，内容也是。工作内容"扣链子"，本来如果没有健康城市，我们搞我们自己的全民健身，现在有了健康城区，比如这个开幕式，我们本来没有想到，爱卫办想到了，来个文明、清洁、整洁的开幕式。（职能部门代表访谈，编码：1X5）

3. 联系沟通、共同协商和制订计划并实施

> 主要的一些经验（是），我们在健康城区建设过程中，我们加大和各协作部门的配合，我们每学期前，会与区食药监、卫生局，疾控、红十字会、爱卫会等有学校卫生合作联席会，在会议上把整个一个学期的工作讲好，计划列好，然后实施下去。（职能部门代表访谈，编码：1X6）
>
> 工作实践"摸路子"、铺路子。　（职能部门代表访谈，编码：1X5）

4. 成绩共享、共赢

各部门工作整合到健康城市工作中，其结果既完成了健康城市的任务，同时部门本身的任务也得以完成。

工作成绩"分篮子",工作不是单一,它是放射形的,你需要我的工作就放在你的篮子里的,你需要就放在你的篮子里,共赢的,大家互相有联系,形成合力……受街道启发,街道一间房子,挂很多牌子,是综合型的,是这样子。(职能部门代表访谈,编码:1X5)

5. 有的部门间建立了正式合作机制

如前所述,WHO健康城市注重正式的合作关系。上海市健康城市的参与部门中,有的部门相互间建立了合作的正式结构,包括相关部门有联席会议,设有办公室、定期会议等,可对过程进行协调、管理。

我们与区食药监、卫生局,疾控、红十字会、爱卫会等有学校卫生合作联席会。与体育局有一个办公室,每两周一次定期办公会,来落实体育工作,这些是能够把工作做好的一个很大的方面。(职能部门代表访谈,编码:1X6)

6. 明确规定任务、目标及时限

《三年行动计划》对目标任务、负责部门、协作部门以及时间节点,都有明确规定,使各部门承担任务角色明确。

健康城区有目标任务,也有时间节点,还有一个目标,围绕健康城区,各部门需要联动来共同完成的。(职能部门代表访谈,编码:1X7)

健康城区把所有部门都连接起来了,又分那么多职责分下去,最终其实落在各基层上。(职能部门代表访谈,编码:1X2)

7. 考核、问责,形成压力机制

指标和重点活动都纳入政府一级考核目标,纳入区政府公共考核的内容之一。相关委办局,由于其健康城市工作纳入了考核范围,因此有内在推动力。

围绕4个指标和一项重点活动，将4个相关的工作指标都纳入政府一级考核目标，纳入区政府公共考核的内容之一。（职能部门代表访谈，编码：1X2）

8. 利用政治承诺、上级行政权威

这个工作，文件是以区政府文件形式印发，还不是以区政府办公室或爱卫办名义。三年任务书下来，是由×区长直接与委办局会签。（职能部门代表访谈，编码：1X11）

依靠区政府、区长、市政府的大力支持。（职能部门代表访谈，编码：1X3）

学校和区里都很重视这项工作。（职能部门代表访谈，编码：1X6）

9. 群众参与度高，使得活动开展顺利

健康城市为部门工作注入了更多的民生因素，使政府工作更加亲民，容易获得市民的认同与响应，从而使政府部门工作获得了一定程度的群众基础。

河道整治：没有列到区政府的目标任务里，我们是从普通居民最关心的问题入手，主要做的工作有：发动群众，做好宣传。我们所在的这个城市水系比较发达，每年的"3·22"世界水日，河道所以及建交委都会进行相关宣传。这些活动都是与群众密切相关的，群众参与度上来了，活动就会比较顺利。（职能部门代表访谈，编码：1X1）

10. 健康小区建设效果好

谈不上经验，但是有两点是比较好的：小区的综合整治，以健康城区建设里面建设健康小区，是很好的平台，各方面的力量联动，建一个小区，肯定涉及绿化、卫生，通过创建，所有的工作都得到

提升，如有很多餐饮店、前厂后店（也得以整治）。（职能部门代表访谈，编码：1X7）

三 部门工作的改变与收益

在部门间的协作方面，相比于没有健康城市建设前，健康城市建设所起的作用是什么或具体带来哪些改变？关键知情人的访谈内容确认了健康城市建设带来的改变并解释了理由。

1. 前后没有太大变化的方面

受访者认为工作内容没有变化，相应地，甚至有的工作机制和办公室人员方面都是沿用已有的。也就是说，从各部门的角度，在工作内容、人员甚至合作结构等方面，与健康城市行动之前相比变化不大。

（1）工作内容方面变化不大

从《三年行动计划》所做的事情或政策内容来看，部门代表认为在没有健康城市之前他们委办局也就在做这些事情，《三年行动计划》的指标任务主要都是其本来的职责所规定的工作，即便没有健康城市建设，其指标和工作都还是在做的。在我们对《三年行动计划》的参与部门的质性访谈中，有三个以上的委办局谈到了这方面。

> 本来是就我工作做我的工作。（职能部门代表访谈，编码：1X5）
> 你不设健康城区，那些指标、工作我们也还是在做的。（职能部门代表访谈，编码：1X7）
> 应该讲建设"健康城区"的相关工作，健康城区很多是以前本身就在做的。（职能部门代表访谈，编码：1X7）
> 我们委办局还是做本来的工作、本来的职责所规定的工作……其实工作大家都一样在做。（职能部门代表访谈，编码：1X2）

（2）合作机制之前已存在

委办局的访谈者还谈道，《上海市健康城市建设三年行动计划》之前，已经建立了一定的部门间合作的协调机制，部门间有沟通，工作相互也有衔接。

以前各部门本身也有沟通、衔接。（职能部门代表访谈，编码：1X7）

环保本身有协调推进委员会，也是三年计划，市政府，本身也有这样的平台。（职能部门代表访谈，编码：1X7）

根据区里的三年行动计划，（我们）主要做的工作是餐厨垃圾、建筑垃圾的处置以及国家卫生区的创建。国家卫生区的创建相关工作较多：这个创建有一个创建办，我们属于创建办的一个部门单位。这块工作与我们自身工作紧密结合，全面的国家卫生城市，按照此方案来推动、来做。主要是创建中的市容整治、相关执法工作。（职能部门代表访谈，编码：1X3）

（3）多沿用原有机构和办公室

WHO 健康城市项目的一个要求是基础设施，包括要求各部门有对应的办公室、人员，人财物保障，有确定的项目协调员或相等的行政和技术的支持。这些反映了对于这个举措的承诺，以及项目的地位或影响。从委办局代表的访谈中反映的这方面的实际情况是，如果健康城市内容与其原来的工作内容是相同的，是一直在做的，本身是各委办局的本职工作，相应地，工作人员和办公室就沿用原来的，人员也是兼职，工作具体也是由原来的人在做，不可能为健康城市专设新机构和人员。

（主持人问委办局"建交委现在有否专兼的人员搞健康城区工作？"）答："有兼职的。"（主持人接着问："一周有多少时间在做？"）答："园林河道嘛每天都在做。"（职能部门代表访谈，编码：1X1）

建设"健康城区"工作专职是不可能。你这是个"篮子"，我们把很多工作放在一起，不可能一个部门里，专门设一个健康城区部门，我还是做我这个工作的。这是不可能的，贵在坚持。（职能部门代表访谈，编码：1X5）

2. 健康城市行动实际带来的改变

那么，健康城市行动到底起到了什么作用，引起了哪些改变？受访

者从部门工作角度，认为相对于其他部门间协调，健康城区这个活动中
的协调要比其他好，主要理由如下：

（1）使各部门考虑自身工作的健康影响

促进了对更广泛的健康决定因素的理解，鼓励了更多部门伙伴对健
康改善负起责任。委办局受访者主要认为，健康城市使其从健康角度考
虑自身工作的健康影响，也为其原有工作赋予了新意义。

> 建设健康城区的经验好处：工作意识"戴帽子"本来是就我工
> 作做我的工作，我现在戴健康城区（"帽子"），我的工作放在更大的
> 背景中，现在意义更丰富了。（职能部门代表访谈，编码：1X5）
> 其实工作大家都一样在做，只不过是在什么程度上去认识这个
> 工作的问题。（职能部门代表访谈，编码：1X2）

（2）使工作更贴近民生

委办局受访者主要认为，健康城市给部门工作融入了更多的民生因
素，考虑问题多了角度，如自身工作与居民生活的关系等。受访者还经
常提到一个说法，即"多了一个抓手"。

> 建设"健康城区"推广，为工作融入了更多的民生问题的角度，
> 以前，我们工作从我们单位部门条块角度考虑得多一些，而现在，
> 我们从健康城区，如绿化、街道整治等工作都是与居民生活有密切
> 关联的。健康城区工作开展能够使我们更多地从关注民生角度考虑
> 问题。（职能部门代表访谈，编码：1X1）
> 环保本身有协调推进委员会，也是三年计划，市政府，本身也
> 有这样的平台。两个机制并一个，这样许多工作有一定的抓手。（职
> 能部门代表访谈，编码：1X7）

（3）健康城市新"平台"

健康城市是一个新"平台"。关于这个"平台"的内涵，访谈者所提
到的有健康城市"概念"、"工作内容和形式"、工作"机制"和"途径"
等方面。而关于这个"平台"的作用，访谈者所提到的大致可以概括为

以下几个方面：一是健康城市概念，使部门间工作内容的联系、衔接、整合有了新角度，从而加大了关联度，据此把各部门联系到了一起来共同工作；二是健康城市的协调机制，如共同制订计划，共同实施，《三年行动计划》对目标任务、时间节点的明确规定，以及问责如要汇报评估等，这些有利于部门间工作内容和模式得到了整合，促进了协作，有利于形成合力；三是健康城市的场所方法如健康小区建设，有利于当地各部门的参与，各方联动。所以，认为是好的协调机制。

①健康城市给各部门工作协调提供了一个新"平台"。

　　这个我觉得最主要的……健康城区概念是一个大平台。（职能部门代表访谈，编码：1X1）

　　小区的综合整治，以健康城区建设里面建设健康小区，是很好的平台。（职能部门代表访谈，编码：1X7）

　　应该讲建设"健康城区"的相关工作，健康城区很多是以前本身就在做的，以前各部门本身也有沟通、衔接，现在纳入"健康城区"里，只能说又多了一个工作平台。（职能部门代表访谈，编码：1X7）

　　各部门协调机制，这个平台是好的。（职能部门代表访谈，编码：1X2）

②"平台"的内涵和作用逻辑：

首先，健康城市概念，使得部门间工作内容的联系、衔接、整合有了新角度、新联系点，从而加大了关联度，由此把各部门联系到了一起来共同工作。

　　这个我觉得最主要的，是各部门，包括委办局形成合力，健康城区概念是一个大平台，多做一些工作。正如大家刚才介绍工作时谈到的，很多工作是互相之间工作是有联系的，通过这个"篮子"，我们把工作一起做好。（职能部门代表访谈，编码：1X1）

　　以往的宣传模式单一，通过健康城区大概念里面，各部门宣传工作得到整合。（职能部门代表访谈，编码：1X7）

健康城区把所有部门都连接起来了。（职能部门代表访谈，编码：1X2）

应该讲建设"健康城区"的相关工作，健康城区很多是以前本身就在做的，以前各部门本身也有沟通、衔接，现在纳入"健康城区"里，只能说又多了一个工作平台。（职能部门代表访谈，编码：1X7）

其次，健康城市的协调机制，如共同制订计划，共同实施，《三年计划》对目标任务和时间节点的明确规定，以及问责如要汇报评估等，这些促进了各部门围绕共同的目标联合完成任务。

应该讲建设"健康城区"的相关工作，健康城区很多是以前本身就在做的，以前各部门本身也有沟通、衔接，现在纳入"健康城区"里，只能说又多了一个工作平台，因为健康城区有目标任务，也有时间节点，还有一个目标，围绕健康城区，各部门需要联动来共同完成的。（职能部门代表访谈，编码：1X7）

如果从好点讲，健康城区把所有部门都连接起来了，又分那么多职责分下去，最终其实落在各基层上。我们委办局还是做本来的工作、本来的职责所规定的工作。讲得难听点呢，就是多了个汇报的部门。（职能部门代表访谈，编码：1X2）

最后，健康城市的场所方法如健康小区建设，有利于当地各部门的参与，各方联动。

小区的综合整治，以健康城区建设里面建设健康小区，是很好的平台，各方面的力量联动，建一个小区，肯定涉及绿化、卫生，通过创建，所有的工作都得到提升。（职能部门代表访谈，编码：1X7）

（4）促进各部门的工作

最后，从结果或健康城市促进多部门合作的效果角度，委办局的访谈者所谈到的主要有这几方面：一是健康城市对各部门自身工作有促进；二是通过健康城市建设，所有工作也都得到了一定提升；三是指标任务完成比较理想，效果好。

①对各自的工作有促进、推动。

> 健康城区作为重要工作，第一轮、第二轮，至少我们环保，你不设健康城区，那些指标、工作我们也还是在做的，等于现在把我们工作融进去，对我们工作有促进。（职能部门代表访谈，编码：1X7）

> 我们体育部门，搞人的健康，也是城市健康的一部分，也是城市健康工作的终结目标，人的健康。其实，两家目标是一致的。我们体育局工作两块，一是人的健康，二是奥运会上拿金牌，但是拿金牌还是为了鼓舞气势也是最终为了人的健康。把我们拖进完全应该的，也对我们的工作也是推动。（职能部门代表访谈，编码：1X5）

②通过"创建"，所有的工作都得到提升。

> 小区的综合整治，以健康城区建设里面建设健康小区，是很好的平台，各方面的力量联动，建一个小区，肯定涉及绿化、卫生，通过创建，所有的工作都得到提升，如有很多餐饮店、前厂后店。（职能部门代表访谈，编码：1X7）

③指标任务完成比较理想，效果好。

> 新一轮的三年行动计划落实下来以后我们的具体工作是由区园林管理处和区河道管理所负责，区园林管理处主要负责创建景观道路、花园式单位以及星级公园，三年下来，指标完成情况比较理想。（职能部门代表访谈，编码：1X1）

我市里之前看过特奥会的开闭幕式，我都去了。从表演（看）是一流，但是从观众最后表现（看）是比较混乱的，包括从人流撤退也好和随身携带的东西也好，因为他开闭幕式每个椅子上都放一套道具,包括吃的、水,什么的。到最后呢,开幕式之前,观众提前两小时到的,不断反复地在播谁先走谁后走,但是到最后是一片混乱,然后椅子、地上全是垃圾。而我们这次区运动会开幕式闭幕式,爱卫办出主意,进行宣传,从筹备到彩排,到开幕式当天,按照爱卫办给我们提供的宣传资料,在大屏幕上、喇叭播,提供无纺布袋,跟大家讲,有垃圾就往里面扔,我们没有提供食品给他们,吃是自己带。市里面是提供的。我们由爱卫办给我们策划。结果,开幕式结束后,场地上没有一点垃圾。我觉得我们体育局与爱卫办在一个层面上大家配合得很好,他们老师,我们一讲,老师再跟学生讲,很清楚的,领导也很开心。(职能部门代表访谈,编码:1X5)

(插言)我们也配合,我们有那么多学生观众啊。(职能部门代表访谈,编码:1X6)

四 存在的不足和障碍

1. 存在的不足

在关键知情人访谈中,问到"工作中遇到困难否?是什么?""不足和问题?"等,委办局代表的回答,反映出在协调方面仍然需要长期努力,并具体指出了上海市健康城市建设部门协作方面存在的不足与问题,这些不足和问题概括起来主要集中在健康城市的范围宽泛、指标确定存在问题、协调部门的协调能力局限、分管领导权限及信息系统问题等方面。其中,委办局受访者建议如果在更高层次上有组合,则工作开展会更加富有成效。

(1)部门间协调方面还存在困难,仍然需要长期努力

参与《上海市健康城市建设三年行动计划》的委办局的受访者认为,虽然完成《计划》规定任务的协调是没有问题的,但从工作全局和长远看,部门间协调方面还存在困难,仍然需要长期努力,而不足、问题的具体表现是多方面的。

河道整治等,工作中涉及的部门比较多,与其他部门协调有困难,有一些工作是我们在工作推进中考虑不周全的,有时会出现一些临时情况,从而导致一些工作的难度加大。(职能部门代表访谈,

编码：1X1）

食品安全工作中的部门职能交叉较多，如果只是针对重点食品抽检合格率，按照三年来看是没有问题的，但是如果要确保辖区整个社会食品安全的话，因为涉及环节多，部门职能交叉多，整个长宁区食品经营单位有 6000 多家，要把政府监管、企业自律以及居民的监督意识提高结合起来，难度还是较大的。需要各个环节把好相应的关头。（职能部门代表访谈，编码：1X8）

（2）《三年行动计划》指标的确定方面存在的问题

WHO 健康城市文献中干预城市健康计划或城市健康发展计划的制订，特别强调进一步的整合，反对只是对各部门指标、计划的单纯编辑，并指出把各部门上报的进行归类只是计划制定的初级阶段，而更高层次的《城市健康计划》应该对各部门工作进行整合，甚至要有创新。委办局代表访谈也提到了《三年行动计划》的指标方面的问题。

首先，《三年行动计划》指标是各部门报上来、部门工作原来就有的，虽然这是对的，但《三年行动计划》如果仅仅是照搬而没有进行科学论证，也就没有创新。

指标，市爱卫办在组织确定指标时，各部门报上来的指标，对吧，（这）是对的……（但）他拿来，你照搬。（职能部门代表访谈，编码：1X5）

你不设健康城区，那些指标、工作我们也还是在做的……以前就在做的拿过来。（职能部门代表访谈，编码：1X7）

其次，报上来的指标有的可能不科学、不实事求是，成为政绩工程，不利于指标的完成。而且，如果只是照搬指标，会影响到健康城市工作的地位。

指标要符合实际状况，方面要科学，实事求是。就是这个"体育人口"。我不要写了，说完成，我没有完成，我说没有完成，那么对健康城区活动，对我们领导啥，都不对。他提出，就是说"体育人口"达到45%，还要逐年增长，这个指标。请问，我们在座的，45%什么概念，刚出生的小孩子和90岁的老人去掉，基本上两个人有一个人在锻炼身体，怎么锻炼身体，一个礼拜，起码三次，每次半小时，心跳达到120次、出汗的感觉45%，据某估计，我们已经达到40%，所以三年行动计划要45%、46%、47%。拍脑袋想想。我们去饭店吃饭，10个人，问问，有锻炼吗，10个人中有一两个了不起了。更市局一级，不听我们体育局的。（职能部门代表访谈，编码：1X5）

我可能要求高点，你想，他拿来，你照搬，指标最头疼，现在要我（完成）。这一指标不甚科学，无法完成。（职能部门代表访谈，编码：1X5）

你不设健康城区，那些指标、工作我们也还是在做的，等于现在这套指标只是把我们工作融进去，虽然对我们工作有促进，但是，对健康城区工作重要性、地位，会受到影响。（职能部门代表访谈，编码：1X7）

所以，委办局代表建议市爱卫办在组织确定指标时，对各部门报上来的指标，要有进一步的研究，如要进行论证，要有创新。

市爱卫办在组织确定指标时，不要放弃自己的权力，各部门报上来的指标，对吧，是对的，但是你也要开展论证，要实事求是，指标要符合实际状况。（职能部门代表访谈，编码：1X5）

你要有新创的、自主的，就是说不是以前就在做的拿过来，而是就是我们这个健康城区要做的；另外，加上资金匹配、政策上支持，这样，健康城区工作地位就上升了，生命力就更强了。这方面要慢慢探索的。（职能部门代表访谈，编码：1X7）

（3）关于健康城市协调部门的协调能力

对委办局的访谈能够明确地指认协调部门，既肯定其工作，但也指出其协调存在困难，而关于造成协作困难的原因，主要在于其行政层次和工作传统的影响。

①健康城市的协调部门是爱卫办。

在受访者的访谈中，委办局的代表明确承认了这一点。

> 这个工作……职能是放在我们（爱卫办），爱卫办现在是两个职能，一是爱卫办，二是长宁区健康促进委员会。我们是协调部门。（职能部门代表访谈，编码：1X11）
>
> 最终落在爱卫办协调上。（职能部门代表访谈，编码：1X2）

②爱卫办协调难度大。

委办局的受访者提到了爱卫办协调难度大，甚至有部门还谈到其部门工作需要与其他部门协调时也不是通过爱卫办，还是靠自己部门对部门进行协调。

> 最终落在爱卫办协调上，（但）他们协调也有难度的。（职能部门代表访谈，编码：1X2）
>
> 只靠爱卫办，这么多部门，是困难的。（职能部门代表访谈，编码：1X3）
>
> 各委办局，如果我要搞什么，我们还是部门对部门间的协调……各部门协调机制，这个平台是好的，怎么加强这个部门的协调，还是要靠部门去做。（职能部门代表访谈，编码：1X2）

③造成协调困难的原因：行政层级和传统工作的特点

对于造成爱卫办协调存在困难的原因，委办局的受访者主要谈到了爱卫办的行政层次和工作的传统内容这两方面。一是爱卫办与其他部门是平级的，这样爱卫办出来牵头就力度不够；二是健康城市涉及很多部门，而爱卫办工作的传统内容（环境卫生）与有些部门有差别，关联度不大，且他们的工作也不是短期见效的（爱卫工作的环境卫生工作的见效快），工作性质等不同，所以协调方面，还是要靠部门去做的。这些部门建设"健康城区"工作与其他部门的关联度较大，而爱卫办作为协调平台，如何更好地发挥作用将是下一阶段的工作重点。

各委办局都是差不多，如果爱卫办出来，牵头的力度还是要大一点。（职能部门代表访谈，编码：1X2）

各委办局，如果我要搞什么，我们还是部门对部门间的协调，因为像我们的职责和环境卫生离得少一点，还是人口问题多一点，互相间关联度不大；而且像我们的工作不是像马上今天运了多少吨垃圾马上体现出来，是长期的，但是你如果不做，到时候分析报告，人口爆发了，一年生多少个戆头（呆傻）、出生人口出生比失调后几千万个光棍，到最后都是社会问题集中爆发，你根本没有办法去解决。各部门协调机制，这个平台是好的，怎么加强这个部门的协调，还是要靠部门去做。（职能部门代表访谈，编码：1X2）

（4）分管领导的职能权限及可能出现的问题

在访谈中，各委办局代表谈道，虽然健康城市的协调职能放在爱卫办，但这个工作是更高一级的领导负责的，如在区一级是区长为责任人的。不过，各委办局代表同时也指出，区长很忙，具体工作还是分管区长做的。而分管领导的职能权限有限，其协调也只限于其分管的范围。这里也暗示了分管副市长作为健康城市的领导者、负责者、牵头者的局限。表明需要更高层次的政治支持和承诺，健康城市的多部门合作需要在更高层次的组合。

①健康城市建设的责任人是区长。

是区长化，是区长管，×××（某区长名）管。这个工作，文件下来是以区政府文件，还不是以区政府办公室。不是以爱卫办。职能是放在我们，爱卫办现在是两个职能，一是爱卫办，二是长宁区健康促进委员会。我们是协调部门。文件下来，全部以区政府，还不是办公室文件，三年任务书下来，是由卞区长直接与委办局签。动员大会是他讲话的。（职能部门代表访谈，编码：1X11）

这个工作是区长化，不是分管局长。（职能部门代表访谈，编码：1X5）

②具体工作是分管局长协调。

但是，受访者指出，区长很忙，具体工作还是分管区长做的。

> 是加强区长的领导的，但是区长老忙的，没有时间，具体工作要加强分管区长的作用。（职能部门代表访谈，编码：1X3）
> 那么分管区长协调。（职能部门代表访谈，编码：1X5）

③分管局长的职能权限和可能出现的问题。

健康城市由分管领导协调，而其职能权限有限，协调也只能限于其分管的范围。这里也暗示了需要更高层次的领导者、负责者、牵头者，或健康城市的多部门合作在更高层次组合。

> 我们×局长只管我们体育、卫生、文化。分管局长，他分管的可以去协调的。（职能部门代表访谈，编码：1X11）

（5）健康概念外延宽泛，而落实到具体工作上则需要明确和具体

WHO 健康城市有关文献指出，健康跨部门合作方面早期失败的原因之一就是因为没能定义"谁做什么"，而现在已经清楚多部门合作的成功至少要求三个因素（WHO，1996）：一是对各种发展行动的健康影响的测量，要求努力仔细设计和执行的行动，来把健康问题与环境、社会条件相联系。这可能是由健康当局和大学合作来进行。二是既要分析各种发展行动对健康的不利影响，也要分析其可能给促进健康带来的潜在机会。三是由健康部门向有关的各个执行部或者机构来宣传倡导，以实施健康有关的政策和健康促进的适当项目。

在上海市健康城市建设中，委办局的受访者也反映了同样的问题，认为健康概念外延广泛，健康城市建设是综合性的工作，需要明确各部门的具体工作内容，与各部门工作的结合要明确、具体，避免太宽泛，同时也要加强宣传。事实上，要做到这一点，需要进行对各部门工作和政策的健康影响评估。

> 健康城区建设是综合性工程，项目很多，健康讲到后面，外延

较广，方方面面工作，如何加强宣传，特别是加强与各部门具体工作的结合，健康城区到了各具体部门工作内容，因为到了下面，特别对于普通群众，觉得太宽泛，工作目标、内容如何使大家知晓，并结合自己工作，以便其相关工作的开展。（职能部门代表访谈，编码：1X3）

（6）信息系统方面的问题

有部门代表提到，信息系统方面的问题的不完善，相关资源不能够共享，影响到计划的制订。

××区的人口特点（文化程度、经济状态、年龄结构等）到计生委区，相关资料尚未得到，规划单位就说，体育是对人的，人是什么需求，我搞什么规划。他要××区人的文化程度、年龄结构特点、人群的经济状态。体育实际上是三方面，一要兴趣（靠我们来宣传）、要有时间、要钱。公共体育与社会体育要有分工，我们公共体育是提供基本的体育需求，民政局提供基本生活，30块，如果有再更高要求的，要有更高产品，如经营性的，如高尔夫，要经营性的人口数据，规划局说是，说是计生委来的，计生委说是公安局过来的。（职能部门代表访谈，编码：1X5）

2. 存在的困难、障碍

委办局受访者认为造成多部门合作困难的原因是多种多样的，包括由于各种不足而造成的困难和障碍，也包括其他因素，这些因素归纳起来有以下几个主要方面：

（1）部门工作固有的特点：涉及部门多、时间长、见效慢

造成困难的其他方面原因，委办局代表的访谈内容中提到了许多方面，其中，一些困难是来自健康城市工作本身的特点，包括涉及部门多、见效时间长，以及有成本、需要投入。

首先，由于本身工作涉及的部门多，管理对象庞大或涉及面广，加上各种临时情况，从而导致协调难度的加大。

河道整治等，工作中涉及的部门比较多，与其他部门协调有困难，有一些工作是我们在工作推进中考虑不周全的，有时会出现一些临时情况，从而导致一些工作的难度加大。（职能部门代表访谈，编码：1X1）

其次，有的工作有长期性、见效慢的特点，需要长期努力。

人口计生工作讲的多，要做到真正的落到实处、真正的重视还是有难度的。现在的工作不像以前，看你人口有没有超生，现在的工作主要是：稳定低出生率水平、提高人口素质、降低出生性别比。因为其效果不是立竿见影的，而是需要长期的工作。（职能部门代表访谈，编码：1X2）

最后，健康城市工作有成本，要有投入，工作经费要保障。

一些单位餐厨垃圾不申报、不实报、不签约，不配合工作，处置执法成本较高。（职能部门代表访谈，编码：1X4）

是需要成本的，工作经费要有保障。（职能部门代表访谈，编码：1X3）

（2）体制、工作中一贯存在的问题造成了困难

委办局代表提到的有关造成部门间协作困难的原因，其中有一些是在现有体制、工作中一贯存在的问题，如部门职能交叉、政策内容相互冲突等。

食品安全工作中的部门职能交叉较多，如果只是针对重点食品抽检合格率，按照三年来看是没有问题的，但是如果要确保辖区整个社会食品安全的话，因为涉及环节多，部门职能交叉多，整个长宁区食品经营单位有 6000 多家，要把政府监管、企业自律以及居民的监督意识提高结合起来，难度还是较大的。需要各个环节把好相应的关头。（职能部门代表访谈，编码：1X8）

有的学校提出来，要变成人工草坪，（这）就不可以，要先另外造出同样面积的草坪，才可以把操场草坪改造成为人工草坪，否则就要被戴上毁绿的帽子。学校绿化工作方面的困扰：操场的草坪根据相关规定不能改为人工草坪，（但）这样学生锻炼做操就没有场地。（职能部门代表访谈，编码：1X6）

（3）其他来源的阻碍因素：公众支持、社会氛围等不够

其他造成开展健康城市工作困难的因素，委办局受访者提到的主要有社会氛围、公众参与意识等方面。

如果说遇到的困难，怎么讲呢，因为在学校里开展工作，主要还是希望得到学生家长的配合，和全社会对我们教育的一个，怎么讲呢，尊重倒也尊重，就是说对教育的这个，就是到底什么是好的教育，这个评价这个体制，现在学生家长都是希望学生是怎么能够上大学，他身体好不好是放在其次的，现在要健康第一的话，就像他说的，体育锻炼要时间吧，时间哪里来，我们学生现在的课业负担还是很重的，因为这不仅与学校有关系，与整个社会有关系。（职能部门代表访谈，编码：1X6）

食品安全工作，要把政府监管、企业自律以及居民的监督意识提高结合起来，难度还是较大的。（职能部门代表访谈，编码：1X8）

第二节　街道层次的多部门合作

正如前所述，上海市健康城市建设是政府主导的，而政府系统中，从市、区县到街道（镇）行政层级，与委办局职能部门如卫生部门（卫生局、爱卫办、人口计生委）形成条块。在政策过程中，政府某层级，有领导、督促各部门政策的职权，并在不同成员单位之间进行协调的权力和职责。在政府系统上下各级层次中，各层次政府作为市健康城市计划的主要执行者，涉及上下层次间的合作，也涉及横向的部门间的合作。街道也如此，并且，作为一个基础层次，各种政策的最终落实涉及街道，街道的协作合作情况对健康城市有重要影响。

一　街道层次的策略经验

街道层次的多部门合作协调主要包括横向、纵向两方面，涉及职能部门及居委社区。联席会议或健康促进委员会作为健康城市建设的负责者，是条块、联动关系的协调者。

1. 街道对上级的协作

街道层次的合作，存在条块关系的协调问题，有"上面千条线，下面一根针"的说法，上级的"条"到街道这个"块"的协调如何进行？另外还有街道内部"条"的协调问题。具体在健康城市建设中的街道协调方面，依据我们对健康社区代表的访谈及其他材料，概括起来表现在政策内容、条块协作等方面。

（1）"条"与"块"关系的处理：强调与区爱卫办的对口

首先，对区一级涉及许多部门。作为街道层次，肯定会面临如何处理"条"与"块"的关系的问题，街道代表认为街道向上对区一级，健康城区工作涉及许多对口部门。

> 健康城区，对许多口。（区爱卫办主任）但同时，街道主要是强调健康社区的工作；在对上的协调合作，条强调与对口部门——爱卫办的对应。（专家和知名人士访谈，编码：2X3）

其次，强调健康城市工作是与区爱卫办对口。在"条"与"块"的关系的处理上，街道的策略是强调与区爱卫办的对口，包括任务的接受、落实和汇报等方面。

> 健康的工作上面我只听上面一个部门的，不会听其他部门的……健康城区，我们区有职能部门（爱卫会）王主任为统一；这方面其他部门来，我们不听的，他对我有指标，如果有42项指标，到时候要考核我这些指标……尽管……我们健康联席会议……有环卫、城管、卫生中等的这些部门，都属于联席会议的成员，我们各科职能部门相关科长，也有任务的，就进成员单位……但是我区里，我只听（爱卫办）王主任的，不会听其他部门。其他条，来指挥我

健康城区的，我一概不理。很明确地，他给我指标的，下达很清楚的，1、2、3、4，到时候我们有什么我们要请示王主任。（否则）要乱套的。（专家和知名人士访谈，编码：2X3）

（2）政策内容：落实上级下达的任务

政策内容上，首要的是贯彻落实上级下达的任务。健康城市行动计划的任务由市下达区，区下达到街道，街道以某区的健康城区行动计划为指导，根据本地区特点，为了执行的可行性，制订适合自己情况的计划。其中，为了体现自身特色，可以有一些自主指标。不过就实际区、街道的计划来看，指标类别主要还是市里来的指标，自主指标虽然有，但占分量较少。质性访谈结果也反映了这方面情况。

指标设置上……很多市里面统一下来，科学与否我们也左右不了。（职能部门代表访谈，编码：1X7）

2. 街道层次横纵向的协调与合作

首先，联席会议职能是协调条块、联动，召集指标任务完成所涉及的相关部门来联合行动完成任务等。

健康城区，职能部门（爱卫会）下来指标，到时候要考核我这些指标，有我们健康联席会议后，我们召集，我们召集哪些呢，有环卫、城管、卫生等的这些部门，都属于联席会议的成员，我们各科职能部门相关科长，也有任务的，就进成员单位。（专家和知名人士访谈，编码：2X3）

健康城区里面有很多考核指标，很多涵盖多方面，许多项目需要各科室部门联合共同来完成，内部街道我们有健康社区联席会议，健康促进委员会我们也有，所有成员都是健康城区相关项目指标的主要负责人……政府各职能部门，如市容环境的整治，要依靠城管大队在我们街道里的分队，还有工商局因为对无证经营的，食品药品安全的安全监督所的，包括市容局下面的在我们辖区里的市容所。（专家和知名人士访谈，编码：2X8）

其次，所采用来进行协调、联动的策略、机制，访谈者提到的主要有：一是统一下达指标，统一文件、计划；二是与成员领导签订目标责任书、责任到人。

到时候我年初统一下达指标，统一文件、计划。（专家和知名人士访谈，编码：2X3）

各部门都围绕如何促进人的健康的主题把自己工作做好，进行了工作安排和计划，各方面围绕人的健康，一个团体合作和资源整合的工作。（专家和知名人士访谈，编码：2X9）

与18个工作小组的组长即居民区的书记签订工作目标的管理责任书，保证纵向网络的责任到人。（健康场所代表访谈，编码：4X1）

3. 健康城市计划内以及健康城市与其他计划或项目间的合作

街道、社区层次需要多种工作结合做。除了健康城市建设工作本身的多部门合作，还涉及各种工作结合起来一起做。

（1）合作意识和逻辑

关于必须结合做、需要多种工作结合做的原因，受访者主要提到两方面，一是健康概念内涵的丰富、健康影响因素的多样；二是基层工作特点、工作模式就是难分界限。

①对健康概念及其决定因素的理解

受访者认为健康概念内涵的丰富、健康影响因素的多样，健康城区要涉及健康环境、人群和社会多方面内容，所以其工作理念是被泛化的，需要多部门协调。

要讲这个，首先我们要对"健康"二字定义一下，健康本身就有大范围、小范围。（专家和知名人士访谈，编码：2X2）

我认为，对我们社区，就大家谈的我们在做的，基本是针对生理健康和心理健康的，范围是很确定的。如果拉开谈的话，那什么内容都可以装进去……那么，和谐社区，文明社区，都可以用健康社区来代替。（专家和知名人士访谈，编码：2X2）

环境改变、生活质量的提高，因为从整个环境对人的身体有影

响。（专家和知名人士访谈，编码：2X32）

（有人）问文明社区与健康有关系（吗）？（答：）怎么没有关系啊，大家生活在文明、安全的环境中，不好吗？健康环境上去了。（专家和知名人士访谈，编码：2X34）

②基层工作特点：难分界限

受访者还从基层工作特点、工作模式方面谈到多种工作结合做的必然。一是在社区层次，一个居委会，要面对上面许多部门；二是社区像是一个筐，各种工作、项目下来全部放在了其中；三是各方面工作内容是重叠、交叉的，甚至有的名词有变化但是内容相同。

> 关键是在那个层面讲。摆在社区，如"文明小区"、"和谐小区"、绿化社区等的创建，全部包括了，全都是筐子。（专家和知名人士访谈，编码：2X35）
>
> 如果不泛化，就要把健康社区在那个层面，如果放在街道，就要制定好，五个方面就规定好，怎么弄，有标准的。如果放在居民区，肯定泛化的。（专家和知名人士访谈，编码：2X37）
>
> 在社区中，要很分得清，这是什么的，那是什么的，不可能的。（专家和知名人士访谈，编码：2X45）
>
> 在学校中，就不单一了。在社区中，这是健康社区，那个是文明社区，区分清楚，是做不到的。（专家和知名人士访谈，编码：2X44）
>
> 一个居委会，一年，填的调查报表，什么（内容），要（填）多少，有140多个，所有部门的报表都可以到他那里。我上次看到一张表，是绿化办，要求填"你们小区的居民在阳台上种的、阳台绿化有多少"，我告诉他，别理他们，如果你要填，你就编个，你高兴如何填就怎么填，不要一家一家跑。现在许多工作到了下面，就没有啥界限，就去做了。许多工作，本身就是重叠的。（专家和知名人士访谈，编码：2X47）
>
> 如果有人认为这个不应该泛化，那是不了解社区的工作模式。（专家和知名人士访谈，编码：2X48）

我们的许多工作，实际上都在整个社区工作中，你说搞和谐社区肯定有健康社区，有指标，很多东西。我们现在想名词确实也想得很多，领导人变化了，如陈提出的"十路十景"，现在（其实就是）"中小道路整治"。（专家和知名人士访谈，编码：2X49）

③各种工作结合起来做的必要性和好处

首先，受访者认为，健康城市工作不好单打一，只谈健康是搞不好的，强调要把许多工作结合起来做。而经常提到的要结合起来一起做的其他工作主要有老龄工作、旧房改造中的"平改坡"，还有其他创建工作如"文明小区"、"和谐楼组"和"星级楼组"，包括评绿化家庭、健康家庭等。

"健康社区"的工作不好单打一，要和许多工作结合起来，借助比如老龄工作（"温馨港湾"），借助其活动室这个平台，让群众进入这个活动阵地就感觉到温馨。"六个一"活动也是围绕着健康展平，我们的计生协会也是抓住"温馨港湾"这个工程，开展了一系列活动，以20世纪70年代左右领了独生子女证这批人为关注点——现在已经到了60岁，我们也在关注这个人群的饮食健康问题。所以抓住这个根本点，这个工作在群众中才有基础。（专家和知名人士访谈，编码：2X3）

工作涉及很多，如平改坡等，如果只靠搞健康的，搞不好的。（得）协调方方面面，领导。（专家和知名人士访谈，编码：2X12）

我们将"健康城区"工作与其他创建活动相结合，如"文明小区"、"和谐楼组"和"星级楼组"，包括评绿化家庭、健康家庭，有一定成效的。（专家和知名人士访谈，编码：2X6）：

大家工作结合起来了。（专家和知名人士访谈，编码：2X36）

其次，关于各种多种工作结合起来做的好处，受访者的访谈内容中，除了总的好处如可以形成合力、协同等外，还具体提到健康城市工作和其他工作各自的优势，认为相对于其他工作，健康更亲民，更有群众基础，但是其他工作可以为健康奠定基础，而且其他工作如平改坡的领导力度大，协调了方方面面，健康可以借助其领导力发挥效果。

> 形成合力。（专家和知名人士访谈，编码：2X46）
>
> 一个团体合作和资源整合的工作。姓名未知。（专家和知名人士访谈，编码：2X9）
>
> （健康城市）这个平台相当好，居民可以接受。（专家和知名人士访谈，编码：2X43）
>
> "健康社区"的工作不好单打一，要和许多工作结合起来，借助比如老龄工作（温馨港湾）活动室这个平台，让群众进入这个活动阵地就感觉到温馨。"六个一"活动也是围绕着健康，我们的计生协会也是抓住"温馨港湾"这个工程，开展了一系列活动，以20世纪70年代左右领了独生子女证这批人为关注点——现在已经到了60岁，我们也在关注这个人群的饮食健康问题。所以抓住这个根本点，这个工作在群众中才有基础。（专家和知名人士访谈，编码：2X3）

（2）多种工作结合策略及相互关系的处理
①"找到搭子"
多种工作结合策略方式：有共性的、交叉的、相近的东西要结合起来做，用受访者代表的话来说，就是"找到搭子"。

> 操作过程中，有共性的东西，就可能在一块做。（专家和知名人士访谈，编码：2X33）
>
> 有共性的东西，"搭子"，相近，是交错的。（专家和知名人士访谈，编码：2X39）
>
> 绿化，文明社区要求绿化达到多少，而创建健康城区，也有绿化要求。（专家和知名人士访谈，编码：2X42）

②对计划或项目间的相互关系的处理
各种计划、项目相结合一起做，那么，这些计划、项目间的关系、地位如何处理，明确说来，就是谁为主、谁为从，健康城市工作会否被其他工作替代甚至掩盖？对此，访谈结果显示：

首先，受访者表示各种工作各有其侧重点、角度，并且评比时可以不同归口。这里似乎暗示了相互间没有主次。

> 有侧重点的，角度不一样的。文明社区，健康城区，是一个平台。（专家和知名人士访谈，编码：2X38）
>
> 就是角度不同，但是在考评中，是有侧重点的。各派用场，是有区别的。（专家和知名人士访谈，编码：2X44）

不过，受访者进一步表示，那些工作范围大、宣传力度大、评比名额多的项目，其地位相对较高。受访者还具体提到了"文明社区"，认为这个工作的范围更大，特别是其宣传力度比健康城区大，名额比健康城区多。这似乎可以理解为文明社区的地位、影响更高些。

> 健康城区工作是一项综合性的工作，需要各部门通力合作。我们××区每年会评8个到9个文明社区，但是健康社区先进每年只有2个到3个，现在一共4个，健康社区先进含金量还是很高的，因为少。但是文明社区的方方面面宣传力度要比健康社区大，这方面需要有关部门进一步加大力度。（专家和知名人士访谈，编码：2X8）
>
> 文明社区的（工作、影响）范围更大。（专家和知名人士访谈，编码：2X39）

二　合作状态、收益及困难障碍

1. 合作水平、状态的评价

（1）对街道健康城区工作协调配合情况的综合评价

主要针对街道与委办局工作协调配合情况进行评价，分析所依据的数据来自《机构调查表》中对合作程度的委办局和街道交叉评价，包括各委办局对街道的协调配合程度的打分，同时也考虑到街道给委办局打分反映出来的严肃认真程度和对所协作的部门的识别情况，建立了分值并就分值高低进行了排序。分析结果显示，几乎所有街道工作在协调配合方面都得到了各委办局较高评价，平均得分率为92.5%，其中得分最低的街道也达到了88%的得分率。

（2）街道内部协调状况的自我评价

在我们对街道进行的访谈中，我们请街道代表对街道层次的多部门合作进行评价，街道代表对此进行了肯定回答，具体提到一些事实并进一步解释了街道层次的多部门合作的成功因素。

首先，街道内部协调不存在问题，且多部门协作得到了促进。街道代表在访谈中明确提到街道内部协调应该不存在问题。而且，当问到受访者"体会最大的方面是什么"，受访者的访谈内容肯定了多部门协作得到了促进，如有街道提到了与社区卫生服务中心的合作关系更加紧密。

> 街道内部协调应该不存在问题的。（专家和知名人士访谈，编码：2X8）

> 通过建设健康城区，整个街道与社区卫生服务中心的关系更加紧密，我们感到很多工作都是你中有我，我中有你，彼此都希望能配合起来工作，单枪匹马是做不好的。双方联手工作，这样容易出成效，工作难度也有所降低，一加一大于二，这是成效大的地方。（健康场所代表访谈，编码：4X13）

其次，关于街道内部协调不存在问题的原因，受访者的解释概括起来主要有三点：一是联席会议和健康促进委员会的成员都是健康城市相关项目指标的主要负责人；二是这些工作本来就是一体的工作；三是街道党工委起到了较好作用。

> 健康社区联席会议、健康促进委员会我们也有，所有成员都是健康城区相关项目指标的主要负责人，街道内部协调应该不存在问题的，本来就是整体工作……政府各职能部门，如市容环境的整治，要依靠城管大队在我们街道里的分队，还有工商局，因为对无证经营的，食品药品安全的安全监督的，包括市容局下面的在我们辖区里的市容所（市容环境管理所），实际这些部门都是我们街道行政党组成员，所以我们工作开展起来就有抓手，本来就是一体的。现在街道社区党工委，面广了，大家是资源整合起来，合力推进。我们街道党工委，就是以人为本，以居民区、社区居民为本，还有特色

项目，是针对楼宇白领，给他们送健康服务，帮助他们走出亚健康。（专家和知名人士访谈，编码：2X8）

以上访谈反映出来的情况，具有普遍性。

　　焦点访谈主持人梁老师问：其他条的部门，你们呢？受访者答：差不多的，都一样的。（专家和知名人士访谈，编码：2X12）

2. 健康城市给工作带来的改变

(1) 变化最大的是"工作好做多了"、"工作（更）方便点"

问到"创建健康城区活动到底给我们带来了什么"，有关多部门合作协调方面，受访者肯定健康城市促进了各部门的相互配合，需要配合的工作好做得多了。概括受访者的访谈内容，改善较大的多为健康教育、控烟以及健康校园等场所建设工作。

　　现在工作方便点。（专家和知名人士访谈，编码：2X15）

　　我从事健康教育工作已经很多年了，刚开始健康教育工作好像是卫生部门单干独行，相关团体、其他部门在配合程度上不尽如人意，但是通过最近几年的"健康城区"工作，这方面情况大为改善。因为这一工作本来就是各部门相互配合的项目，第一轮有很多部门，各部门都围绕如何促进人的健康的主题把自己工作做好，进行了工作安排和计划，各方面围绕人的健康，一个团体合作和资源整合的工作。（专家和知名人士访谈，编码：2X9）

　　感觉相关工作好做了，如控烟工作方面，一是现在政府很重视这方面工作，出台相关政策，尤其现在上海市政府正在调研，通过人大制定控烟法规，如果这些法规出台了，会促进相关工作。二是我们承办奥运，绿色奥运，政府对这方面关注，出台相关政策。（专家和知名人士访谈，编码：2X9）

(2) 健康城市能够促进多部门合作的原因

关于能够促进多部门合作的原因，概括受访者访谈的相关内容，主要有这样两方面：首先，领导重视，政府关注；其次，群众支持和参与。前者表明健康城市在开发领导层方面是成功的，而且，这两条都验证了WHO健康城市项目对政治承诺、社区参与的强调。

①政府关注、领导重视

首先，政府支持相关任务，出台的相关政策、法规涵盖整个系统，不仅仅是某个单位自己的任务。这样一来，工作起来就比较容易。

（主持人问：各位觉得"健康城区"的活动中哪一项是最成功的？即范围和影响最大，但是花费的力气、成本最小。有没有，是个什么项目？）有受访者答：人人掌握急救技能。为什么，这不是我们自己单位在搞，而是从市里面下来，在整个教育系统在搞，所以，这方面工作起来就比较轻松，其实还是政府的支持。（健康场所代表访谈，编码：4X10）

单位和区里的领导、有关条件部门，在这三年中对建设健康城区的工作予以了大力支持。（健康场所代表访谈，编码：4X2）

其次，街道党工委的作用。这是在关键知情人的访谈内容中提到的。健康城市参与的各部门领导同时也是街道行政党组成员，所以可以推断街道社区党工委的作用也是重要促进因素。

实际这些部门都是我们街道行政党组成员。现在街道社区党工委，面广了。（专家和知名人士访谈，编码：2X8）

②健康与民生紧密相关，更亲民，更容易得到群众的支持

健康城市与群众自身利益相关，健康也是目前群众需要、关心、重视的，因此，工作中但凡与"健康"有关的内容，老百姓都很关心很支持，受到群众欢迎。而建设"健康城区"正是这类工作，健康理念和目标，为工作注入了更多的民生元素，因此使政府工作更亲民，群众更关心、支持，从而使政府部门工作获得了一定程度的群众基础，获得了更大程度的社会群众的响应与认可度高。

现在群众对于健康越来越关注。现在工作中但凡与"健康"相关的内容，老百姓都是很关心很支持的。（专家和知名人士访谈，编码：2X3）：

现在工作方便点，健康，大家都要健康嘛。（专家和知名人士访谈，编码：2X15）

健康城市是一个箩筐，这个平台相当好，居民可以接受。（专家和知名人士访谈，编码：2X43）

在三年的建设健康社区的工作中我感到这项工作意义重大，而且非常受老百姓的欢迎……与其他工作相比，我个人的体会是有差别的。（健康场所代表访谈，编码：4X2）

③简单易行、见效快的项目，使群众满意度和社会认可度提高

健康城市工作安排了一些简单、见效快的内容和方式，使群众容易参与其中，群众的受益更具体、现实和直接，看得见、摸得着，因而能够及时迅速地改善群众的回应性、满意程度，群众和社会认可度高。

健康社区更多的工作基础是简单、容易为老百姓接受。（专家和知名人士访谈，编码：2X14）

我们将"健康城区"工作与其他创建活动相结合，如"文明小区"、"和谐楼组"和"星级楼组"，包括评绿化家庭、健康家庭，都有一定成效。因为老百姓，评一评，健康也好，文明也好，他们比较认可。通过这几年的创建，小区周围环境得到较大改善，受到百姓欢迎。（专家和知名人士访谈，编码：2X6）

总之，多部门、组织间合作得到促进的逻辑，是在以上这些因素的驱动下，加上对健康和健康社会模式的理解，以及健康的亲民特点，各部门在工作中主动地寻找相互的合作、相互的沟通和共同的行动，从而使部门间的合作得以改善，结果是极大地推动了健康城区的建设。

3. 困难、障碍

居委会的代表提到了一些难点问题，如马路改造后交通噪声对居民

的影响、居民区餐饮业、居改商问题等。究其原因，有居委会的权限、以及法律法规不健全和整治难等。从居委会的代表提到的困难和具体问题看，多是一些一贯存在的老大难问题如居改商等。这些问题类似于所谓的"旋涡"（vortex）问题（Yao, 2003），指那些最复杂和最政治化的议题，往往会使一些政策制定者陷入活动的旋涡中。

> 需要关注的问题，我们爱建小区原来是在（某位置，访谈记录不清）之间，周边的那条马路，原来是单行道的，后来由单行改为双行道后，路紧贴着小区，马路噪声骤增，这对小区居民特别是老年人的健康非常不利，直接影响就是老年人的睡眠，睡眠不好，生理健康问题会引发心理健康等一系列问题，一系列的连锁反应，包括和谐啊、逆反心理呀，产生的意见就针对居委会。（健康场所代表访谈，编码：4X8）

> 餐饮行业在居民区（如店面朝马路，背靠居民区），对周边居民的生活有影响，现在还没有相关法律规范。（专家和知名人士访谈，编码：2X27）

> （居民区的确定）现在有界限的，不难的，有承认的，（大家刚才提到的问题）有的就是居改商。（专家和知名人士访谈，编码：2X28）

第三节　企事业单位的参与

上海市健康城市建设，除了政府外，还有企事业单位的参与。其中，有参与者在《三年行动计划》中明确地分配有指标任务，如作为健康服务提供机构的社区服务中心，而有一些却没有在计划中如此明确具体，有时是笼统提及如"相关社区"之类，有关这些单位的参与信息主要来自于访谈、新闻报道等。

一　主导方的意愿、策略和困难障碍

如前所述，上海市健康城市建设是政府主导的，因此，在使企事业单位参与方面，主导者一方的态度、策略，对多方参与的促进有很重要

的影响，所以有必要分析主导方的意愿、策略和困难障碍。

1. 健康城市建设主导方的意愿、动机

健康城市建设主导一方，在使企事业单位参与方面，认为有必要，而其原因，从访谈内容中反映出来的主要有三方面：

（1）是提高健康干预的人群覆盖率的需要

> 人人知道自己的血压，35 岁以上血压知晓率。我们的初次测量压数是每年增加的，因为年轻人随着年龄增加，今年 34，明年就可能 35。我们虽然搞健康单位、健康楼宇和健康园区建设，囊括了一些在职人士，18 周岁到 60 周岁人群，（但是）我们平时测压时间，他们在班，碰不到他们……（所以）我们社区把健康资源送到单位上。（健康场所代表访谈，编码：4X2）

> 国资委针对区里国有企业重点开展的活动（有），工业生产（方面），主要抓无伤亡事故。（职能部门代表访谈，编码：1X9）

（2）安全生产、降低产品的危害或减少污物排放的需要

> 国资委针对区里国有企业，主要是根据各个集团公司特点，重点开展的活动：安全生产，此是企业经营生产中重要的特点。主要根据各集团公司特点，开展工作涵盖的主要内容是：九华（音）集团的食品安全，食品；万隆集团，工业生产，主要抓无伤亡事故、无重大泄漏，对整个城区环境不造成影响；另外，抓节能减排。（职能部门代表访谈，编码：1X9）

> 一些单位的餐厨垃圾，有走私问题的存在。（职能部门代表访谈，编码：1X4）

> 如果要确保辖区整个社会食品安全的话……整个 ×× 区食品经营单位有 6000 多家，要企业自律。（职能部门代表访谈，编码：1X8）

（3）有利于资源的社会动员

　　我们周边社区有大药房，隔壁还有世纪联华、好美家，他们门口老大的广场搞活动。平时尽量与之联合搞活动。开展健康咨询，好美家提供室外活动场地，也出一点费用。（健康场所代表访谈，编码：4X5）

2. 使企事业单位参与的难点及策略
（1）使企业参与的困难所在
①经济效益与社会效益之间存在矛盾
从受访者的访谈内容可以看出，由于经济效益与社会效益存在一定的矛盾，所以，虽然健康城市政策很好，但不一定就能够得到企业老板的支持，企业主怕影响到生产等利益。

　　民营企业，老板不一定喜欢的。（专家和知名人士访谈，编码：2X17）
　　静安（区）搞工间操，楼宇中搞登高、爬楼、救护、消防。静安是楼宇经济。老板有时候不听你的，尤其是忙时。（专家和知名人士访谈，编码：2X19）

②对这些部门不可采取强制措施
街道认识到对这些部门不可采取强制措施。

　　这块是不可能强制的。（健康场所代表访谈，编码：4X2）

（2）健康城市建设主导方的策略
基于以上认识，健康城市项目主导者采取了各种策略加强企事业单位的参与。其策略形式多样，诸如把健康资源送到单位上、取得楼宇物业公司支持等，总的考虑就是要使企业从健康城市活动中获得收益。
①取得楼宇物业公司支持
争取楼宇物业公司支持，与楼宇建立联谊关系。

当我们把健康资源送到楼宇去，楼宇物业公司是支持的。（健康场所代表访谈，编码：4X2）

对于楼宇（园区），楼宇主要是物业管理和重点企业负责人组成楼宇联谊会，依托楼宇物业帮我们拓展企业，帮我们引进，与楼宇物业、重点企业负责人搞一个联谊会，通过此联谊会，我们互相沟通感情，街道搭了平台，让他们把健康园区大家在一起唱戏。（专家和知名人士访谈，编码：2X1）

②加强企业主对参与健康城市建设益处的了解

要使企业认识到从参与健康城市建设中可以获得的收益、好处，包括对员工健康及企业经营的益处。

可以对老板做工作。（专家和知名人士访谈，编码：2X18）

静安（区）搞工间操，楼宇中搞登高、爬楼、救护、消防。静安是楼宇经济。首先要他（企业主）转变，知道员工健康了，对他也有好处。（专家和知名人士访谈，编码：2X19）

这方面活动的开展需要企业老板的支持和理解。举个例子，香港餐饮业一开始推广禁烟时，饭店老板都很反对，觉得这样会影响饭店生意，但是相关机构调查发现，吸烟的顾客比不吸烟的顾客逗留的时间要长很多，这样反而会减少饭店的客流量。政府将这一结果告知饭店老板后，他们对这个禁烟活动由反对态度转而支持这项活动。（专家和知名人士访谈，编码：2X9）

在创建中，我们感到重要的不仅是那些荣誉，更重要的是在创建中我们的收益，不仅是企业，更多的是员工。（健康场所代表访谈，编码：4X7）

③要使企业从健康城市活动中真正获益

要使企业从健康城市活动中真正获益，或至少降低其参与的成本。具体采取的方法和内容是多样的，受访者提到了诸如提供健康服务、提高企业知名度和资源共享等方面。

首先，社区把健康资源送到单位上。

我们平时测压时间，他们在班，碰不到他们……我们社区把健康资源送到单位上。（健康场所代表访谈，编码：4X2））

其次，提高参与企业声誉。

健康单位创建工作，是吸引他们来的工作，我们许诺给他们，就是如果他们做得好的话，可以获得健康单位、爱国卫生先进单位等条件。（健康场所代表访谈，编码：4X2）

我们是属于企业性质，隶属于××国际集团。2005 年参加"健康单位"的创建，2005 年即成为示范点，2006 年、2007 年被评为"健康单位"先进，2008 年也正在创建中。（健康场所代表访谈，编码：4X7）

再次，与企业广告营销策略相结合。

不少企业找上门来，希望由自己承揽"纳痰袋"的制作和发放任务。在新一轮健康城市建设中，上海确立了"医食住行"四大优先项目，即完善健康服务、提供健康食品、营造健康环境、倡导健康行为。"行"，主要指的是减少、消灭在公共场所中的不卫生行为。今年起，上海市爱卫会和文明委、市城市交通管理局联手，正在向全市 4 万多辆出租车发放"纳痰袋"，让驾驶员和乘客不再为车上不方便吐痰尴尬。消息一传出，竟有不少企业找上门来，希望由自己承揽"纳痰袋"的制作和发放任务，唯一的要求是把企业的广告放在两寸见方的小袋子上。（姜微、杨金志，2006）

最后，资源共享，互相协作。如与当地商业部门合作，利用其广场，联合搞活动，开展健康咨询等。

我们周边社区有大药房，隔壁还有世纪联华、好美家，他们门口老大的广场搞活动。平时尽量与之联合搞活动。开展健康咨询，好美家提供室外活动场地，也出一点费用。（健康场所代表访谈，编

码：4X5）

④政府监管、企业自律以及社会监督相结合

首先，委办局的受访者总的提到了需要把政府监管、企业自律以及社会监督相结合。

> 食品安全工作中的部门职能交叉较多……如果要确保辖区整个社会食品安全的话，因为涉及环节多，部门职能交叉多，整个××区食品经营单位有6000多家，要把政府监管、企业自律以及居民的监督意识提高结合起来。（职能部门代表访谈，编码：1X8）

其次，具体的方面，有委办局受访者提到与企业签约，如对单位餐厨垃圾的管理等。

> 一些单位餐厨垃圾不申报、不实报、不签约，不配合工作，有走私问题的存在。（职能部门代表访谈，编码：1X4）

最后，国资委对所辖的国有企业是根据各个集团公司特点，重点抓好安全生产、节能减排工作。

> 国资委针对区里国有企业，主要是根据各个集团公司特点，重点开展活动：安全生产，此是企业经营生产中重要的特点。主要根据各集团公司特点，开展工作涵盖的主要内容是：九华（音）集团的食品安全；万隆集团，工业生产，主要抓无伤亡事故、无重大泄漏，对整个城区环境不造成影响；另外，抓节能减排。（职能部门代表访谈，编码：1X9）

二　企业参与方：策略、收益、困难障碍

本书有关企事业单位的参与意识、策略、收益以及困难障碍的分析，主要基于关键知情人、企事业单位代表的访谈内容，并按照单位不同性质分别概括叙述。

1. 国有企业参与者

某大型国企分支机构的代表的访谈内容描述了单位参与创建以来所做的工作。从这些访谈内容中，可以概括出其参与策略和收益。

（1）参与策略

企业受访者提到的参与策略总结起来主要有以下几个方面：

首先，与企业工作特点、本职工作相结合。

在创建健康单位的相关措施中，两个比较重要的。一是我单位是特殊工种，用安全、环卫的工作设施，用轻薄代替老式。二是用专用的、绝缘的高筒靴，代替老式的。按照国家有关规定，对高温高空作业的工种，定期开展职业病体检，并将结果告知职工本人。（健康场所代表访谈，编码：4X12）

其次，与环境建设、员工福利改善等相结合。

2005 年到现在，投入 100 多万。2008 年创建上海市花园单位，到目前为止已经投入了 70 多万，今年年底要评比。建立垃圾回收站，分类垃圾桶，回收箱。（健康场所代表访谈，编码：4X12）

建立了员工健康档案，发展员工的休闲娱乐场所。每年职工体检 2 次，一次是 4 月对所有员工体检，另外是 5 月对女员工体检，已经持续了七八年了。

开设健身房、阅览室，休闲学习场所。我们单位的健身房、阅览室每天晚 4 点开放至晚上 7 点。

我们有专门的吸烟点。

有合理营养、合理膳食，对食堂配膳进行指导，员工家里营养指导。

各类健康向上的文化娱乐活动，如员工作品展、卡拉 OK 大赛，大力倡导健康的生活方式……还有加强锻炼，丰富单位文体生活，开展不定期体育竞赛，包括台球、斯诺克，唱歌跳舞等活动。（健康场所代表访谈，编码：4X12）

（2）企业的收益和带来的改变

单位参与创建以来，总的来说是改善了工作环境、工作条件、人际环境，并以人为本，促进了本职工作。具体表现在以下三个方面：

首先，单位对员工的健康问题越来越关注。

> 单位对于员工的健康问题越来越关注。（健康场所代表访谈，编码：4X12）

其次，改善了工作环境和工作条件。

> 是对环境健康的关注，……创建上海市花园单位。
> 用安全、环卫的工作设施。（健康场所代表访谈，编码：4X12）

再次，促进了职工身体健康，做到了疾病预防、早发现、早治疗。

> 我们全体职工四月份体检，对职工帮助很大，检查出来不太好的，告诉他治疗，及时发现、治疗。同时对慢性病干预，增加健康意识，降低发病率。（健康场所代表访谈，编码：4X12）

最后，文体活动丰富了业余生活，职工得到休息放松，对身心健康有促进。

> 举办全员健康知识培训讲座，开设健身房、阅览室，休闲学习场所，各类健康向上的文化娱乐活动，如员工作品展、卡拉OK大赛，大力倡导健康的生活方式。我们单位的健身房、阅览室每天晚4点开放至晚上7点，让完成工作的员工，过来活动得到休息放松。
> 还有加强锻炼，丰富单位文体生活，开展不定期体育竞赛，包括台球、斯诺克，唱歌跳舞等活动，还有开展一年一度健康教育知识竞赛，丰富职工业余生活。（健康场所代表访谈，编码：4X12）

总之，健康城市建设对企业的科学发展、以人为本、团结向上、可持续发展是有利的。

2. 民企、混合所有制企业

企业的策略、收益和困难，在某楼宇物业公司、某国际酒店（集团）的下属企业的受访者的访谈内容中，以及一些新闻报道中有一定反映。

（1）企业的策略

首先，直接利用街道的资源，包括组织结构和工作内容等。

> 园区（楼宇）：（我们园区）与街道有协调，主要是利用街道的资源，健康园区，与街道一起搞。（专家和知名人士访谈，编码：2X1）

其次，与职工福利改善相结合。

> 2005年开始创建（健康场所），2006年我们单位就组织了一次全员体检。全员体检之后，接下来员工得到的实惠就是（企业加大给员工投医疗）保险（力度），单位的医务室给职工都建立了健康档案，分析了报告情况，提出了问题，职工食堂也做了一些相应调整。（健康场所代表访谈，编码：4X7）

再次，与企业文化建设的结合。

> 我们宾馆有很好的宣传渠道——有一份自己的企业报，有一个很长的宣传阵地，职工食堂有公示栏等，我们利用这些宣传阵地，包括班组园地、班组台账活动，来灌输活动的理念和内容，做宣传。宾馆也相继开展的活动有羽毛球、乒乓球比赛，消防演习演示等，昨天刚搞了一个职工技能大比武、春节联欢会。包括现在用工制度改革，我们单位的外地来的实习生比较多，关心职工同时也关心他们，他们住在酒店的集体宿舍，还专门组织他们开展一些联谊活动。××宾馆一直倡导的是一个"家"的理念：不仅给客人一个温暖的

家，给职工一个温暖的家，给租赁企业一个温暖的家，现在这些实习生来到我们酒店，为客人工作，也是我们的一员，我们也要为其提供一个温馨的家的环境。很多活动是围绕此理念开展。（健康场所代表访谈，编码：4X7）

最后，各种创建工作结合起来做。

创建"健康单位"工作，在我们酒店并不是一个孤立的创建工作，我们是与"平安单位"创建、"文明单位"创建等工作综合起来一起做，因为任何一项创建工作都会有其片面和局限性，综合起来的话工作效果比较好。（健康场所代表访谈，编码：4X7）

（2）企业的收益
首先，企业声誉有收获。

我们是属于企业性质，隶属于锦江国际集团。2005年参加"健康单位"的创建，2005年即成为示范点，2006年、2007年被评为"健康单位"先进，2008年也正在创建中。这块牌子，不仅仅在得到这块牌子，在创建中，我们感到重要的不仅是那些荣誉。（健康场所代表访谈，编码：4X7）

其次，职工得到实惠。

在创建中，我们感到重要的不仅是那些荣誉，更重要的是在创建中我们的收益，不仅是企业，更多的是员工。（健康场所代表访谈，编码：4X7）
单位的医务室给职工都建立了健康档案，分析了报告情况，提出了问题，职工食堂也做了一些相应调整。（健康场所代表访谈，编码：4X7）

最后，企业文化建设得到促进。

××宾馆一直倡导的是一个"家"的理念……很多活动是围绕此理念。（健康场所代表访谈，编码：4X7）

（3）存在的困难

企业受访者谈到的困难集中在社会责任与企业责任的矛盾上。认为企业虽然重视健康问题，但是健康公平等社会问题，不应该由企业承担，且企业也无力承担。另外，还提到了企业的经营性质使一些政策的贯彻落实有困难。

首先，社会责任与企业责任的矛盾。

虽然我们单位有一个比较完善的帮困保障体系，行政有帮困基金，党内有个爱心基金，现在又建了一个帮困助学基金，每年开学前，包括考入大专院校的职工子女，有一定帮助。但是这些都比较小，是救急不救穷的，解决不了根本问题，对于特困群体的问题的帮困，对于单位来讲也是有点力不从心。每季度帮助讨论会上，我们很明朗，我们领导一直说我们不能去解决社会问题，如果有人说，我爱人下岗了，你们要给我补助。但是我们说，你爱人下岗了，这是个社会问题，应该社会共同，或者你家庭主动解决问题，不能让我们企业来承担责任。（健康场所代表访谈，编码：4X7）

其次，参与程度与企业经营状况有关。

提高员工的收入，增加企业的营业额。有了这些，健康才好做。企业生意好了，单位才有钱去为员工投保，单位没有钱，还为员工提供什么保障福利呀。（健康场所代表访谈，编码：4X7）

企业生意好了，收入水平上去了，我们有钱了，才会组织员工丰富多彩的活动，有条件了，才会给员工的福利好了，很多健康措施、条件啥的都会上去的。（健康场所代表访谈，编码：4X7）

最后，企业经营性质与有关要求的冲突。

对"限塑令"的困惑。每个酒店客房的垃圾桶都要套垃圾袋，清洁工在清理垃圾时需要用一个大的垃圾袋收集，袋装化，比居民用量大，现在实行"限塑令"，酒店暂时也不可能改用其他的东西来代替，困惑，这是酒店非常难以解决的一个问题，牵涉到环保大环境的问题。(健康场所代表访谈，编码：4X7)

三 政府所属机构、事业单位的参与

(一) 健康服务提供机构：社区卫生服务中心

社区卫生服务中心，在区级的《三年行动计划》的指标任务的负责和协作部门中有提及。目前，社区卫生服务中心，按照《城市社区卫生服务机构管理办法》中"社区卫生服务中心，原则上按街道办事处范围设置，以政府举办为主"(《城市社区卫生服务机构管理办法》卫妇社发〔2006〕239 号国家中医药管理局发布，2006 年 6 月 29 日) 要求，是政府下属的健康服务提供机构。

1. 参与意愿

社区卫生服务中心参与健康城区建设的动力，访谈内容中反映出来两个主要方面，首先是由于自身专业领域和业务范围，在卫生体制改革情况下，社区卫生服务公益性突出，把健康城市与其工作相互结合，也有利于自身工作开展，所以有内在积极性。

> 作为医疗机构，首先本身作为一个健康场所，其次是就所在街道的健康社区工作进行合作。(健康场所代表访谈，编码：4X4)
>
> 三年的健康城区的建设正好也是医疗改革变化最大的 3 年，这 3 年中，我们中心由原来地段医院的基本体制，完全变为面向社区、突出公益性为主……随着改革，公益性日益突出后，中心主要配合街道开展健康社区工作。(健康场所代表访谈，编码：4X4)

2. 参与效果

关于参与的效果，街道代表认为社区卫生服务中心的参与使各自的工作联系更加紧密，"你中有我，我中有你"，加强了与街道的协作。

通过建设健康城区，整个街道与社区卫生服务中心的关系更加紧密，我们感到很多工作都是你中有我，我中有你，彼此都希望能配合起来工作，单枪匹马是做不好的。双方联手工作，这样容易出成效，工作难度也有所降低，一加一大于二，此成效大的地方。（健康场所代表访谈，编码：4X13）

（二）上海动物疫病预防控制中心

上海动物疫病预防控制中心是市政府某部门直属全额拨款公益类事业单位，其代表的访谈内容可以概括为以下几方面：

1. 参与意识：意愿、动机

（1）自觉参与，积极响应政府、街道的号召

我们单位也是自觉地在参与……积极响应政府以及街道的号召。（健康场所代表访谈，编码：4X6）

我们也会和其他单位开展一些联谊的活动。（健康场所代表访谈，编码：4X6）

（2）参与的原因、动机

参与的原因、动机，主要是认为健康城区建设是利国利民的好事情，作为事业单位和位于街道的单位有参与的责任，且也是搞好与当地社区公共关系的需要，最后对自身的工作也有促进。

首先，健康城区建设是一个利国利民的好事情。

（我们）单位在虹桥街道。健康城区建设是一个利国利民的好事情，我们单位也是自觉地在参与。是事业单位，积极响应政府以及街道的号召。（健康场所代表访谈，编码：4X6）

其次，作为位于街道的单位，从公共关系角度，参加健康城区活动有利于加强公共关系。

作为社区的一分子，我们感觉到积极融入社区、社会的重要性，

因此我们也会和其他单位开展一些……活动。（健康场所代表访谈，编码：4X6）

最后，参加健康城区活动也促进了自身工作。

我们和其他单位开展一些……的活动……也促进我们的一些工作。（健康场所代表访谈，编码：4X6）

2. 参与策略、机制
（1）领导从行政和经济方面予以支持和配合

单位是"大力支持、积极动员、有效落实"。领导从行政和经济方面予以支持和配合。（健康场所代表访谈，编码：4X6）

（2）与其他单位开展联谊活动

我们会和其他单位开展一些联谊的活动。（健康场所代表访谈，编码：4X6）

（三）学前教育机构：幼儿园
某街道下属幼儿园参与了"健康单位"建设。该幼儿园的代表访谈内容反映了他们的参与策略、收益和障碍。
1. 参与意识：意愿
从行业的角度讲，幼儿园一向注重健康，所以重视"健康单位"建设。

大家都知道，幼儿园一向非常注重健康的问题，我们是非常注重"健康单位"的创建。（健康场所代表访谈，编码：4X10）：

2. 参与策略
参与策略上，受访者的访谈内容概括起来就是与本职工作相结合。

通过创建，教师对于幼儿的健康习惯的培养更加重视了，而且将其列入幼儿的日常课程中，根据幼儿的年龄特点，教师编写了一套关于健康习惯的朗朗上口的儿歌，使幼儿养成好习惯。（健康场所代表访谈，编码：4X10）

3. 收益

幼儿园的教职工的健康意识得到提高，并掌握了各种救护技能。

经过创建，提高了幼儿园的教职工的健康意识，掌握各种救护技能、知晓自己的血压、食品药品安全相关知识。（健康场所代表访谈，编码：4X10）

4. 困难障碍

幼儿园受访者提到了激励机制方面的问题，健康单位名额有限，屡评不上使积极性受到影响。

我们单位的创建工作一直做得很认真，重视地去做，但是每年都没有被评上过"健康单位"，有时老师也会产生疑问，因为自身工作一直很努力，为什么没有评上。我回答他们，我们评上的是爱国卫生先进。后来，老师觉得都很努力，怎么没有评上。我说，没有评上健康单位，有可能名额有限，有可能别的单位做得比我们好。我们的积极性方面有所下降，能否以后再增加名额，可以增加自己的信心。不然如果一直是这样，一直评不上，老师会想，我们怎么总评不上，这样做也没有用嘛！（健康场所代表访谈，编码：4X10）

第八章

上海健康城市建设中的公众参与

　　当地人们的参与和赋能是健康城市运动基本原则的核心（WHO，2002），促进人们的参与，包括个人和集体的参与，是 WHO 健康城市项目的目的之一。在上海市健康城市建设《三年行动计划》中，每轮计划都提到公众参与，并把公众参与置于很高的地位，包括作为行动的基本原则（首轮、第二轮、第四轮）或行动策略（第三轮），而且第二、第三轮和第四轮计划都明确地把公众参与机制的建立和完善列为行动目标或总目标（见表8—1）。从《三年行动计划》文本、关键知情人和社区代表的访谈、居民问卷调查和机构调查以及其他来源的事实材料显示了这方面的细节。本章以 Davidson（1998）"参与之轮"模型的信息、咨询、参与决策制定和赋能四个象限模型，以及 Bracht 和 Tsouros（1990）的"社区健康行动的类型"模型为分析框架和理论基础，通过确认事实材料中的关键主题，并引用案例和受访者的访谈内容，来描述分析上海市健康城市建设在公众参与方面的策略、水平以及问题与障碍。

表8—1　　　　　　　　《三年行动计划》中的"公众参与"

计划轮次	用词	在《计划》中列为行动的基本原则或策略	在《计划》中列为行动目标或总目标
2003—2005 年行动计划	广大市民积极参与	行动的基本原则	—
2006—2008 年行动计划	社会参与	行动的基本原则	总目标之一："建立社会支持系统，到 2008 年，基本建立能够有效激励全社会参与健康城市建设的可持续行动机制"

计划轮次	用词	在《计划》中列为行动的基本原则或策略	在《计划》中列为行动目标或总目标
2009—2011 年行动计划	公众参与	行动策略	行动目标之一："完善公众参与机制"
2012—2014 年行动计划	社会动员、市民参与；全民参与	行动的基本原则	主要目标之一：建立"政府主导、部门合作、社会动员、市民参与"的"健康促进工作机制和体系"

资料来源：根据《上海市健康城市建设三年行动计划》（2003—2005 年，2006—2008 年，2009—2011 年，2012—2014 年）整理。

第一节　为当地人提供信息

提供信息是公众参与最基本的一步，因为，在人们能够参与之前，他们必须知晓什么活动将要发生，或至少需要告诉公众要计划什么。在著名的"参与之轮"中，参与的四个象限之一是提供信息，主要强调的是信息从健康城市项目向公众一方的单向的信息流动，但尚未涉及听取公众意见。

一　"宣传"的地位和作用

对公众参与进行考察的一个重要方面，就是关于提供信息的时点和频率，前者包括之前、之中和之后，后者包括经常提供、偶尔提供（WHO，2002）。在上海市健康城市建设《三年行动计划》中，"宣传"是该市健康城市行动的实施原则和步骤、保障措施和任务要求，这表明了在上海市健康城市建设中，"提供信息"这个环节非常受到重视。

首先，把"宣传"作为实施原则、实施步骤。四轮《三年行动计划》都把"宣传"作为重要的实施原则和实施步骤，如在首轮计划的"实施原则"中，要求"宣传倡导、广泛开展宣传"，其实施步骤的第一步就是在计划启动之年 2003 年，要"下达计划，广泛宣传"，并且，与此相关的是，其列出的指标任务和重点活动的参与部门就有宣传部门和媒体。

其次，"宣传"作为"政策和保障措施"。"广泛宣传，营造氛围"在每轮《三年行动计划》中都被明确列为"政策和保障措施"或"保障措施"之一，第三轮《三年行动计划》中还明确地写明要"利用专业期刊及各类传播载体，介绍、交流世界卫生组织及国内外健康城市的最新信息、先进理念和成功经验"。

最后，作为重点任务或重点项目、重点推进活动。第三轮《三年行动计划》中的几个主要任务都有宣传方面的要求，如重要任务"完善健康服务"，要"大力普及生殖健康、优生优育、避孕节育和预防艾滋病知识"。另外，《三年行动计划》的重点推进活动"五个人人"，也有宣传方面的安排。而且，在第四轮《三年行动计划》的重点项目中，列有"健康传播活动系统建设"和"全民健康生活方式行动示范建设"等。

二　"宣传"的渠道和机制

提供信息的渠道和机制一般包括传统的和创新等类别，而方法的采用，主要取决于不同人群的信息接收特点，强调有人群针对性，关键要看有效性（WHO，2002）。关于上海市健康城市建设政策过程中提供信息所采用的渠道、机制和手段，在《三年行动计划》文本、居民问卷调查和访谈中都有相关内容，而居民问卷调查和市民代表访谈内容一定程度上验证了宣传的成效。

（一）提供信息所采用的渠道和机制

关于提供信息所采用的途径手段，通过对《三年行动计划》进行文本分析，发现每轮计划中都提到以下六个方面：大型宣传活动；培训、讲座、课程；纪念日、主题月等；常规传统媒体如报纸、广播、电视、刊物等做新闻报道或广告；户外广告、广告牌；志愿者、协管员（见表8—2）。其他信息也证实了该实际情况，这意味着这些途径手段是被经常采用的。

同时，对《三年行动计划》的文本分析还发现，四轮计划间也存在一些区别，总趋势是越来越强调受众特点的针对性、体现时代性、加强吸引力和有效性：首先，强调群众喜闻乐见的方式（第二轮、第四轮），第四轮具体还提到了"健康故事"、方言讲座。其次，媒介方面除了仍然强调常规传统媒体的采用外，创新媒体也日益得到强调，诸如视频公益广告、宣传短片、音像影视作品（第四轮）以及网站（第二轮）；户外媒体方面，从一般户外广告到专门的科学健身路的沿途健康指示牌（第三轮）都有提及；纸质媒介方面，从手册和家庭月刊宣传资料（首轮）、健康城市知识读本（第二、三轮），到强调科普读物和专业媒体（第四轮）。再次，方式上从提供指导（首轮）和帮量血压（第二轮），到提供用具型宣传品（第二轮）或健康支持工具宣传品（第四轮）以及健康自我管理等（第三轮、第四轮）（见表8—2）。

表8—2　　　《三年行动计划》中提到的"宣传"方法和机制

计划轮次 方法、机制	2003— 2005 年	2006— 2008 年	2009— 2011 年	2012— 2014 年
大型活动	√	√	√	√
讲座、课程、培训项目、大讲坛	√	√	√	√
纪念、主题日月	√	√	√	√
传统媒体如报纸、广播电视、刊物、广告	√	√	√	√
广告牌、户外广告	√	√	√	√
志愿者、协管员	√	√	√	√
互联网网站网页		√		
健康城市手册、知识读本	√	√	√	
家庭月刊宣传资料	√			
健康服务如健康指导、量血压	√	√		
社区学校、文化中心、茶室、小区文化活动室	√			
市民巡访团、"边看边评健康上海"	√	√	√	
竞赛、评优、演练		√	√	
健康城市歌		√		
群众喜闻乐见的方式，第四轮"健康故事、方言讲座"		√		√
用具型宣传材料的提供		√		√
健康自我管理			√	√
科普读物				√
科学健身路			√	
专业媒体				√
视频公益广告、宣传短片、影视作品（创新媒体）				√

资料来源：根据《上海市健康城市建设三年行动计划》自行整理。

其他事实材料显示了一些具体实施细节：首先，互联网使用方面，上海市爱卫会网站专辟健康城市专栏，上海市卫生局网站和市政府的有关网页也有健康城市有关信息报道，各区县相关网站建立了网页，从第二轮起《三年行动计划》的出台都进行了网上公示；其次，新闻发言人新闻发布制度也被采用以便进行上海市健康城市建设方面的宣传，如2003年6月2日举行的市政府第十次常务会议讨论并原则通过了这项行动计划，6月3日即第二天在首次上海市新闻发布会上，由市政府新闻发言人向全市发布了有关信息；另外，采用公共汽车上的电视播放公益广告。

（二）"信息提供"的有效性

居民代表访谈、问卷调查中有关健康城市相关信息的获得途径和知晓率等方面的调查结果，反映了上海市健康城市建设行动在提供信息方面所采用的手段、渠道的有效性，总的来说，社区宣传渠道和传统媒体仍然是最有效的提供信息的机制和手段。根据我们进行的问卷调查，当受访者被问到"您是从下列哪些途径了解或听说过'健康城区'的？"连续两年的调查结果基本是一致的，即前三位依次为：社区和居委会（80.5%，87.7%）、报纸杂志（72.4%，72.6%）和街头宣传（37.1%，46.1%），而"网络"是居第四位（19.1%，26.5%）的知晓健康城市的途径，最后，通过"亲戚朋友"知晓的有5.6%（上年）或6.1%（调查当年），另外还有"其他"途径（上年1.5%，调查当年1.7%）。

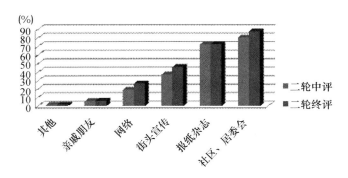

图8—1　健康城市有关信息的知晓途径

居民代表访谈也得到了与问卷调查类似的结果。在我们对居民代表进行的访谈中，受访者的回答中涉及了获得信息的途径、渠道，本书就访谈受访对象所提及的"获得信息的途径、渠道"的频率来进行统计和排序（见图8—2），结果显示，最常被受访者提及的获取相关信息的途径渠道，前三位由高到低依次为：社区宣传栏、体检如量血压和妇女老人体检，有近一半（47%）的受访者提到；专家讲座、高血压自我管理小组或健康自我管理小组（40%）；小区门口电子宣传屏幕，入户宣传册以及居民读书报小组、活动团队、有或无专家支持的健康讲座（分别有33%）；此外，还有一些其他形式。具体情况如下：

第一，社区宣传栏橱窗画廊、体检如量血压和妇女老人体检，是最常见的两种获得健康城市建设有关信息的途径和渠道，有47%的居民代表提到了这些途径和渠道。

　　我看到的，如社区里有"健康城区"宣传栏，通过此学到了很多健康知识。（居民代表访谈，编码：3X6）
　　宣传方面，力度也很大……还有橱窗都很好。（居民代表访谈，编码：3X11）
　　我们街道去年对宣传画廊全部重新建造，配备新画廊，其中人与健康等健康知识的宣传内容要占到2/3左右，除了一些告示通知外。（居民代表访谈，编码：3X12）
　　小区有一个固定的宣传栏，内容是专门为小区的中年人提供保健等方面的知识。（健康场所代表访谈，编码：4X8）
　　现在只要一活动三个动作，三量血压和量血糖。（居民代表访谈，编码：3X1）
　　原本我身体很好，老棒的。"五个人人"活动免费量血压，他们叫我量，我还很不以为然，后来一量，才发现自己是高血压。（居民代表访谈，编码：3X4）
　　不单是对我，特别在我们社区，我们老龄人很多，还有孤老、独居老人、妇女的帮助都很大。整个街道成了一个体系了，为保障居民健康，采取一系列措施。如我们辖区组织对妇女的检查，影响大、反映好。因为这些人好多都是退休很多年了，报刊上也经常看到女同志健康毛病特别多的，这次街道深入请专家到居民区给她们检查，老高兴地去检查了，一方面是自我保护；另一方面政府的关

心。这些都是看得见的，体会得到的。（居民代表访谈，编码：3X4）

　　我自身是受益者。开始自己觉得年纪还比较轻，身体还比较好，原先对健康问题不是很重视，后来社区里面测量血压，我无意中就顺便量了，结果发现血压高，后来到了医院查，确实是高血压。社区里对大家都很关心，检查使大家及时晓得了自己的毛病。（居民代表访谈，编码：3X6）

　　第二，专家讲座与各类健康自我管理小组，是排在第二位的渠道和机制，有40%的居民代表提到了该途径和渠道。

　　我是2007年6月左右参加地区高血压自我管理小组……我们实现几个转变：以前是无知的，使我们在实现健康的过程中变无知为有知、浅向深发展，包括饮食方面，吃药，知道一些知识。（居民代表访谈，编码：3X1）

　　高血压小组现在人越来越多，开始的十几人到现在三十几人，每次活动一般都保持20多人来参加，活动越来越受居民欢迎，知晓率也提高了。（居民代表访谈，编码：3X9）

　　通过高血压自我管理小组，据我所知，大家基本都晓得健康的一些知识。（居民代表访谈，编码：3X12）

　　华山、华东等一些医院的知名专家和教授来社区为大家讲课。（健康场所代表访谈，编码：4X4）

　　我们小区也成立了"高血压自我管理小组"，也开展了一些活动，人人知道自己血压目前已达到95%。知晓率上去了，参与率也上去了。（健康场所代表访谈，编码：4X8）

　　高血压自我管理小组。他们自己也想知道自己的病怎么控制，别人怎么弄，现在慢性病很多，他们也很重视，居民平时经常做关于慢性病的预防治疗的经验交流。（健康场所代表访谈，编码：4X11）

　　第三，小区电子屏幕、入户宣传册、居民读书报小组和活动团队、有或无专家支持的健康讲座队伍，这些是第三位的常为居民代表提到的信息途径和渠道，有33%的居民代表提到。

a. 小区门口的电子屏幕

> 每个小区门口都有电子宣传屏幕，普及健康常识，人们进进出出，上班的人也可以看到的，也晓得。（居民代表访谈，编码：3X5）
> 健康城区，政府投入，我们都看到的，电子大屏幕全覆盖，每个居委会，电子大屏幕，宣传各种健康信息，像五个人人、食品健康、消防等内容都在里面，滚动宣传。（居民代表访谈，编码：3X12）

b. 入户宣传册

> 建设健康城区三年行动，我们街道，每家每户发了一本宣传册子。（居民代表访谈，编码：3X3）
> 通过"五个人人"，每家人家发了一本宣传资料，里面很详细，学到很多知识，知道如何自救技能，也有培训等等。（居民代表访谈，编码：3X6）
> 卫生宣传读物也很多，有书、有单子的宣传，有的是按照楼组发的，有的直接发到邮箱里面。（居民代表访谈，编码：3X11）

c. 读报、活动团队、无专家支持的讲座队伍

> 我们小区里以居民自娱自乐的形式，就是居民自己编排节目的形式来宣传"健康城区三年行动计划"，效果非常好，知晓率也能够提高，居民了解到健康城区三年行动计划是在做什么事情，我们居民要做什么。（居民代表访谈，编码：3X10）
> 每个居委会成立读报小组。（居民代表访谈，编码：3X12）

第四，志愿者以及对志愿者的有关培训。有市民专门提到了"参加志愿者活动"，通过这个渠道知道了健康城市建设的有关信息。另外，还有受访者具体提到了"区红十字对志愿者的救助培训"。总的来说，这两

方面分别有 27% 市民代表在访谈中提到。

> 我周围的邻居，都能够讲出点健康城市，五个人人，特别是今年，红十字的培训，纳入市政府实事工程。培训居民、青少年、基本人人掌握了救护知识、技能。（居民代表访谈，编码：3X12）

> 我是一名普通的志愿者。我是 2007 年 6 月左右参加地区高血压自我管理小组，担任副组长一职。我是搞宣传的。（居民代表访谈，编码：3X1）

> 我平时上班的，不可能参加有关活动。但是我们居委为了保证每个居民都知道自己血压，居委还派志愿者专门在周末上门服务，为平时上班没空的居民测量血压。（居民代表访谈，编码：3X8）

第五，开会传达，这些反映自上而下特点的信息提供方式也被提到了。共计有 20% 的居民代表提到了这类渠道。

> 建设健康城区三年行动，各居民区楼组长开会宣传下来……通过各方面工作，使居民都晓得啥是健康城市，我们要做什么，使得工作能够做好。（居民代表访谈，编码：3X3）

> 建设三年来，我们居民都有任务呢，布置要怎么做，有安排的。我觉得相当好。（居民代表访谈，编码：3X2）

第六，互联网网站网页这一创新媒体也被提到。有居民代表特别提到是通过查阅互联网有关网站和网页获得的健康城市有关信息。

> 小区居民在 2002 年自办的一个民间网站，（有个）小白领，在没有会所的情况下，自己创建了一个网站，通过这个网站，这些平台开展了一些健康活动，比如说"健康身心""去陋习""绿色人生"等方面。（健康场所代表访谈，编码：4X9）

> 叫我参加这个会之前，（我）上网看了，健康城市建设是怎么回事，是怎么来的。联合国卫生组织，为了解决城市化进程中干扰人类健康的一系列问题，所以倡导了健康城市建设。这个活动在我们

中国讲，是构建和谐社会的一个重要方面。在上海市也很受重视的。（居民代表访谈，编码：3X9）

第七，其他途径，包括生动形象喜闻乐见的（健康城市）歌曲、降压操；健康支持性工具如控盐勺、获悉自己健康信息的个人健康档案、健康卡；传统常规方式如宣传单；食品药品知识定期进社区等。

> 我周围的邻居，都能够讲出点健康城市，"五个人人"（活动）。食品药品进社区，居委会定期回收过期药品，另外定期请专人介绍食品药品安全知识。（专家和知名人士访谈，编码：2X6）
>
> 随着上海市发控盐勺，也更加有促进作用。（居民代表访谈，编码：3X11）
>
> 现在只要一活动（就主要有）三个动作，一是××区推广做减压操，二是唱歌，增加肺活量；三是量血压和量血糖。（我们）28个人，每人搞只档案卡。（居民代表访谈，编码：3X1）
>
> 我觉得相当好。我们居民成立了唱歌队。（居民代表访谈，编码：3X2）
>
> "五个人人"活动免费量血压，之后很快街道卫生活动站就有上门服务，已经建立了我的健康档案。这种服务、网络非常好。（居民代表访谈，编码：3X4）
>
> 最近我们社区搞了一套降压操活动……不但本区居民很关注，××区以外的甚至有人在莘庄也打电话来问，说看到消息，觉得好，咨询降压操事宜。我赠送了他们盘片，并说如果有活动就通知他们参加。（健康场所代表访谈，编码：4X11）

三 所提供的信息内容

对公众参与程度进行考察的一个重要方面是向其所提供信息的内容。在健康促进领域，Ashton 和 Seymour（1988）根据所提供的信息内容，区分了健康教育的三种类型：一是生物学知识，包括人们的身体和其相关因素如何作用、如何促进和维持；二是消费者信息，包括可以获得哪些服务来帮助人们改善和维持健康（如何更好地利用体制、可以得到什么、

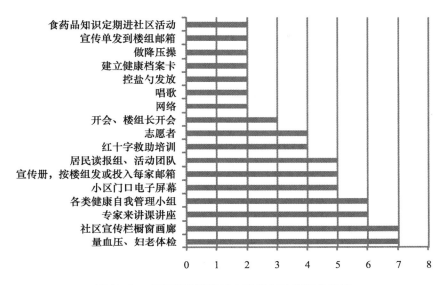

图8—2　市民获得健康城市建设相关信息的途径

资料来源：根据居民、健康场所代表、专家名人访谈内容整理。

必要时如何投诉）；三是影响健康的重大议题，包括失业、就读、农业、空气、水、食品污染、道路交通、公共交通、世界生态圈的衰退、全球公共资源等。他们进一步指出，通常健康教育只是涉及类型一，所有政府和权威机构都趋向于害怕类型二和类型三，因为一个消息灵通的公众，会提出要求，要求分享控制权并会挑战既定利益。而且，即便是第三种类型的教育也不是没有问题的，人们应该掌握关于真实情况的必要的信息，以便在知情情况下作出健康选择（Ashton，Seymour，1988）。本书通过对上海市健康城市建设《三年行动计划》的文本分析来判断官方所提供的信息类型，并用居民问卷调查、市民代表访谈数据来佐证。

（一）上海市健康城市建设行动的宣传内容

本书对四轮《上海市健康城市建设三年行动计划》中提到的宣传内容进行了文本分析，以便揭示上海市健康城市建设行动所提供的信息内容。结果显示，共有六类信息内容在《三年行动计划》中被提及（见表8—3），其中，有五方面内容在四轮计划中都得到强调，即健康行为习惯或健康相关生活方式、疾病防治免疫、健康婚育和计划生育有关知识、环境有关，以及健康城市建设直接有关的内容如健康城市的目的意义、理念、计划和进展等；另外，"健康相关公德"的内容主要在前三轮计划中出现，如摒弃乱吐痰、乱扔垃圾等陋习。

表8—3　　　　　上海市健康城市建设提供给公众的信息内容

序号	内容分类	2003—2005年	2006—2008年	2009—2011年	2012—2014年
1	健康行为习惯或健康相关生活方式	饮食习惯、营养知识、控烟、个人卫生习惯如勤洗手、锻炼	健身、控烟	控烟、健身、营养知识、控盐油	合理膳食，包括食品能量均衡、控盐油、限酒；健身
2	健康相关公德	不随地吐痰	摒弃公共场所陋习；公共卫生、环境陋习	摒弃乱吐痰、乱扔垃圾等陋习	
3	疾病防治、免疫	免疫、心理卫生、健康知识和技能	心理卫生、慢性病防治、外来人口重点疾病、献血；救护技能	健康自我管理、急救自救	健康自我管理、合理用药、心理健康知识和调节技能、老年人和青少年有关的疾病防治
4	健康婚育、计划生育有关知识	健康生育、生殖健康、性传播疾病预防控制	计划生育、优生优育、生殖健康、艾滋病防治、科学育儿	健康生育、优生优育、生殖健康、预防艾滋病	孕产妇、育儿
5	环境有关	河道、空气、绿化、清洁、食品、虫害	河道、绿化、清洁、食品、虫害、节约	食品安全、城市公共卫生状况、环境状况、市容环境	清洁、病媒虫害、健康食品和食品安全

续表

序号	内容分类	2003—2005 年	2006—2008 年	2009—2011 年	2012—2014 年
6	健康城市建设目的意义、计划和进展、场所建设	必要、重要；三年行动计划目标；健康家园、健康校园、健康城区、精神文明建设	健康城市建设理念、建设活动及工作进展、经验、先进表彰；健康社区、健康单位、健康村、健康家庭	健康社区、健康楼宇、健康企业、健康校园、健康家庭有关	健康城市工作进展

资料来源：根据《上海市健康城市建设三年行动计划》整理。

进一步分析这几类信息的具体内容，可以看出一些特点和趋势，首先，合理膳食、健身一直是"健康行为习惯或健康相关生活方式"的固定主题，首轮行动计划还强调"个人卫生习惯如勤洗手"。其次，"疾病防治免疫"方面主要是疾病防治有关知识技能，心理健康也一再被提及，并逐步以不同人群为重点，救护知识技能在后几轮得到重视。再次，"健康婚育和计划生育有关知识"方面，计划生育、优生优育、艾滋病防治等是固定内容；"环境有关"方面，食品健康、安全的地位日益突出。最后，"健康城市建设目的意义、理念、工作"方面也一直是四轮行动计划提供信息的重要内容，但前两轮计划的宣传重点是关于健康城市的目的、意义、理念，而后两轮计划的宣传重点是"计划、工作进展"。

（二）公众获悉的信息类型及对重点活动的知晓度

居民代表访谈内容和居民问卷调查结果从公众一方反映了所提供的"信息内容"，问卷调查结果显示了重点活动的知晓度，而访谈结果解释了活动知晓率的促进或阻碍因素。

1. 公众方得到的信息"内容"

从居民代表访谈内容中可以确认出六方面的"信息内容"，以被居民代表提及次数的多少来计，由多到少依次为：疾病防治、免疫；健康行为习惯或健康相关生活方式；健康城市建设目的意义、计划和进展、场所建设；环境有关；健康公德。相较于《三年行动计划》文本提及的信息内容，居民代表都没有提到《三年行动计划》中的"健康婚育、计划生育、生殖健康"，这可能与受访的居民代表多为退休人士有关（占47%）。而居民问卷的调查结果显示，有超过一半的受访者（59.9%）表示"在过去的一年中接触过家庭计划指导"。各方面的具体情况如下：

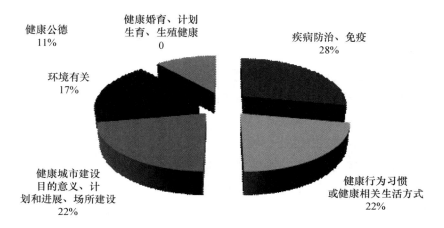

图8—3 市民获悉的信息内容

资料来源：根据居民访谈内容整理。

（1）疾病防治、免疫和其他医疗知识

首先，为受访者提到的最多的是"疾病预防、免疫"及其他医疗知识方面的内容，占居民代表的67%。

> 现在退休了，让他们知道点知识，懂得自我保护、医疗知识，老好的。（居民代表访谈，编码：3X4）
> 妇女保健工作也很到位。（居民代表访谈，编码：3X5）
> 通过"五个人人"（活动），每家人家发了一本宣传资料，里面很详细、好的正式，学到很多知识，知道如何自救技能。（居民代表访谈，编码：3X6）
> 知道高血压要定期坚持服药，早上起来要慢三个半分钟，要参

加适当的锻炼。（居民代表访谈，编码：3X8）

（2）"生活方式"和"健康城市建设目的意义、计划和进展、场所建设"

有两方面内容并列第二，即"健康行为习惯或健康相关生活方式"，以及"健康城市建设目的意义、计划和进展、场所建设"，都分别有53%的代表在访谈中提到。

首先，健康行为习惯或健康相关生活方式方面。

　　居委健身活动也开展得很好，每天早晨7：30到8：30居民自发来做广播操、健身操。（居民代表访谈，编码：3X7）

　　知道要少吃盐、油，少酒啊，食品健康卫生也有所提高。街道做了大量的宣传工作，特别是成立了高血压管理小组，大家知道应该吃什么。（居民代表访谈，编码：3X9）

　　健康行为通过宣传也知道了。通过高血压自我管理小组，据我所知，大家基本都晓得健康的一些知识，像知道高血压要保持乐观心态，高血压要控制盐，每天6克；定期坚持服药，早上起来要三个半分钟，要参加适当的锻炼。（居民代表访谈，编码：3X12）

其次，"健康城市建设目的意义、计划和进展、场所建设"。

　　通过这些各方面工作，使居民都晓得啥是健康城市，我们要做什么，使工作能够做好。（居民代表访谈，编码：3X3）

　　我这本手册，建设健康城市，健康教育必读，上面有健康城市的概念，（读小册子）世界卫生组织WHO于1994年推出了健康城市的概念。健康城市是一个不断开发、发展自然和社会环境，并不断扩大社会资源，使人人在享受生命和充分发挥潜能方面能够相互支持的城市。健康城市是从城市规划、建设到管理各方面，都以人的健康为中心，保障广大市民健康生活和工作，成为人类社会发展所必需的健康人群、健康环境和健康社会的有机结合的发展整体。（专家和知名人士访谈，编码：2X）

小区开展了一些健康活动，比如说"健康身心""去陋习""绿色人生"等方面。（健康场所代表访谈，编码：4X9）（注："健康身心"，"去陋习"，"绿色人生"都是上海市健康城市建设三年行动计划的重点推进活动。）

（3）"环境有关"的内容

有40%的居民代表提到了"环境有关"的内容。

对于健康概念，至少现在大家知道要在一个什么样的环境下生活，新鲜空气。这如何形成呢，在上海，绿化。（居民代表访谈，编码：3X9）

前段时间，有居民反映说其家门口有处窨井盖冒白气，问我们为什么，我们就协同环保局为他们测量了一下，并耐心向他们解释。告诉说是里面是因为有硫，虽然指标过高，但是不会对人的身体造成危害，居民才最终放心了。（健康场所代表访谈，编码：4X11）

（4）"健康公德"

"健康公德"被27%的居民代表提到。

我们小区是老小区，借租房子的人很多。他们进来后，他们也不会像上海人晓得把垃圾用袋子装好放进垃圾桶，他们就（只是）把垃圾放在门口。我们居委会组织居民站在门口，如果他们说找不到垃圾桶在哪里，我们就告诉他们。（居民代表访谈，编码：3X3）

2. 健康城市重点推进活动的知晓度

作为"提供信息"的内容、渠道或机制的有效性的一种检验，本书对健康城市知晓度进行了考察。一般情况下，知晓度由低到高分为三个层次，即名称或存在的知晓、能够辨别的中度知晓、进一步能够说出一些细节的深度知晓。本书主要采用了前一种和后一种划分。

（1）名称知晓

名称知晓是一种存在知晓。本书考察了居民对"健康城市（区）"这一总名称的名称知晓，并考察了居民对上海市健康城市建设重点推进活动"五个人人"活动的名称知晓，以进一步反映居民知晓的程度。居民问卷调查的结果显示，有98.1%的居民"听说过'健康城区'行动"，并且，居民对健康城市行动的重点推进活动"五个人人"活动的平均知晓率为90%以上（92.22%），最高是对"人人养成健康行为"的知晓（95.2%），最低的是"人人知道食品药品安全"的名称知晓，但也达到了88.0%。最后，对"五个人人"都回答正确者占总答题人数的76.8%，与上一年调查结果（48.5%）相比增加了1/3以上。

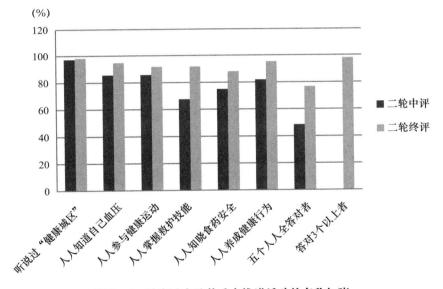

图8—4 健康城市及其重点推进活动的名称知晓

（2）内容知晓

内容知晓，是比名称知晓更进一步的知晓，表明了知晓的深度。本书主要考察了居民对血压检测知识、献血政策、食品安全举报电话等三方面的知晓情况，因为这三方面都是上海健康城市建设《三年行动计划》的重点推进活动所涉及的内容。居民问卷调查结果显示，首先，血压检测知识方面，居民问卷调查上海市 C 区 1000 个样本中，能够报出自己舒张压的人有916人，能够报出自己收缩压的有918人，进一步能够对自己血压的正常与否作出判断的人有900人，其中，有90.8%的人判断自己血压为正常，而9.2%的人判断自己血压为不正常；其次，在对无偿献血有关政策的内容知晓方面，受访者对所问选项回答完全正确的比例为近1/3（31.6%），相比上一年（2.82%）有明显提升；最后，食品安全也是上海市健康城市建设三年行动计划的一个重点工作，同时也是公众日益关心的热点问题，我们调查了上海食品药品监管热线962727的公众知晓率，结果显示有1/3以上（33.3%）的人知道，比上一年（12.8%）增加了一半多。

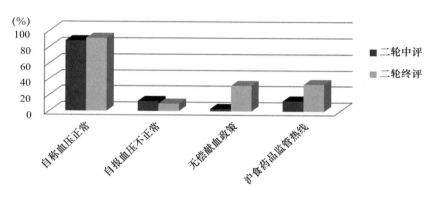

图8—5　健康城市重点推进活动的内容知晓

（3）健康城市相关活动知晓度存在差异的原因解释

居民问卷调查数据显示，有23.2%，近1/5的受访者自称没有参加上海市某区健康城区活动。而进一步问到导致"没有参加过"的原因，这些自称没有参与过活动的被调查者中有1/4以上的回答是因为"不知道有这样的活动"（28.8%），"不知道"被列为没有参加健康城市有关活动的第二位原因，仅次于"时间冲突"。虽然，连续两年的调查数据结果显示，相比上一年（37.9%），这种情况减少了一成多，说明工作取得一定成效，但另一方面也说明了还存在较大提升空间。

关于导致健康城市相关活动知晓率低的原因，把市民代表的访谈内容所反映出来的情况与之前关于"信息提供的途径、手段"的分析结果结合起来看，可以得到一些解释。首先，本书之前通过对居民问卷调查

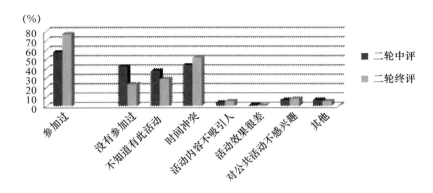

图8—6　健康城市相关活动的参与率和未参与的原因

和访谈结果的分析，发现上海市健康城市建设提供信息主要是通过社区的宣传渠道，其中具体包括居委会、社区宣传栏等机制或方式。继而，受访者的访谈内容中有居民代表指出，退休的市民会经常去居委会，所以就比较容易从居委会获得有关信息，而上班族则不一定。其次，还有其他受访者在访谈中指出，不是所有单位都在搞健康单位建设活动，开展活动的单位，其宣传力度就大，因此其职工的知晓率高，但是其他就不一定。

老百姓退休了，常到居委会来，所以，我们做一些事他们也知道，但是，对于上班族就不一定来，不一定知道，所以要加强相关活动宣传。(专家和知名人士访谈，编码：2X6)

我觉得最关键的还是宣传教育的问题，政府需要加大宣传引导工作，如宣传奥运。而现在宣传得不够，如健康单位、五个人人，我们单位在搞，所以大家都知道，但是你如果到街道上找个人来问，问一般的市民，恐怕有很多人都不知道。所以宣传仍然不够。(健康场所代表访谈，编码：4X10)

综上所述，在提供信息方面，上海市健康城市建设这方面的情况验证了 WHO 健康城市项目的一些经验，即在给当地的人们、一般市民提供信息方面，越传统的常规方法就越受欢迎、越有效。另外，上海市健康城市建设中社区范围的方式比较常见，这一方面表明了当地社区如居委会、开展健康单位活动的单位的工作做得扎实；但另一方面也意味着人群的覆盖率有局限。那些开展了健康单位建设活动的单位的职工，以及有时间有机会常常在社区范围活动的人们如退休人士，他们对健康城市相关活动的知晓率相对较高，而对于没有开展健康单位创建活动的单位职工就很有限。由于开展健康单位活动的工作是逐步推进的，并且针对广大市民的广而告之的渠道虽然也有一定效果但相对较弱，加之创新渠道如网站的宣传效果也不突出，所以，正如市民代表的访谈内容中所建议的，未来应该像宣传奥运那样来加大健康城市的宣传工作，而宣传工作的突破点，应该考虑"提供信息"的渠道、机制的改进，在继续发扬社区范围机制渠道优势的同时，加大大众传媒、创新媒体广而告之的优势。

第二节　咨询当地的人们

　　咨询当地的人们，是加强公众参与的另一个方面。据 Davidson（1998）的"参与之轮"模型，"咨询"（Consultation）与"提供信息"（Informing）的一个主要差别在于有否双向的信息交流，即在提供信息给当地的人们的同时，有否收集、获得民众的意见、建议。咨询操作方法包括会见公众、问卷调查、意见卡、一对一谈话、焦点小组访谈、公开听证、用户审查小组等。公众参与国际协会（International Association for Public Participation，IAP）的"公众参与的谱系"（Spectrum of Public Participation）还提到德尔菲法。而进行咨询的原因，有的是由于法律规定等强制性要求，有的是出于需要；而阻碍因素，主要是由于财政上的花费、时间成本和工作人员等资源方面的考虑（Davidson，1998）。对于咨询程度的考察，通常包括时点及频率、内容范围、对象选择和咨询方法机制等方面。

一　咨询时间和咨询内容

　　上海市健康城市建设中很重视调研工作/咨询工作，《三年行动计划》文本、访谈内容、居民问卷调查、简报和媒体报道等来源的信息提供了"咨询"的时点和频率、内容、机制和反馈等方面的情况。

　　首先，在向公众进行咨询的时点、频率方面，上海市健康城市建设行动不仅定期咨询，并且要求贯穿于《三年行动计划》的制定、实施、评估的周期过程中。第一轮《三年行动计划》就写明了要进行评估并以此来广泛征求意见，既是对以往工作成效进行评估，同时也作为未来需求的调查，以便给第二轮行动计划的制订提供依据。实际中也进行了实施，在对首轮行动计划进行的终期评估中，也穿插了对下一轮行动计划的需求调查等。在之后进行的几轮《三年行动计划》中，首轮计划的这些方式机制都得到沿用。

其次，在咨询内容方面，一般而言，咨询的内容范围包括对整个健康城市工作或就某个具体项目层次进行的咨询，上海市健康城市建设行动包括了这些内容的咨询活动。从上段所述可以看出，其对公众的咨询，主要是通过在评估工作中征求公众对健康城市建设及其成效的认知、评价和建议等，其咨询内容的范围层次，既包括对整个健康城市工作的咨询，也包括就某个具体项目的咨询。

二　咨询方法、机制及对象

一般而言，咨询的方法机制可以分为两类，一方面是邀请人们来参加调研活动（如公共会议、焦点小组和共识会议），而另一方面是走出去联系接触人们（如问卷、访问社区人群等）。上海市健康城市建设行动在向公众咨询方面所采用的方法途径是多样多种的，其中最常见的是大规模的居民问卷调查，另外还采用了访谈如焦点小组，以及其他一些机制，如在第二轮计划中还具体明确提到建立网上信息公示机制、组织"边看边评健康上海"活动，第三轮计划明确提到公开听证制度；在访谈中也提到通过居民委员会、健康自我管理小组等渠道。从人群来看，有面向广大市民的问卷调查，也有针对某个次群体就某个主题进行的质性访谈等。

1. 居民问卷调查

在常见的咨询机制中，上海市采用了居民问卷调查。据公布的资料看，2005 年对首轮三年行动计划（2003—2005 年）和 2008 年对第二轮计划进行的评估中，就使用了全市统一的居民问卷调查。关于咨询对象的选择，是以随机抽样原则，每个街道、镇抽取约 60 户居民等入户方式，针对年龄在 16—60 岁（首轮）或 16—70 岁（第二轮计划）的上海市常住人口（居住半年以上）进行调查。调查内容方面，据已公布的2008 年上海市健康城市建设居民问卷调查结果，调查所使用的全市统一的问卷包含了 5 个方面的内容，即"五个人人"活动效果，"健康城市"知晓率、参与率；"健康城市"满意评价：收益与影响；健康城市行动存在的不足。

2. 访谈或焦点小组

访谈或焦点小组是上海市健康城市建设行动向民众进行咨询的又一个重要机制。访谈作为问卷调查的补充和延伸，是收集居民意见的重要方式。据公布的资料，2005 年对首轮三年行动计划（2003—2005 年）进行的评估，以及对健康城区三年行动计划（2006—2008 年）的评估，都采用了访谈形式，具体方法是焦点小组访谈法，向受访者提供了全市统一的访谈提纲，围绕相关主题进行半开放式的座谈。而受访对象的挑选，通常由上一级如区级确定范围、人数，具体人员则由各街道（镇）按照要求确定，包括挑选访谈对象并确保其能够来参加相关访谈。至于受访对象的来源，要求保证一定的代表性，如对首轮三年行动计划（2003—2005 年）的评估就强调个体代表受访对象的确定要有广泛的代表性，从实际操作情况看，受访对象确实具有多样性，如第二轮计划（2006—2008 年）的评估就举行了对多种受访者的座谈会，这些受访对象包括居民代表（包括巡访团、居民小组、志愿者等）、健康场所（包括社区和单位）代表，以及相关专家和权威人士（包括人大代表、政协委员以及其他社会知名人士等）。

表 8—4　　上海市 C 区以焦点访谈形式向公众咨询的对象选择

街道（镇）	居民代表			健康场所代表		
	巡访团	居民小组	志愿者	健康社区	健康小区	健康单位
华阳		√		√		√
天山	√	√		√		√
程桥	√		√	√		√
仙霞		√	√	√	√	
新华	√	√		√		√
虹桥	√				√	√

街道（镇）	居民代表			健康场所代表		
	巡访团	居民小组	志愿者	健康社区	健康小区	健康单位
江苏		√			√	
周桥			√		√	
北新泾			√		√	
新泾镇	√				√	

资料来源：上海市 C 区爱卫办提供。

关于质性访谈的内容，既包括对所有类型的访谈对象都访谈的共同内容，包括健康城市带来的改善、存在问题及优先序建议等方面，也有针对不同访谈对象的特定咨询内容。例如，对健康城区三年行动计划（2006—2008 年）的评估运用了全市统一的访谈提纲对调查对象进行半开放式的座谈，而访谈提纲中，有针对不同访谈对象的特定咨询内容，对社区居民代表的访谈内容还包括了知晓度、参与活动情况和满意度调查；对健康场所工作代表的访谈还包括社区或单位对建设健康场所的态度和目的、收益，经验教训；对专家和权威人士的访谈，还包括印象最深刻或最满意的健康城市活动等。

3. 网上公示、市民巡访团、公开听证制度

除了访谈和问卷调查等常规方法外，上海市健康城市建设还采用了其他方法机制来进行公众咨询，包括网上信息公示、市民巡访团，组织"边看边评健康上海"活动，此外，还提到公开听证制度。

综上所述，上海市健康城市建设对公众进行咨询的方法机制可以从两个主要方面来概括，一是请进来，就是邀请人们来参加专题座谈会，类似于焦点小组和共识会议，并在受访对象的选择上考虑到活动的主导方、参与方、受益方以及专家科学知识与公众信息的互补性，所以访谈对象是多方面的；二是走出去，联系和接触人们，具体是作为《三年行动计划》规划过程的一个环节，即征求对以往工作成效的公众评价及对未来工作改进的建议，以收集信息作为计划延续和改进的一个主要依据。所采用的方法主要是问卷调查、走访视察、居委会干部对社区居民的日常接触等。另外，这些方法也可依据是否为面对面的调查来区分。不过，

在参与对象的选择上，由于上海市的地理面积和人口总数的庞大，通常是挑选出市民作为代表去参与，这样一来，市民代表的广泛性、有效性，就取决于抽样机制的科学性和客观性，如果这些环节做不到位，则结果很难保证。

三　反馈信息给受咨询者

对公众咨询进行考察的最后一个方面是关于反馈信息给受咨询的人们。把咨询结果的使用情况向被咨询方的反馈，这个环节对于激励人们真正参与、持续参与是很重要的，因为人们需要了解他们是否影响了决策、他们的努力是否有用（Heritage，Dooris，2009）。而其方法、机制，一般采用出版物、最终报告和公开会议这些正式、常规的渠道（Heritage，Dooris，2009）。

但在上海市健康城市建设行动中，关于反馈信息给受咨询的人们这个环节，据现有的公开正式资料很少显示这方面是如何做的，既没有对反馈的强调，更没有相应的方法、机制，所以，很难确定上海市健康城市建设在公众咨询方面是否提供了反馈给参与了咨询的人们，换句话说，至少在正式、常规渠道方面是不确定的。据 WHO 健康城市项目城市的经验，各地都一定程度上缺少向受咨询的人员反馈信息这一环节，上海市的情况验证了这种普遍性。

第三节　公众加入到决策制定中

"参与之轮"的第三个维度是"加入"。加入与"咨询"的区别主要在于，"咨询"侧重于收集、取得公众对所提供信息的意见或反馈，但不涉及、不承诺意见是否被采纳，包括改变政策或甚至纳入政策制定中，继而意见是否具有现实可行性的决定权也不在参与方（WHO，2002）。而"加入"则涉及意见的被采纳，并在决策制定中参与者逐步拥有一定的决定权。这方面类似于 Bracht 和 Tsouros（1990）的"社区健康行动的类型"模型中的"参加到决策制定的正式机制中"这个维度，特别是其中的参与到正式决策结构如委员会中等。"加入"的层次由低到高有三个层次，即顾问团、合伙、有限的决策权下放。本节描述上海市健康城市建设中使公众"加入"到决策制定中的情况。

一　有效或起作用的顾问团

"有效或起作用的顾问团",是指邀请社区起草议案,以呈交委员会;或市政会对顾问团的意见加以考虑,要求其对建设内容或优先序提出建议并采纳建议。而征求公众意见并纳入政策制定机制、渠道,这么做的原因和方式,文献中主要提到两类:一是明确较正式的,由于有法定强制要求必须采纳公众意见,所以有专门的征求意见环节制度;二是以内置机制来使公众意见对政策制定产生影响。通常需要有通道,将公众意见传递到指导委员会中,这种内置机制或渠道主要有两个,首先是健康城市协调员,他是参与双方的联系者,维系着两头,既代表法定机构而将其观点传达给社区,同时又代表社区关心的问题而把社区的意见带给指导委员会;其次是领导人,他深入到一般公众中参与公众讨论,从而获悉公众的意见和建议(Heritage,Dooris,2009)。

在上海市健康城市建设行动中,《三年行动计划》明确地指明有关咨询活动是为了给政策制定提供基础、依据。另外,"内置机制"也在上海市健康城市建设中存在,在我们进行的质性访谈中,受访者提到了社区居委会、健康自我管理小组和领导深入基层群众中了解实际情况等方面的作用,具体表现在,首先,居委会方面,居民意见到社区居委会反映,然后由居委会工作人员向上反映;其次,健康自我管理小组方面,成员提出的意见和建议,由组长或健康自我管理小组的组织方带给相关主导方;最后,领导深入到基层群众中了解实际情况,诸如各级领导走访基层、民间,走到群众中或某个特定地点看望有关建设者、巡视某地等形式。

要建立市民健康需求信息收集、分析制度,定期把群众关心和迫切需要的健康服务等问题汇集起来,并加以研判分析,找准工作的落脚点和着力点;建立健康促进部门与各职能部门和单位、场所的定期沟通机制,建立针对性较强的动态监测和反馈机制,及时捕捉热点与难点,适当调整策略和方向;不断调整和优化健康城市建设的绩效评估机制,在客观掌握工作效果的同时,问需于民、问计于民,为健康促进公共决策找准可靠依据和目标定位。(《上海市健

康城市建设 2012—2014 年行动计划》)

　　作为居委会，接触居民较多。他们的问题、意见，就直接反映到我们居委会来。创建中我们关注的问题主要有饮水问题、食品安全问题、能源问题等。前面同志已经提到的一些问题我就不想重复了，我想说的是饮水的一个问题：现在居民区，4 楼以上的居民都是用的水箱水，大家都知道水质受到二次污染，这对健康有很大隐患，能否早点进行这方面的工程。这个问题主要是我们街道的高血压小组代表居民提出的。出来前，我听听他们意见，他们提出来水箱水这个问题，借此机会在这里提出来，希望有关方面，让 4 楼以上有安全饮用水。(专家和知名人士访谈，编码：2X7)

二　联合决策和解决问题

　　参与之轮的"加入"（participation）本身包含的第二个方面是合作、联合来解决问题，诸如联合规划等正式的合作或伙伴关系。这个维度的最高层次应该是参与到健康城市指导委员会中，诸如健康城市指导小组或技术指导委员会、专门的工作小组这些政策和正式伙伴关系的制度结构中。而参与者一般会有两种情况，一是一般公众、市民个人直接参与到其中；二是由社区、志愿者部门的代表参与到其中。从参与层次上看，当地社区层次有市民加入到当地的专门工作小组中，市民代表（协会）是健康城市工作小组的成员，他们参与和决定该区的健康事务。不过，这样通常会存在两个问题，一是若以代表方式加入，就带来代表性的问题；二是不一定可行。

　　在上海市健康城市建设行动中，健康城市联席会议或健康促进委员会类似于 WHO 健康城市指导委员会这样的机构，属于决策制定的正式机构，但很少有事实材料表明有公众或公众代表参与到健康城市联席会议或健康促进委员会中。在市一级的健康城市联席会议中，其成员主要是各相关政府职能部门和区级层次的政府，而区级的健康城区指导委员会，据公开的几个区的健康城区建设联席会议成员清单，主要也是各相关政府职能部门、街道以及当地大中型的国有企业或相关事业单位，仍然没有一般市民或市民代表成员，也没有真正意义的社会组织或 NGO 参与。另外，在我们所进行的访谈调查中，受访的健康场所代表提到了作为社区单位的一方与健康城市主导方如街道的合作的情况。但除此之外，我没有得到太多这方面的信息，可能是由于调查的覆盖面的局限，使得有关的事实材料难以获得。总之，这方面的情况难以确定。

三　有限的决策权下放

"加入"的第三个层次是"有限的决策权下放"，如在一些问题上允许社区自己作决定，诸如社区礼堂管理等问题（WHO，2002）。通常，在计划政策制定后下达到基层实施，而基层在没有太多的资源的情况下，就可能采用这种方法，包括让一般公众来决定和实施地方层次的行动等（Heritage，Dooris，2009）。据此可以认为这一层次的参与很接近"赋能"象限。具体到上海市健康城市建设，确有市民参与自己所在社区的事务，尤其在计划的实施阶段，包括支持完成上级任务，同时也解决自己社区的问题和需求。

> 我们小区原来野猫很多，小区居民对此反响不同。一些喜欢小动物的，家里零食留给猫吃，但是不喜欢的，觉得骚扰居民，因为晚上猫乱叫，聚一起有时7—8只一起，还有时候晚上会从某角落里窜出来，我们小区居民中白领阶层很多，准妈妈也很多，有时候晚上回来，被猫窜吓得不轻。小区民间网站上对此讨论很激烈，我们通过媒体上的宣传，书本上，对动物保护，怎么喂养，就在网上展开进行讨论，此过程中，两方面讨论也是比较激烈的，最后，为了创建健康小区，小区居民达成共识，通过物业与居委会联手，大部分流浪猫被统一带至流浪动物收容所，清理掉，另外保留个别几个，主要是考虑小区里喜欢小动物的居民，喂喂野猫，清理后，大多数人觉得此办法很好，达到了小区的和谐。（健康场所代表访谈，编码：4X9）

总的说来，与"参与之轮"的其他几个方面相比，"加入"这个维度，特别是"加入到正式的决策结构"，在上海市健康城市建设中是相对弱的，至少能够表明这方面情况的事实材料很少。WHO 欧洲区健康城市项目的经验也表明，健康城市项目开发最低效率的方面就是"加入"到决策制定中，特别是加入到正式的决策结构中（Heritage，Dooris，2009）。据 Heritage 和 Dooris（2009）的分析，虽然，据受访者称社区有正式或非正式的渠道将其意见传递给政府，其建议也被市政厅考虑并在各级政府、市政厅中进行了讨论，并且这其中的一些机制是在健康城市项目之前并不存在。尽管如此，社区通常无法插手政策制定、仍然没有参与决策。上海市的情况与此类似。

而这种参与状况会导致一定后果，Dooris 和 Heritage（2011）认为，首先，这表明专业人员和政治家仍然处于控制地位；其次，市民会觉得难以参与其中，继而又使项目难以取得成功，由于政策没有植根于社区，这使健康政策容易受到政治变化的影响。健康城市政策可能会对一些既得利益和权力群体造成威胁，因此项目运行中的共识和冲突间的平衡，不仅仅取决于政治意愿和承诺，也需要社区参与，为此应该调整态度，促进共享信息与责任。这些可以为上海市健康城市建设在促进公众参与方面提供一些启示。

第四节　赋能公众

赋能（empower）是公众参与的最高层次（WHO，2002）。赋能，被看做是健康促进中的社区参与、公众参与的核心（Dooris，2002）。关于赋能并没有一致的定义和描述，人们以不同方式来理解这些概念。Dooris（2002）认为赋能是指一个过程，通过这个过程，个人、社区获得自信、自尊、理解，并被赋予必要的权利，来表达他们关心的问题，并能够采取行动来解决这些问题。广义地说，是指个人或社区可以控制其生活。赋能的兴起，其背景与政府的公共管理改革有关，包括公共事务的外包、发挥市场力量的作用等，同时，也强调民间社会、市民社会的力量，尤其是社会组织（Heritage，Dooris，2009）。本书从关键知情人和居民代表的访谈内容中，确认了上海市健康城市建设在"赋能"方面的情况，总的说来可以概括为以下几个主要方面：

一　纳入当地举措或支持草根组织活动

有效的赋能必须以不同层次的若干方法来进行，对于健康城市而言，应当支持草根层次的能力建设和发展（WHO，2002a）。其中，重要的是形成支持当地人民的举措，包括资助、为团体和管理工作人员提供条件等（WHO，2002a）。体现在具体活动中，WHO 健康城市项目有关文献列举了赋能的各种实例，诸如支持一个老年人网络、用户中心的精神健康项目、来自低收入家庭儿童露营项目；使早期退休人士克服障碍来开始享受生活。另外，Bracht 和 Tsouros（1990）开发的针对健康促进的社区参与模型，把市民参与分为两类，除了加入到正式决策机制中外，另外一类是"社区一级的活动和机制"，包括自助、志愿服务、社会活动等 9 种。这些"赋能"的主要机制和做法，在上海市健康城市建设中都有一定程度的体现。

（一）将当地的举措纳入健康城市建设

将当地举措纳入健康城市建设，以此作为实施健康城市行动的基础，并给予一定支持，这种支持包括资助、为团体和管理工作人员提供工作条件等。

> 我们社区里面，有一支建立了 10 年的快乐健康讲座队伍，形成健康教育园地，《解放报》等媒体也报道过。疾控中心帮我们请专家来指导，钱也是每年计划就排好，我们社区提供场地、设施。（居民代表访谈，编码：3X14）
>
> 我们的腰鼓队已经有 100 多人，越来越多，一开始人太多，就分批，第一批，40 个，熟练了后，又另一批，又是 40 个，现在已经 100 多了，我们腰鼓队都被街道收编了，街道有大型活动就以他们为主，其他配合。（居民代表访谈，编码：3X11）
>
> 小区小白领居民，在没有会所的情况下，2002 年起自办了一个民间网站。小区，先天不足，没有什么会所。2007 年参与创建以来，我们居委建立了互为一体的"三室"开展相关工作，即健康教育活动室、计划生育咨询室、心理辅导咨询室。利用这三室，以及这个民间网站，作为平台开展了一些健康活动，比如说"健康身心""去陋习""绿色人生"等方面。（健康场所代表访谈，编码：4X9）

（二）开发、支持草根组织及其项目和活动

首先，发展和支持当地的组织、团体，包括组织、发展壮大当地社区的各类组织、团队队伍，例如各种业余生活团体、兴趣小组。

> 我们居民成立了服装队、唱歌队。本来就那几个人，打打太极拳，或者做做操，现在各种活动起来。（居民代表访谈，编码：3X2）
>
> 我们街道健康操、舞蹈、读书活动都有。（居民代表访谈，编码：3X3）

其次，组建各种健康自我管理小组，包括发起、组织，提供技术支持、医疗服务等，使这类活动成了公众参与的重要形式。

> 我是一个普通的志愿者。我是 2007 年 6 月左右参加地区高血压自我管理小组，担任副组长一职。之前开始的是搞健康管理小组，是由街道搞的。搞了后确实有效果的。同社区服务中心结合起来。后来党小组找我，说你给我们搞个高工糖血会，把老同志组织起来，我们年龄最大 78 岁，最小 55 岁，共 28 个同志，也成立一个小组，以先试试看。半年后，正式宣布，成立了高工高血压自我管理小组。现在三方面都很支持高血压管理小组的活动，包括街道、社区卫生服务中心、党员服务中心等，有个平台，提供茶水，组织保障。（居民代表访谈，编码：3X1）
>
> 我退休后，帮他们测量血压，做些健康咨询的活动。居委提供固定场所给高血压管理小组，每周向居民提供服务，测量血压。居民年纪大了，来了都很欢喜的，有 4 个高血压患者通过管理小组的活动被检出，原来不知道的。现在知道后，就定期来。有些人没有症状的。高血压管理小组不仅是量血压，还为患者交流经验提供了一个平台，侬（上海方言，"侬"即"你"）吃啥药，侬现在是啥情况，可以交流、蛮开心的。他们说有一个活动场所老好的。（居民代表访谈，编码：3X7）
>
> 高血压小组现在人越来越多，开始的十几人到现在三十几人，每次活动一般都保持 20 多人来参加，活动越来越受居民欢迎，知晓

率也提高了。（居民代表访谈，编码：3X8）

最后，发展同伴支持和相互帮助。开发社区同辈群体的领导力，建立同伴支持和相互帮助，以此作为一种建立自信和赋能个人的有效方式。

（我们）小区里，本来请专家来讲课。但是，现在咱们是自己组织自己讲课，自己组织指导。不是请专家，这样就能够经常性，而且专家讲课老是理论性，我们自己讲是普遍性（大家常见的，有针对性）的，（问：谁讲呢？）我们今年讲三堂课，大家要听得不得了（大家很喜欢听）。好多小毛病，大多数大家互相交流方法。（问：题目是谁定？）题目是居民定。（居民代表访谈，编码：3X2）

艾滋病的防治知识和食品安全知识的宣传教育：已经参加了全国的防艾知识教案评选，在中学和职校中招募"红丝带"志愿者，并进行"同伴教育"。（职能部门代表访谈，编码：1X6）

"人人开展健身活动"这个活动特别受到欢迎。如果是单个人喜欢体育运动，一般想到了就做，没有想到就不做了，没有"搭子"（联系）。而群体组织起来了后，觉得有一种责任，大家等着我的，就督促自己参加。成为一个习惯后，尝到甜头了，觉得身体好了，强壮自己了。没有什么成本的了，而对自己回报是老高的。这样老百姓受益的，以人为本的，没有成本的，受到欢迎。（专家和知名人士访谈，编码：2X8）

我们基本上一个月有一趟活动，居民代表自己愿意，也懂得点的，如有个院长以前是大学的，现在退休了，出来给大家讲。另外像我，我喜欢看点书，看到好的，我就介绍给他们，如我看到一个老教授的关于心脑血管毛病的书，是老有名的，我看到了，我就把我看到的给居民讲。（居民代表访谈，编码：3X4）

我们在由28名退休的高级领导、高级工程师组成的高血压管理小组，简称"高工高血压管理小组"，来自各居民区，如退了休，以前革命年代都是有成就的人，现在退休了，年纪大了，毛病就出来了。他们成立小组，大家在一起做做降压操，交流经验，放松放松，怎样保健，他们活动，我们在旁边测量测量血压，他们有的有自己

的退休医生。（大家）相互提醒，成效不少，活动效果很好。（健康场所代表访谈，编码：4X13）

我退休后，帮他们测量血压，做些健康咨询的活动。（居民代表访谈，编码：3X7）

像我这个年龄段……退休后来到社区，让我做楼组长，作为志愿者，参加社区活动。（居民代表访谈，编码：3X10）

二　由市民自主决策、管理并给予支持

赋能的特征是参与者作出关键决策，增加当地人民对他们自己的生活的控制权（Heritage，Dooris，2009）。WHO 欧洲区健康城市项目的经验表明，赋能的主要目的是帮助社区来释放其能力，使权力关系发生转换，促进市民积极参与、领导和管理（WHO，2002）。"社区一级的活动和机制"包括自理和自立群体、志愿服务等（Bracht、Tsouros，1990）。在上海市健康城市建设中在赋能市民方面也作出了相应的努力。

首先，项目活动的实施由市民决策并给予支持。健康城市重点活动任务在当地社区实施的具体操作由社区的人们自己决定并照此执行，同时给社区提供各种帮助和支持，包括协调、组织、物质的帮助，等等。

"健康讲座"定期进社区，而且，是由街道出资请市级医院的专家进行专题讲座，大家免费去听，借了一个地点能够容纳1000多人，定期给大家"健康讲座"。我们非常有选择性，通过海报形式让居民自己进行选择专家，如请了一个肝胆专家胡梦超（音）来做讲座，讲得非常好，很受群众欢迎。（专家和知名人士访谈，编码：2X5）

我们组织了一些群体的活动。（愿小树与孩子同成长活动等）开始是小区的一个网络积极分子，在小区网站上发帖建议居委会组织大家在"3·12"植树节那天组织家庭参与小区绿化种植。小区绿化虽然原来开发商是好的，但（毕竟）有点缺陷，而这样以家庭自购的方式，自家出钞票，由物业统一认购树苗，在小区以家庭方式共同进行种植。连续三年搞此活动（后），该活动深受小区居民特别是小白领的欢迎，他们感觉在小区中种一棵小树，可以写上我孩子的别名，挂上树牌，然后愿小树与孩子同成长，小区还是和谐的。（健

康场所代表访谈，编码：4X9）

其次，市民自主管理。市民积极参与到当地项目如社区活动室、社区中心或健康楼组建设的领导和管理中，并在这些项目中发挥自主性、主动性，自主决定各种事宜。

> 我们还有一支健康勤劳的志愿者队伍，他们都是离退休的，管理自己的活动室，每天准时上下班，上午下午各两名志愿者当班，无论寒冬酷暑每天对外开放。活动室不仅向本小区居民开放，也是面向周边地区居民的，真正做到自我管理，居民共同参与。（健康场所代表访谈，编码：4X8）
>
> 我们小区的叶桂仙（音）老人，多年来对小区建设，楼组的管理积累了一套自己的管理模式，她管理的楼组多次被评为十佳"先进楼组"，她家也多次被评为"健康家庭"，2007年她被评为长宁区"健康老人"。（健康场所代表访谈，编码：4X8）

三　提高市民的技能、能力和自信

据 WHO 欧洲区健康城市项目的经验，赋能强调专业人士的前摄性的使能作用，使市民拥有技能、自信和能力。上海市健康城市建设行动在这方面也有所体现。

首先，通过培训和能力建设，使得市民具有技能、自信和能力。这方面主要指培训社区成员作为健康促进者，组织开展了针对社区公众的各类课程，参与者通过参加这样的活动，增加了自信和知识，并被鼓励与其街坊和朋友分享知识。

> 居委会专门有健康自我管理的咨询点，有志愿者，还有卫生主任，他们经过培训后，能够为社区居民进行测量血压。血压异常人员普遍能够重视自己的病情，达到自我控制。另外，我们见到已完成了250名救护员的培训，通过区里考试，拿到了资格证书。他们回到了社区中，这些救护员深入居民区，26日又完成了2000名包括居民区居民和物业公司相关人员在内的急救普及培训。（专家和知名人

士访谈,编码:2X8)

今年我参加了红十字救助培训。各居民区请我去讲,怎么简单地包扎、心肺复苏。人家居民都老用心的,积极报名。另外,街道和居委也很当回事,非常配合这方面工作的开展……讲了老(很)深奥,大家也不一定懂,而是用我们自己简单的话与大家讲,大家能够懂,大家觉得老好的(很好的)。(居民代表访谈,编码:3X3)

我本人还参加了区里的救护员培训。(居民代表访谈,编码:3X8)

其次,建立专业人士的使能者角色。在专业人士的帮助下,赋能起到一个觉悟启蒙作用,使能公众维护自己的权益,从而成为政策合作者。

居民更加重视周围的环境卫生,举例而言,有一个研究院建在某社区中,居民就会问他们有没有许可证,有没有环保证,会不会排废气,对人体有害吗?前段时间,有居民反映说其家门口有处窨井盖冒白气,问我们为什么,我们就协同环保局为他们测量了一下,并耐心向他们解释。告诉说是里面是因为有硫,虽然指标过高,但是不会对人的身体造成危害,居民才最终放心了。(健康场所代表访谈,编码:4X11)

食药监等部门也深入社区对老百姓进行过宣教,告诉他们食品一定要有标志、保质期、生产日期、正规厂家等等,老百姓还是比较认可。(现在)去菜场,买菜,要买品牌,乱七八糟的,便宜的也不一定要。以前要便宜,现在不好的东西,尽管便宜,也不一定要。(专家和知名人士访谈,编码:2X6):

最后,针对特定人群的赋能,主要是具体集中于弱势群体,包括老人、妇女、城市外来人口等,赋能的内容通常是与健康城市建设的专题优先序有联系的。主要目的是帮助社区中的弱势人群。结果通常是改变了他们的精神状态,在其家中积极地生活,并努力帮助别人。总之,通过赋能,帮助他们成为爱学习、分享和富有产出的人。

社区、居委和各种团体都会组织活动，如培训，像我们女同志，待在家里，买汰烧（做家务），会脱离社会，还有到了更年期，会郁闷，对社会稳定不利。而通过这些活动，心情各方面要好点。因为，更年期，人会郁闷，通过活动，使居民增进交流、心情开朗、身心愈发健康。（居民代表访谈，编码：3X6）

还有通过宣传引导，凝聚社区居民。主要通过"五个一"宣传，其中"健康五个送"等活动的宣传，对群众开展广泛的宣传，健康"五个送"——"健康服务送老人（我们街道老年人达到 5 万多），健康关怀送妇女（中年、老年妇女），健康成长送儿童（街道从去年创办了儿童自闭症心理咨询室，在全区是首家，创办以来反响很大，一开始是需要老师帮助等，且开始以免费为主的咨询，所以街道从资金上予以一定资金扶持），健康青春送青少年，健康和谐送外来务工者（老城区，有条件都出去买商品房，留下来的多是老年人、弱势群体，出去住了的人，房子出租给外来人口，街道中外来人员特别多，所以就针对此）"。（专家和知名人士访谈，编码：2X8）

四　增加社会资本、社会支持网络

赋能特别有助于帮助个人和社区来控制对其生活有影响的因素，并因此改善了当地的福祉（WHO，2002）。Bracht 和 Tsouros（1990）的社区参与模型中，9 种类型"社区一级的活动和机制"中包括有社会网络。上海市健康城市建设在公众参与方面的多种努力，增加了市民的社会资本、社会网络，并促进了身心健康。总体上有利于其增加对自己健康的控制能力。

通过健康场所，老百姓、居民锻炼。首先，个人身体健康，家庭幸福指数上去了，家庭和睦，邻里之间关系也融洽了，社区和谐。通过锻炼，大家相互都认识了，关系好，在一起，啥人没有出来，大家要问，上门去探望，这两天好了还是不好。开展健康社区，邻里环境感觉与以前是有不同了。（健康场所代表访谈，编码：4X5）

通过一系列活动的开展，邻里间增进了了解，相互帮助关心的例子越来越多，比如有人生病了，大家通过平时活动相互了解了的居民会主动上门慰问，啥人骨折了，就帮他主动买菜烧饭；还有一个肾移植的病人，只有一个孩子在花旗银行工作很忙，爱人去世了，需要社区人群的关怀，大家轮流照顾，小区氛围日益和谐，居民得到的效益很高的。（健康场所代表访谈，编码：4X9）

创建健康小区，活动的开展，带动居民，使居民纷纷走出家门，到社区参加活动，为社区建设献计献策，同时自身的状况（能力）也得到有益的发挥。（健康场所代表访谈，编码：4X8）

以上从访谈等途径获得的信息，显示了上海市健康城市建设行动通过采取各种方式，帮助当地的人们能够控制与自己健康相关的因素。不过，正如 WHO 欧洲区健康城市项目的经验所表明的，赋能在很多国家不一定是常见的，实际上赋能并不一定是这些国家的文化的一部分（Dooris，Heritage，2011）。对社区参与、公众参与在赋能方面实现程度的估计还是要持审慎态度。

第 九 章

健康城市建设政策过程的结果分析

公共政策旨在影响某个公共问题。某个政策被采纳并实施，投入了人财物，建立了管理机构，通常都希望取得一定效果（莱斯特，2004）。政策结果是对政策成败的检验，并由此成为影响政策变化、改进和制定新政策的重要因素。本书的前几章分析了上海市健康城市建设的政策过程，本章将分析这些政策过程所导致的健康结果，通过确认效果以最终检验上海市健康城市建设是否很好地实施了 WHO 健康城市所倡导的过程和结构，进而也可以检验和证明 WHO 健康城市项目所倡导的过程或干预的有效性。

第一节　结果评估的理论依据和研究设计

一　结果评估的理论基础

（一）本章分析所基于的理论预设：评估的必要和可能性

WHO 健康城市项目倡导一套使城市迈向健康的过程和支持这些过程的结构，其预设是，这些过程和结构的建立是健康改善的先决条件。城市开展健康城市建设产生的结果，可以验证城市是否很好地实施了 WHO 健康城市所倡导的过程与结构，也包括检验健康城市倡导的过程是否有效（Hancock, Duhl, 1988; Tsouros, Green, 2009）。

关于对健康城市能否进行结果评估一直存在争议，争论的焦点之一是在于健康城市举措的长期性，大部分的结果指标（包括发病率、死亡、营养状况、生育率等健康状况，环境的改善）要在项目实施一段时间之后才能出现，短期内不太可能取得结果。因为对于有短孵化期或在早期就有影响的传染病，干预能够在短期见效，因而采取一些简单的干预就可以在预期寿命和死亡率方面有很大回报。但是今天的健康问题更复杂，有长的潜伏期，发生在生命后期，是慢性的，与生活质量、心理、社会完美状态有关，而不仅仅是取决于生理疾病。健康城市所实施的战略，其目的是"增加生活的期限，增加健康的生活"。

至于需要多久指标才会改变，Ron 提出了一个 10 年的框架来理解健康城市从提出到取得健康成果的过程：2—4 年改变组织结构和过程、3—6 年创造更健康的场所，5—10 年看其健康成果，因为需要花时间来克服政治因素、官僚传统、社区的怀疑、专业的抵制、资源缺乏等问题。WHO 欧洲区健康城市网络对第四个五年期（2003—2008 年）的评估就是基于这个模型来进行的（Tsouros，2008）。另外，WHO 健康城市西太区（2000）的指南提出了一个比较综合的、可操作性强的评估模型，该模型把评估分为三个明显的阶段，并指出了各阶段的评估内容。在健康城市项目的早期阶段，结果评估的重点是相关知信行；随着此项目发展到阶段二，可以监测到一些包括健康和福祉的中期成果，覆盖健康素养、生活方式、健康环境以及有效的健康服务等方面；而阶段三的健康成果，包括个人、社区和环境健康等方面，如死亡率的下降、预期寿命、个体和公共卫生或环境卫生的效果，这些可能得要花几十年来实现。

总之，能否进行结果评估，首先取决于项目的成熟度。上海市健康城市建设从 2003 年到现在已经进行 10 年有余，已经出台五轮《三年行动计划》并已经完成前四轮，第五轮在进行中，对其进行结果评估，应该不算过早。当然，考虑到健康城市建设是长期的，所以，对结果的判断要慎重。

（二）方法论和考虑事项

健康城市结果评估的一个基本困难，是难把成果归为哪种输入或难分配因果关系。而导致这种情况的原因，包括影响因素多、参与者的数量和种类复杂、所涉及的过程也复杂，甚至健康和环境状况改善或衰减的原因可能是在健康城市项目之外。对这些困难的常见解决办法有随机对照、实验控制等，但是健康城市评估不能使用这些常规的评估技术，因为不可能像在实验室那样对社区进行控制（WHO 非洲区，2002），而且也没有两个完全相同的社区可以停止某个社区中的所有的举措以便作为一个控制组（WHO，2000），特别是健康城市项目的长期性，常常使得这种研究设计行不通。

对结果的测量采用的方法有多种，其中主要有两种，即基于目标的评估和基于需求的评估。前者是基于项目目标来评估干预原目标的实现情况。但难点在于对目标的判断，由于目标通常可能是分散、模糊、多重的，致使目标的确认、具体和可量化方面有困难。而且这种以目标的实现和进展情况来进行评估的惯常做法也受到了批评，因为如果太关注目标，会使评估者先入为主决定项目中什么活动是主要的，所以评估还需要不对照目标而是基于需求来进行，这样可以避免由于太强调既定项目目标而忽略了不曾意料的结果。健康是一种高背景性的相对状态，由个人、人群和社区驱动，他们在一个复杂的、变化中和调整中的社会和自然环境中不断生活和创造健康，所以，评估应该既评估原目标的实现情况，也评估附加问题（de Leeuw，2012）。

同时，健康城市不只是关于可以对其效果进行研究的干预，更重要的是要培育一个重视健康的价值观系统，这是一个整体的、创新的城市健康政策方法（Krieger，de Leeuw，2012）。因此，不仅对具体干预的效果进行评估是重要的，而且对价值系统如何影响干预的实际实施和选择进行评估也是重要的。为此有两类不同的结果测量：影响和产出。"影响"（impact）指更为复杂互动的结果（期望的和不期望的），而"产出"（outcome）为一个有意识地开发（规则的、促进的和可沟通的）的干预的期望的结果（de Leeuw，2011）。

上海市健康城市建设《三年行动计划》的目标，尤其是其指标任务和重点活动，是明确的并可以落到实处。所以，本书对上海市健康城市建设的结果评估，主要针对这些目标的实现情况和进展，同时鉴于健康城市成效评估的复杂性等，对健康城市成效下结论要持慎重态度。

二　研究设计和分析方法

（一）指标的挑选和评估内容的确定

1. 城市健康状况的测量指标

WHO 欧洲区健康城市项目要求各城市要形成城市健康档案，对城市的健康状况进行测量，以便为《城市健康计划》或《城市健康发展计划》的制定提供依据。在城市健康计划的周期发展过程中，项目开始时对城市健康状况的测量并建立的城市健康档案，可以作为项目基线，而之后对城市健康档案进行及时更新，则可以对项目进展进行提示，并给未来的发展提供依据。就其内容而言，健康城市的基础哲学是健康的社会—生态模型，所以城市健康档案必须包括城市居民健康现状信息，此外，还要包括健康状况的决定性因素以及对这些信息的分析并提出解决办法，也就是说其内容应该不仅仅是传统的对死亡和疾病的测量，也要包括生活方式、自然物理、社会和经济环境的因素的信息，整体评估人口的健康状况。

为了指导城市制作该城市健康档案，WHO 健康城市项目尝试开发城市健康状况指标，早期的《健康城市评估指南》（*Guide to Assessing Healthy Cities*）提出了一系列类别来评估是否一个城市是健康的，内容覆盖地理、历史、人口统计、政治结构、经济、社会问题、宗教和城市归属感，但没有提出具体测量方法。对欧洲健康城市的第一期评估，曾建议项目城市使用一个包含 219 个指标的清单，但这已被证明是不可能实施的清单。20 世纪 90 年代初，法国的几个试点城市使用了一套包含 60 项指标的清单（3 项健康方面、11 项有关健康服务、19 项有关环境、20 项有关社会和经济方面、7 项总体信息），但其使用被证明也是有问题的，许多问题在 20 年后仍然没有解决。现在，在衡量城市健康水平的指标方面，事实上已经有大量经验，从经典流行病学指标到有关环境、社会和经济的各方面清单，可以依据数据能否获取来进行取舍（O'Neill、Simard，2006）。后来，WHO 欧洲区健康城市网络开发了一套包含 53 项的健康城市指标，来描述其市民的健康，并检验一系列解决广泛健康维度的地方举措。这套指标后来进行了多次修订，最终形成了一套更简洁的指标（见表 9—1），更完整并具有收集可行性，也使对结果的解读更准确（Webster、Sanderson，2012）。这些指标被运用到对 WHO 欧洲区健康城市第 3 期的评估中。

表 9—1　　　　　　　　　　**测量城市健康状况的指标**

类别	指标	类别	指标
健康	死亡率	环境指标	废弃的工业用地
	主要死因		运动和娱乐设施
	低出生体重儿		人行步道化
健康服务	城市健康教育项目计划课程		骑自行车线路
	免疫率		公共交通可及
	每个初级卫生保健从业者所服务的居民		公共交通范围
	多少居民有一个护士		居住空间
	健康保险覆盖人群比例	社会经济指标	居住面积不足的人口比例
	用外语服务的比例		无家可归
	市议会中的健康讨论		失业
环境指标	空气污染		贫困
	水质量		托儿服务的可获得性
	废水收集		母亲分娩时的年龄
	住户废物处理		流产率
	绿色空间		残疾人就业情况

　　资料来源：Webster，P，Sanderson，D. Healthy Cities Indicators—A Suitable Instrument to Measure Health？［J］. *Journal of Urban Health*，2012：1－10。

2. 指标的挑选和评估内容的确定

　　本书用来分析上海市健康城市建设成效的指标，是以 WHO 健康城市项目的健康城市档案和为此所建议的指标为框架，参考了上节提到 WHO 健康城市西太区（2000）提出的三阶段评估模型。虽然这些指标内容丰富，范围广泛，不可能包括所有方面的全面信息，但 WHO 健康城市项目认为，如果能够提供大部分证据，也将能够很好地说明健康状况及其影响因素（Webster、Sanderson，2012）。

　　对于指标，本书基于指标的相关性、可获得性以及在同一个城市不同年份的可比较性来进行挑选。其中，相关性的判断，以《三年行动计划》的政策内容、市民代表访谈内容和居民问卷调查结果是否涉及为确认标准。从人群健康、个人健康风险因素、社会经济条件、自然物理环境、社会健康和健康服务六个方面来分析上海市健康城市建设的结果，其中，人群健康是关于人群健康的改善情况，而后面的五个方面都属于健康的决定因素，所以，本书进行的结果评估，包括了对健康结果及其健康的决定因素的改变两方面的评估。

（二）数据来源和分析方法

指标数据包括客观和主观两方面，正如 Hancock 和 Duhl（1988）所说："城市的健康是不能只用一套冰冷的、硬的事实来说明的"，需要多样化的指标来描述，并强调健康的主观性。本章数据来源主要有三方面：一是直接从官方统计资源获得，如上海市的统计局的统计年鉴，也就是使用客观的、直接可以获得的公开的统计数据，时间最早上溯到2002年，最近的可以获得的2013年上海市统计年鉴，提供的最新情况至2012年。二是居民问卷调查的数据（2007年、2008年两次调查的数据）。三是质性调查数据，通过两个途径获得，包括利益相关者如市民、委办局、单位和社区、专家名人专题小组访谈，以及机构调查数据。进行这些调查收集数据的方法、过程，包括问题的设计、样本的选择、评估实施时间、数据收集和处理等在本书导论部分已有交代。

分析方法主要是以同一个城市的"前后比较"以及对部分指标进行国际比较来反映进展。具体包括：一是以2002年或2003年的数据作为基线，来描述项目开始前的情况，再与最新获得的同一指标项的最近年份的数据如2012年上海市环境、人群健康等方面的统计数据进行比较，以此反映上海市健康城市建设后城市健康决定因素在自然物理条件等方面的变化情况和人群健康成果；二是采用在上海市健康城市建设三年行动计划实施到第5个年头和第6个年头所进行的问卷调查、访谈和机构调查结果等来反映知信行、满意度等政策影响和反馈；三是就死亡率与预期寿命进行国际比较，主要是与 OECD 国家进行比较，来反映上海市健康城市建设在直接的健康改善方面的成果和水平。此外，也对质性资料的内容进行主题归纳，并引用受访者的访谈内容来说明。

本章研究方法的不足主要有以下几方面：一是正如前所述，在一个社区如城市里面有许多因素对变化起作用，很难确定哪些成果是由健康城市建设带来的。不过，尽管有这些缺陷，但只要警示过并注意的话，还是可以用来显示项目的影响结果的。二是数据收集的频率一般要求要最新的，但这并不意味着就是当前的，如大气污染的数据，最新的可能

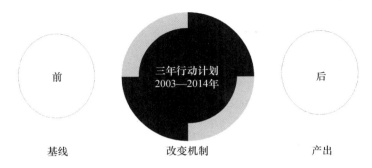

图 9—1　健康城市建设结果的发展性评价

是 4 年前的。三是还有的一个局限性是，城市的流动人口大部分没有纳入事例，所以涉及的人口只是城市中的一部分。四是由于指标的种类和数量与其他城市可能会有很大不同，这使得与其他城市进行比较困难，所以，与其他城市的比较分析所占篇幅不多。

本章将以四节的篇幅，从人群健康、个人健康风险因素、城市物质环境、社会经济条件、健康服务和社会健康等多方面来描述上海市健康城市建设的结果、成效。

第二节　人群健康状况的改善

关于上海市的人群健康状况，首先以预期寿命和死亡率等常见的客观指标来反映，随后以居民自报的包括身体、心理、社会等方面的健康状况，以及生活满意评价等方面的情况来反映。

一　预期寿命、婴儿和孕产妇死亡率

对人口的健康没有单一的指标，但多数方法都是用死亡和疾病统计的方法，而且这些方法已被广泛使用了许多年。其优点和缺点都广为人知，其理由主要包括：死亡和疾病的数据是传统上日常收集的，通常是由全国和地方的统计部门提供，而且由于其是通用的指标，也可以用来进行与其他地方的比较。在上海市健康城市建设《三年行动计划》的第三轮（2009—2011 年）中，"人均预期寿命"这个指标出现，"孕产妇死亡率"和"婴儿死亡率"的指标则在首轮和第三轮《三年行动计划》这

两轮计划中出现，政策宣称要"降低孕产妇死亡率和婴儿死亡率"。所以，本书用人均预期寿命、婴儿死亡率和孕产妇死亡率等主要健康指标来描述上海市人群健康水平，通过比较健康城市建设前后的情况显示其效果。

1. 人均预期寿命

出生时预期寿命（Life expectancy at birth）是一个基于死亡数据的指标，不仅是对一个国家和地区人口健康状况的测量，也是评价社会经济、卫生保健水平的基本指标（OECD，2001）。一般来说，预期寿命延长的影响因素是生活水平的提高，医疗保健、公共卫生干预的进步和工作条件的改善等，慢性疾病死亡率的减少，生活方式的改善、更好的教育、更好的营养和住房，这些反映在了所有年龄段死亡率的下降、老龄人口（65 岁以上）的高存活率等。

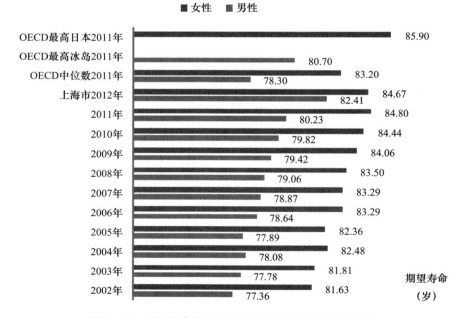

图9—2　上海市户籍人口预期寿命与OECD国家对比

资料来源：根据上海市统计年鉴、卫生部统计信息中心、WHO 网站、部分国家和地区官方网站公布的信息整理制作。

据统计数据显示，在上海市健康城市三年行动计划实施前的 2002 年，上海市户籍人口平均期望寿命是 79.52 岁，其中男性是 77.36 岁，女性是 81.63 岁。而 2011 年（最新统计数据可获得），上海市户籍人口平均期望寿命是 82.51 岁，其中男性 80.23 岁，女性 84.80 岁，可以看出从 2002 年到 2011 年的 9 年间，男、女预期寿命都稳定增长，户籍人口平均期望寿命增长 2.99 岁，其中，男性增长 2.87 岁，女性增长 3.17 岁（上海统计年鉴，2012）。

与 OECD 国家进行中位数比较（见图 9—2），2011 年，上海市户籍人口期望寿命高于 OECD 国家的 2011 年的中位数（男性 78.30 岁，女性 83.20 岁），其中男性高 1.93 岁，女性高 1.60 岁（上海统计年鉴，2012）。并与 OECD 国家最高男性预期寿命国家冰岛的 80.70 岁（OECD，2013）相比差距为 0.47 岁；与 OECD 国家预期寿命女性最高国家日本的 85.90 岁（OECD，2013）相比差距为 1.10 岁，所以，整体上可以说处于世界先进水平。

2. 婴儿死亡率

婴儿死亡率（infant mortality）指不满一岁婴儿死亡率，是在经济和社会条件对人类健康的影响方面进行国际比较时最广泛使用的指标之一，既反映了孕妇和新生儿健康状况，也反映了经济和社会条件对母亲和新生儿健康的影响以及健康系统的成效（OECD，2001）。2011 年与 2002 相比，上海市户籍人口婴儿死亡率总体呈下降趋势，近 9 年中户籍人口婴儿死亡率一直维持在 2.72‰—4.01‰的水平，而且，相较于 OECD 国家或地区 2000 年的婴儿死亡率平均数 6.5 和中位数 5.2（OECD，2003），以全市人口统计，相当于 OECD 国家 2000 年以及日本、瑞典、冰岛等先进国家 20 世纪 80 年代的水平，但如果仅以户籍人口口径统计，则已经接近这些国家同期的水平。

3. 孕产妇死亡率

就统计数据看，该市健康城市建设近十年来孕产妇死亡率总体上有下降，从 2002 年的 9.99/10 万降至 2012 年的 4.27/10 万，其中，2005 年、2011 年低至 1.4 和 1.04，并且，2012 年无论是城区还是郊区农村的这个比率都低于全国城市 29.3/10 万和农村 69.6/10 万的水平。

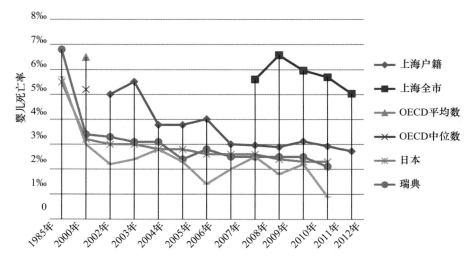

图9—3　上海市婴儿死亡率与OECD国家对比

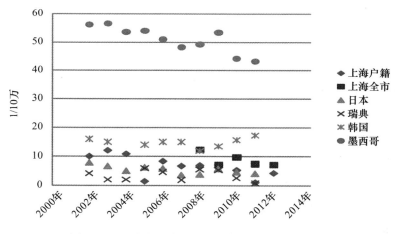

图9—4　上海市孕产妇死亡率与OECD国家对比

二　身体健康、心理健康和社会适应性

根据WHO的健康定义，健康包括身体（生理）、心理和社会三个方面的维度，所以，对健康状况的测量就应该包括这三方面的内容（Hancock，1993）。本书依据问卷调查结果和访谈内容，收集了这三方面的数据和信息。

（一）身体健康

1. 健康城市建设促进了健康改善

来自市民代表访谈的内容显示，市民充分肯定了健康城市建设促进了身体健康的改善，并一定程度上解释了其中的作用机制。

（1）传染病的预防得到加强

> 创建中很收益的一点，就是卫生习惯的宣教起到非常好的效果。今年是手足口病在上海各幼儿园高发的一年，幼儿园，由于前期的宣教工作非常到位，所以我们幼儿园没有发生一例手足口病，这也是值得我们骄傲的一点。（健康场所代表访谈，编码：4X10）

（2）通过体检、测血压、高血压等健康管理小组活动实现病患早发现、早预防

> 原本我身体很好，老棒的。"五个人人"活动免费量血压，他们叫我量，我还很不以为然，后来一量，才发现自己是高血压。（居民代表访谈，编码：3X4）

> 我开始自己觉得年纪还比较轻，身体还比较好，原先对健康问题不是很重视，后来社区里面测量血压，我无意中就顺便量了，结果发现血压高，后来到了医院查，确实是高血压。社区里对大家都很关心，检查使大家及时晓得了自己的毛病。（居民代表访谈，编码：3X6）

> 高血压管理小组，每周向居民提供服务，测量血压。居民年纪大了……有4个高血压患者通过管理小组的活动被检出，原来不知道的。现在知道后，就定期来。有些人没有症状的。（居民代表访谈，编码：3X7）

（3）病患人群病情得到控制、好转

> 健康管理小组……确实有效。有个阿姨，检查发现脑子里血管毛病，要开刀，开刀需要起码20万元。（在医院）待了一星期，

痛苦，没有钱，就跑出来了。怎么办？但是这个同志比较乐观，查出来病，并不放弃，想办法去门诊矫正。现在活得很好。（问：她是在我们小组活动中发现的吗？）是在活动中检查发现的，活动中给组织了一次检查，然后发现的。现在乐观了，稍微有不舒服就矫正，现在比较正常了。（居民代表访谈，编码：3X1）

高血压自我管理小组，两个同志比较典型的。一个是76岁的，退休时身上毛病，一直没有看好，脑子里有想法，活得没有质量，想早点死算了。通过（参加）活动，自己逐步调整积极医疗，现在有所好转。（居民代表访谈，编码：3X1）

有一位同志，高血糖高血脂，包括高血压都有，通过医疗和自我调理以后，掌握一些科学知识后得到改善。（居民代表访谈，编码：3X1）

通过，每年单位职工的体检和妇女的专项体检的各项指标逐年改善，职工中的"三高"人群、患有颈椎病、胆囊疾病等慢性病的人群健康状况逐年好转。（健康场所代表访谈，编码：4X6）

我们对辖区内糖尿病和高血压病人进行健康干预，现在，××区对所有社区卫生服务中心有指标，根据发病率来看，全市有个统一的，平均发病率，必须对辖区20%的糖尿病人和40%的高血压患者进行一定的管理，根据其病情，每月一次或者每季度一次上门为其进行血糖和血压的测量，并指导其用药，对其并发症早期发现能起到很好的效果。我也是刚到这个社区服务中心，之前我在北新泾社区卫生服务中心，经常能够发现一些糖尿病并发症如糖尿病的眼病，早期发现就可以延缓或者阻止视网膜病变。还有糖尿病的坏疽、神经末梢的病变，通过干预，一些居民避免了病重后截肢等恶劣情况发生。（健康场所代表访谈，编码：4X4）

（4）病患治愈

我们后面的黄师傅，看了两个月没有看好，通过居民交流经验，用交流到的方法做了，两个礼拜就好了。（居民代表访谈，编码：3X2）

我的身体不好的，以前工作时很卖力，（没有毛病），刚刚一退
休，毛病就出来了……（但）我现在两年不看毛病。（居民代表访
谈，编码：3X2）

（5）锻炼效果好，促进身体健康

作为医务人员，平时工作比较忙，"人人健身"活动，我单位，
每天早上开展"五禽戏"操，以前感觉老感冒，现在每天全院职工
早上单位上让大家在科室走廊一起做中国传统的"五禽戏"，每天一
刻钟左右，经过一年来的锻炼，大部分职工都感到身体关节活动较
以往灵活。（健康场所代表访谈，编码：4X4）

（6）延长寿命

最近我们在研究健康人均寿命……上海市有人均寿命，区里都
很高的，但是我们没有，我们健康社区搞得很好的，上海市的健康
社区，但是人均寿命我们没有，我们现在可以搞了。（专家和知名人
士访谈，编码：2X3）

2. 亚健康问题堪忧

不过，问卷调查结果也反映出，有高达65.9%的人有各种亚健康症
状，2008年的调查结果虽然下降了19个百分点，说明情况有所缓和，但
这一数字仍然高达46.9%，接近一半（见图9—5）。由于现代城市生活
工作节奏的加快，竞争日趋激烈，使人体过度疲劳，造成的脑力、体力
长期透支，主要器官处于入不敷出的超负荷状态，造成身心处于亚健康
状态。这方面的情况要给予重视。

（二）心理健康

《三年行动计划》的指标任务和重点活动中含有心理健康干预方面的
内容。其中，在两轮行动计划中出现过心理健康方面的指标任务，如首
轮计划中的心理卫生知识知晓率、"开展心理咨询的学校数"；第四轮计
划中的"市民心理健康知识知晓率"。另外，有三轮行动计划的重点推进

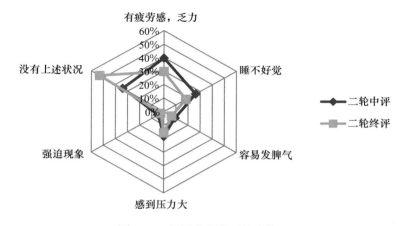

图 9—5 居民自报的亚健康状况

活动有心理健康方面的主题，如首轮和第二轮计划中的"健康身心"重点推进活动、第四轮计划中的"人人愉悦身心行动"。心理健康方面的测量称为心理健康尺（SCALES），指的是短期的心理状况，描述的是人类心理对环境的反应，而非长期、持久的个性、性格。已有测量工具的主要问题之一，正如那些测量生活质量的工具一样，是难以建立确定的概念框架，由此也难进行城市间的比较（Garcia，McCarthy，1996）。常见的测量方法有两种：一是对压力的身体的和行为的症状；二是对福祉的积极或负面的感觉，并通过健康观点调查和心理健康量表等专门的调查来获得数据（Garcia，McCarthy，1996）。我们的问卷调查和访谈显示了上海市民在这方面的一些情况。

1. 生活压力及其对心理健康的影响

经过对人们生活压力进行问卷调查，结果显示，受访者的生活中存在各种压力来源。不过，进一步问到这些压力对心理造成的负面影响，有65.9%的人认为这些压力不会给其心理造成负面影响，而且同一指标与上一年（53.8%）相比数量有上升。

2. 生活满意度测量

本书用市民自测的生活满意度，包括对未来的希望和信心、幸福感的自我评价以及安全感三方面的指标来描述市民的心理健康。其理由在于，首先，生活质量与物质的充足与否有关，也与人们对自己境况的感觉有关，个人的疾病是对日常生活的自然物理的、精神的和社会影响的反应，影响着人们对生活背景的满意程度，健康一般被认为是总体生活质量的最重要的决定因素之一。其次，生活质量的维度包括体力活动和性行为、社会和休闲活动、工作、收入、自我估计、人际关系、情绪、焦虑、压力、同情，以及对生活的总满意度。最后，生活满意度通常指个人对自己生活条件的个人评估，并与一个指定的标准或个人愿望相比较，不过现有测量方法多数是新开发的，很少被测试过，所以其信度和效度仍存在疑问（Garcia，McCarthy，1996）。

　　问卷调查的相关数据显示，大部分的人觉得自己内心充满希望，感觉幸福，也充满安全感。首先，2/3 以上的人们（70.0%）对未来充满希望和信心，认为"每天都有可能出现新的希望和机遇，只要自己努力，明天会更美好"；其次，80.9% 的人肯定自己"生活幸福"（含"较为理想"41.6% 和"非常理想"39.3%）；最后，87.5% 的人有较高的安全感（给自己的安全感打 4 分及以上。该问题设满分为 5 分）。当然，也有一部分人感到生活压力大，工作生活状况糟糕，对生活没有信心、觉得不幸福和缺乏安全感：首先，有近两成（17.7%）的居民觉得"现实生活中有很多问题，感到有点力不从心"，有 0.4% 的居民觉得"自己生活工作状况很糟，不愿意多想明天"；其次，近 2% 的人认为自己不幸福（含

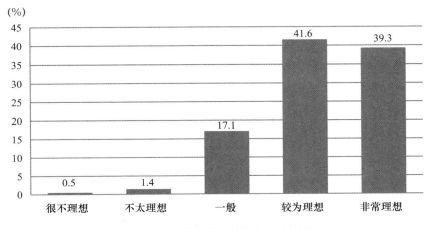

图9—6　市民生活幸福状态自我评价

不太幸福和很不幸福,即0.5% +1.4%);最后,也有近2%的人缺乏安全感(安全感打分在2分及以下者,该问题设满分为5分)。

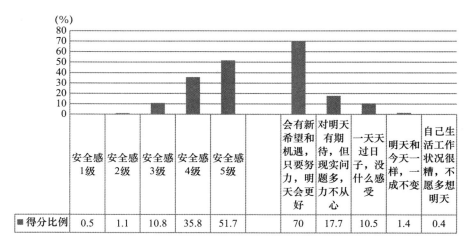

	安全感1级	安全感2级	安全感3级	安全感4级	安全感5级	会有新希望和机遇,只要努力,明天会更好	对明天有期待,但现实问题多,力不从心	一天天过日子,没什么感受	明天和今天一样,一成不变	自己生活工作状况很糟,不愿多想明天
■得分比例	0.5	1.1	10.8	35.8	51.7	70	17.7	10.5	1.4	0.4

图9—7 市民安全感评价和对未来生活的信心

3. 访谈内容

访谈结果也显示,受访者认为健康城市行动促进了心理健康的改善,访谈内容也一定程度上解释了其中的机制。以下是对各类代表访谈提供的有关内容的主题归纳,并引用原话来佐证。

(1)精神病患者的病情稳定、改善了心理障碍

对社区残疾人,在街道配合下,对残疾人士进行上门了解其是否要求提供每月一次医疗保健服务,如果其需要,就对有需求的弱势群体提供每月一次的上门体检和健康指导。特别是一些残障和精神疾病患者,我们会平时提供一些体能技能及用药方面的指导,使得其病情稳定。(健康场所代表访谈,编码:4X4)

3年中,有一个在街道配合下办的比较好的项目就是"快乐之家",是街道的精神障碍人士的一个集中管理场所。在江苏街道,有档案的目前是10名精神障碍患者。经过一年的管理,时间也不长,他们的病情有了明显控制,明显能够融入社会了。特别有几名患者原来看到生人都有恐惧的感觉,不敢与人讲话,不敢看别人,马路

上都不敢走的。通过每天老师给他们讲课，课程涵盖有艺术知识、怎样融入社会方面的内容，这些人的心理状态和与人沟通能力都有明显改观，心情变得开朗，也愿意参加一些社交活动。前几天还组织去参观杭州湾大桥，有个别患者还能写文章，在区里被发表，明显地提高了生活技能。（健康场所代表访谈，编码：4X4）

（2）心理咨询室、心理辅导工作室提供心理健康服务

除了继续关注人的生理健康，我们现在更加关注人的心理健康，新华街道在这方面是比较前沿的，专门成立了免费的社区心理咨询工作室，我也是负责人之一。开展一年多，社区居民除了身体健康，还有亚健康，和一些有心理问题的人也不在少数。三年行动计划已经进入最后一年，这个问题还是需要我们大家重视的。我也问过来咨询的群众，如果心理咨询室收费的话还来不来，他们说可能不会来，但是事实上这个需求还是很大的。我们现在都是把硬件投入和生理健康作为工作重点，以后的工作中是不是应该把这个工作也作为一个重点来抓。（专家和知名人士访谈，编码：2X2）

街道重点开展的两项相关工作之一——今年刚进行试点的一项工作——街道专门成立了心理咨询室。对于居民遇到的一些心理，诉苦、疑惑，我们请了专门的心理医师为其解答，现在已经得到居民认可。因为参与的人多，现在基本要采取预约的方式。（健康场所代表访谈，编码：4X14）

小区里有户居民一家子是刚从澳洲回来的，他的小孩刚刚读预备班，在上海中学读书，但是，可能出现了一些心理不健康。电梯到下午傍晚时就发现有人在电梯里面尿尿，但是居民不知道是谁，楼层就不稳定。他们怀疑是谁家养狗的，楼组有三家养狗的，楼组长一家家上门去问，人家都说其狗从来不在电梯里做这种事，楼道里登小报，谴责这种不文明行为，并且用很严重的话，造成了邻里的不和谐。过了几天，楼组长发现有个小孩，他乘电梯上最高层去，下来就看到电梯里有尿，就怀疑是他。就跟他去他家，先问他，他不响，他家里大人自由职业，开公司，很忙，有温州的小保姆，带

他去工作室，聊家常，发现其心理有些不健康，后来他承认是他。工作室里有领导小组，专门开会商量具体帮助这个孩子解决心理问题的方法，通过家长的配合，现在这个孩子已经摆脱了心理问题的困扰，这家人很感谢。（健康场所代表访谈，编码：4X9）

（3）老龄人的心理健康有一定程度改善

社区中，80岁以上的独居老人，空巢老人越来越多。通过调查，××街道独居10年以上的老人占独居老人的80%左右。除了一些非常严重的老年痴呆老人，与街道配合外，对大部分的独居老人我们会提供一对一、每月一次的上门，进行心理疏导，帮助其融入社会，并教一些健康保健操，或是指导他们慢性病治疗、规范服药。在此过程中，经过一段时间的工作后，调查发现辖区的独居老人的心理健康有一定程度改善，焦虑、抑郁等状况有一些变化，心理障碍有一定程度改善。（健康场所代表，编码：4X4）

我们小区里，现在为老龄人办食堂。因为老龄人，年纪大了，烧不动，我们街道有居委建立了社区食堂供老年人用餐，人很多，许多老年人在一起吃饭，相互之间有沟通，（有机会）大家谈谈，心里有啥想法，不要老待在家里。我觉得伊拉老开心的（他们很开心）。注重老年人的心理健康关怀很重要。（居民代表访谈，编码：3X3）

在长宁区"幸福养老"。（居民代表访谈，编码：3X3）

（4）环境改善，心情好

××街道是老城区，有的房子是解放初的，居民还住在里面的。有18个居委会，虽然是老城区，现在觉得生活在这个区里，我觉得还是很安心的。啥道理？在健康城市中，如何利用有限资源，把工作做好，改善居住环境是我们最关键的问题。（居民代表访谈，编码：3X4）

小区环境得到改善，居民身心健康得到保证。（健康场所代表访

谈，编码：4X8）

（5）健康城市各种活动，加强了社会交往、沟通，促进了心理健康

通过活动，使居民增进交流、心情开朗、身心愈发健康。（居民代表访谈，编码：3X6）

我们居民成立了服装队、唱歌队。本来就那几个人，打打太极拳，或者做做操，现在各种活动起来。现在环境好，心情好，身体也好了。（居民代表访谈，编码：3X2）

社区成立了很多活动团队，比如乒乓、健身、编织、合唱队、学习小组等等。这些团队组织起来后，让居民走出家庭，融入到社区中，对心情郁闷也是种解脱，对我们的心理健康很有帮助。比如我一个邻居，其先生去世了，对她精神打击老大，子女也不愿意跟她住在一起，她整天待在家中。我们就动员其参加小组活动，参加了活动后，在集体活动中，大家讲讲笑笑，心情开朗了很多。精神对一个人的身体健康是关系很大的。（居民代表访谈，编码：3X10）

以居民自娱自乐的形式，就是居民自己编排节目的形式来宣传"健康城区三年行动计划"。生活在社区中我感到很开心。（居民代表访谈，编码：3X10）

座谈交流经验、相互启发，我们实现几个转变：心态改变，高高兴兴的。（居民代表访谈，编码：3X1）

心理健康：通过群体活动的开展，沟通了解增多，每年搞体育活动，联欢会，了解多了，大家都很喜欢过群体生活。我们单位组成，外省市来的人多，且这些年青年人很多，单位职工平均年龄只有37岁，很多是80后，独生子女，心理健康在这里显得尤为重要，特别是远离家乡、父母。通过群体活动，确保他们心态的积极向上、情绪的稳定，促进单位员工的心理健康。（健康场所代表访谈，编码：4X6）

（三）个人的社会性健康：社会调适、社会支持机制与社会网络

Garcia 和 McCarthy（1996）为 WHO 编写的文件提供了如何测量方面的指导。个人的社会性健康一般涉及如何与其他人相处、其他人如何与

其联系及其与社会的互动等维度。描述这方面状态的概念是"个人与环境契合度（Person-Environment Fit），指一个社会性健康的人，会发现他有一个"安乐窝"，在其中能够很好地发挥他的能力，并对其周围的一切感到满意。具体对个人的社会健康通常使用社会调适、社会支持与社会网络等维度来描述。社会调适，是通过一个人对其关系的满意或通过评估其各种社会角色来测量的；而社会网络被看作是人们获得社会支持的一种社会结构，由此社会网络代表着能够加强个人生活质量的一种资源。社会网络对健康和疾病的影响主要表现在这几个方面，一是有更多和更强的社会关系，一个人能够得到更多支持，而越少的就有越多风险，容易患病和更少康复机会；二是社会网络对脆弱人群的影响在于个人健康行为形成和其应对各种约束条件的能力等方面；三是关爱和支持性的网络是健康促进的一个领域。本书主要从家庭关系、邻里关系和工作中同事间的关系这三方面来描述。

1. 邻里关系

邻里关系是重要的社会网络，是社会支持的重要来源，而邻里关系改善的首要一步是加强与邻里间的沟通交流。我们的居民问卷调查和访谈反映了这方面的情况。问卷调查结果显示，近90%的受访者表示对邻居有一定了解，仅有11.8%的人对邻居的情况完全不知道。而市民代表和健康场所代表的访谈数据也显示，健康城市建设中诸如健康小区、健康家庭建设等活动促进了邻里关系的改善。具体以访谈内容做主题归纳，并引用受访者的原话来佐证如下：

（1）感觉到被关心

作为老城区尽管硬件条件不好，但是软件方面，服务、关心群众，让居民很欢喜开心，尤其是健康小区、健康家庭的活动。（居民代表访谈，编码：3X4）

（2）邻里间相互关心、帮助、沟通交流和提供病患照护

促进了相互之间的关心，李阿姨、张白白，促进了城区和谐。（居民代表访谈，编码：3X4）

通过健康场所，老百姓、居民锻炼，首先，个人身体健康，家庭幸福指数上去了，家庭和睦，邻里之间关系也融洽了，社区和谐。通过锻炼，大家相互都认识了，关系好，在一起，啥人没有出来，大家要问，上门去探望，这两天好了还是不好。开展健康社区，邻里环境感觉与以前是有不同了。（健康场所代表访谈，编码：4X5）

通过一系列活动的开展，邻里间增进了了解，相互帮助关心的例子越来越多，比如有人生病了，大家通过平时活动相互了解了的居民会主动上门慰问，啥人骨折了，就帮他主动买菜烧饭；还有一个肾移植的病人，只有一个孩子在花旗银行工作很忙，爱人去世了，需要社区人群的关怀，大家轮流照顾，小区氛围日益和谐，居民得到的效益很高。（健康场所代表访谈，编码：4X9）

我们小区，年轻。有 2040 个居民，上网的就有 2000，网站是民间的，但是网站的维护需要人财的支出，是志愿的，怎么做？网站是卖房的平台，走了以后，就留下来。利用朋友关系，把服务器加到人家单位上，每年缴一百多块钱，到缴的时候，他就网上发帖，说大家愿意出的，不管多少，献上自己的一份心意，10 块 20 块就投到他信箱，如果这次的够了还有多，就留到下年。很和谐的。还组织大家去吃大闸蟹，购物，大家还把周边的买卖、便当的、咨询的电话都登在网站上，还有谁家宝宝生病，求助于居民，宝宝晚上睡觉乱哭，通过此（网上求助解决办法），大家得到一些帮助。（健康场所代表访谈，编码：4X9）

高血压管理小组不仅是量血压，还为患者交流经验提供了一个平台，侬（你）吃啥药，侬（你）现在是啥情况，可以交流、蛮开心的。他们说有一个活动场所老好的（很好的）。（居民代表访谈，编码：3X7）

团队精神，队员相互关心。（健康场所代表访谈，编码：4X15）

2. 同事关系

因工作关系而产生的社会网络也是重要的社会支持，其中，同事关系是一个重要方面。我们的居民问卷调查含有这方面的内容，结果显示，大部分受访者（71.5%）表示与单位的同事或领导相处融洽，同事关系较为和睦。访谈结果也显示，健康单位建设促进了工作单位里同事关系的和谐。

> 建设"健康单位"的过程中单位收益，主要是五个"进一步"，即身体素质进一步提高，精神面貌进一步提高，生活质量进一步提高，工作热情进一步提高，和谐氛围进一步提高，互为因果，互相促进。（健康场所代表访谈，编码：4X6）

3. 家庭关系

家庭关系是社会支持的首要来源，我们调查分析了居民家庭关系方面的情况，主要是以与家人吃饭的频率来表现。居民问卷调查显示，2/3以上（73.9%）的受访者表示"经常与家人一起吃饭聊天"，另外，有13.8%表示"只有到重要节日才会聚在一起"；而表示"节假日会在一起吃饭，但不过是惯例，没什么意思"的占8.9%；最后，只有3.4%的表示"都很忙，基本没空凑在一起"。

第三节　个人健康风险因素

健康风险因素不仅涉及物理自然环境如住房质量、污染、交通数量（从当地机构获得）等，也包括生活方式诸如吸烟、酒、运动等方面。个人健康风险因素中包含了生活方式，因此个人健康风险因素的改变，除了开展预防、治疗、保健和改善环境等干预外，也要求人们改变生活方式。通常健康专业人士把生活方式等同于健康习惯、行为，但个人或群体的生活方式，覆盖了人们日常生活和行为的各个方面，而不止包含那些对健康有影响的方面（Garcia，McCarthy，1996）。一些因素和机制决定了总的生活方式和健康有关生活方式，这些因素包括社会结构、经济和文化等方面，所以，对生活方式的干预不能狭隘地只是针对健康本身。有一个常见表述——健康"知信行"即知识、意识观念、行为，类似的一个术语是健康素养，包括健康相关知识，态度，行为意识，人际技巧。通常把知识、意识、行为的改变作为中介指标来标志健康促进行动的成功，其假设是，意识和知识将迟早改变人们的行为进而影响人们的健康。

上海市健康城市建设从 2003 年到 2014 年的四轮行动计划中包含有大量的"个人因素"干预或生活方式议题，我们的访谈内容和问卷调查数据反映了"个人因素"各方面得到改善的情况。

一　人们的健康知识和技能有所增加

问卷调查结果显示了上海市健康城市行动在增加人们的健康知识方面的成功。当问到"健康城市行动对增加自己的健康常识是否有作用?"受访者中近 99% 以上的人认为健康城市行动对增加自己的健康常识有用（含有一点用、有用和很有用），只有 0.3% 的人回答"没有用"。再以受访者的健康观来看，我们问"您认为什么是健康"，给出的选项有四项，即身体健康、心理健康、人际关系良好、有健康的居住环境。调查结果显示，有 70.3% 的受访者选出三项及以上选项，可见大部分人对健康的理解很靠近 WHO 健康城市的基础哲学。访谈数据也显示了健康城市在增加市民健康知识和技能方面的成功。受访者从各种角度和理由肯定健康城市增加了其健康知识和技能，而所增加的知识种类，常提到的有饮食知识、身体保健、慢性病如高血压的知识、药品知识、急救知识和技能等，人群有特定疾病人群、年龄组等，以下是对受访者原话的引用。

> "健康城区"的建设对我们这些比较年轻的人来说也有很大帮助，我们平常上班的，上班都不注重自身健康，现在通过"121 活动"的宣传，知道了保养要趁早。（居民代表访谈，编码：3X8）
> 还有对于我们上海人来讲，吃的问题，吃什么健康、不健康。此概念在心中有个判断。我们知道要少吃盐、油，少酒啊。成立了高血压管理小组，大家知道应该吃什么，吃什么药，大家互相交流。（居民代表访谈，编码：3X9）
> 我们实现几个转变：以前是被动、无知的，现在我们在实现健康的过程中变被动为主动、变无知为有知、浅向深发展，包括饮食方面，吃药，知道一些知识。（居民代表访谈，编码：3X1）
> 2008 年，红十字的培训，纳入市政府实事工程。培训居民、青少年，基本人人掌握了救护知识、技能。食品药品进社区，居委会定期回收过期药品，另外定期请专人介绍食品药品安全知识。还有，

通过高血压自我管理小组，据我所知，大家基本都晓得一些健康的知识，像知道高血压要保持乐观心态，高血压要控制盐，每天6克；坚持定期服药，早上起来要三个半分钟。（居民代表访谈，编码：3X12）

随便到某个居委会、社区里，随便问很多大爷大妈，都知道吃什么好、吃什么不好，吃什么有利、吃什么不好，似乎任何人都好像可以作为营养师，告诉你应该吃什么。（健康场所代表访谈，编码：4X11）

二 健康意识增强，态度和观念有转变

市民肯定了健康城市行动使得其健康意识得到加强、态度得到转变。体现在问卷调查结果中，有2/3（66.5%）的市民肯定"健康城区最大的收获"是提高了健康意识，而且，这一数据与上一年（62.1%）相比有增加，显示了发展趋势。访谈数据也有相同的内容：

现在健康方面形式上活动搞得很多，健身场所和活动都不少，但是我觉得很大一点是人观念的改变，健康观念。（专家和知名人士访谈，编码：2X2）

（参加高血压自我管理小组后）观念引起变化，有些高血压的，不认账，其性格刚强，（认为）没有什么了不起。后来通过做工作，量血压后，要其重视，量了以后一看，他不但有高血压，还有高血糖。现在起变化了，积极性高了。（居民代表访谈，编码：3X1）

而关于健康意识、观念转变的表现是多方面的，从问卷调查结果和访谈内容中有关数据，可以归纳为以下几个主要方面：
首先，把健康看作是最重要的人生价值、社会责任。

还有，就是自己的健康不仅是对自己也是对社会的一种负责任。你的健康，对家庭、对社会都有好处。（专家和知名人士访谈，编码：2X2）

前两天刘翔的退赛，我们都能理解，毕竟健康才是第一位的，

与运动成绩来讲、金牌来讲，健康是首位的，当然也会有一些埋怨，但是大多数人认为他是对的。（健康场所代表访谈，编码：4X13）

其次，对自身身体状况的关注和了解有所提升，是居民对健康的重视程度的一个反映。问卷调查数据显示，有89.2%的人表示会定期参加体检。访谈者也提到同样的内容：

我从基层来讲，老百姓现在无论是对自己血压也好食品卫生也好，都是特别关注的。现在白领阶层其实对自己的健康透支等一些问题已经开始关注了，因为居委会来了后，在做宣传时，把测量血压计就放在那里，他们也会说量量血压，主动参与。（专家和知名人士访谈，编码：2X6）

再次，自我保健得到重视，服务利用得到加强。

觉得头有点晕，不舒服，就快跑到居委会。居委会专门有自我管理的咨询点，专门有志愿者，还有卫生主任，他们经过培训后，能够为社区居民测量血压。血压异常人员普遍能够重视自己的病情，达到自我控制。（专家和知名人士访谈，编码：2X8）

高血压自我管理小组。随着居民健康意识的提高，居民对于慢性病的关注程度也越来越高，其实他们自己也想知道自己的病怎么控制，怎么弄，现在慢性病很多，他们也很重视，居民平时经常做关于慢性病的预防治疗的经验交流。（健康场所代表访谈，编码：4X11）

最后，市民日益关注心理健康，有心理压力也懂得要排解。一是增加了对身心健康的重视程度，问卷调查结果显示，有85%以上的人认为健康城市行动使得自己对身心健康的重视程度得到增强（含"增强了"45.9%和"显著增强"39.2%），仅有0.6%的人认为没有增强；二是有97%以上的人对压力带来的心理影响能够采取各种方法进行排解，仅有少数（2.2%）的人不处理。排解途径的前三位依次为自我调节、向家人和朋友倾诉、运动，仅有1.2%答"看心理医生"。访谈内容也提供了这方面的情况：

> 对健康的关注整体上有提高，且健康观念，过去没病没灾，就好了，现在不仅关注生理健康，也开始关注心理健康，这点在白领阶层表现较多，身体没有查出器质性疾病，也还要关心心理上。（专家和知名人士访谈，编码：2X2）

三 健康生活方式、健康行为得到促进

相关健康生活方式或健康行为习惯通常指吸烟、酗酒、毒品、锻炼、饮食和食物的选择等。流行病学研究已表明生活方式是人口患病率和死亡率的主要原因，个人行为的几个方面影响着健康（WHO，1995）。因此，健康行为的形成是健康促进的一个重点，上海市健康城市行动也不例外。我们的调查结果显示，健康城区行动对居民良好健康行为的形成有促进作用。

1. 体育锻炼

促进居民体育锻炼的参与是上海市健康城市建设三年行动的重要内容，其中，健身类在前三轮的指标任务中都居 30% 左右，重点推进活动中"人人运动"一直是每轮行动计划从未缺过的政策内容，而那些涉及城市环境的公园、绿地、广场建设也能够促进身体活动。我们的调查显示，居民体育锻炼的参与率很高，而且大部分居民肯定健康城市行动促进了其健康行为的形成。

首先，在体育锻炼的参与率方面，问卷调查问到参加体育锻炼的情况，结果显示，选择"几乎天天进行体育锻炼"的受访者最多，占34.4%；随后是"每周参加两到三次"这个选项，占 31.7%；而"基本不参加"选项最低，只有3.4%的受访者表示基本不锻炼。访谈内容反映出锻炼活动主要有做操、球类、自发组织的文体活动等。

> 每天早晨 7：30 到 8：30 居民自发来做广播操、健身操。（居民代表访谈，编码：3X7）
> 平时总能看到很多锻炼的人。说明现在更重视健康了。（居民代表访谈，编码：3X13）

舞蹈队、做操的居民也在小区的广场里经常活动，每天做操的都是上百人。（居民代表访谈，编码：3X11）

我们街道的老年人很多，大家退休在家里，热心于集体活动、文体活动。3年中我们街道由原来的103支文体团队，共3300人发展到2008年的154支团队，将近5000人。活跃到社区居民区各处，早上、晚上，各团队在活动，对自己身心健康，加强保健。（专家和知名人士访谈，编码：2X8）

群众自发组织的健身活动很多。（专家和知名人士访谈，编码：2X3）

老百姓健身需求是很旺盛的。新泾，有个体育之光，那天我去了，看了，觉得不得了，我那天晚上去，骑自行车的、电瓶车的，篮球场，满了。（职能部门代表访谈，编码：1X5）

其次，关于健康城市行动对居民锻炼的影响，最多比例的人（41.5%）回答"有很大影响，现在很注意体育锻炼"，第二多比例的人（30.4%）认为"有些影响，现在也会做点体育锻炼"，仅有3.5%的人认为"没有影响，很少参加体育锻炼"，其他24.6%是"一直很注意体育锻炼"。访谈内容也反映了同样的情况，有访谈者提到了居委会的组织、绿地建设好、"五个人人"中的"人人参加体育锻炼活动"的促进等。

我们小区里参加锻炼的人很多，原来不出来的人都参加了。（居民代表访谈，编码：3X2）

居委健身活动也开展得很好。（居民代表访谈，编码：3X7）

我们小区绿地建设好，平时总能看到很多锻炼的人。说明现在更重视健康了。（居民代表访谈，编码：3X13）

五个人人，人人参加体育锻炼，人气旺、效果好。（居民代表访谈，编码：3X11）

群众自发组织的健身活动很多。（专家和知名人士访谈，编码：2X3）

最后，访谈中受访者也提到了体育锻炼方面的一些不足，包括健身活动场地不够，群众性的体育组织不够。

> 老百姓健身活动场地不够。土地哪里去了呢？（职能部门代表访谈，编码：1X5）
>
> 群众性的体育组织不够多，在国外，群众性体育团队、组织是相当多的，（刚才说，城管大队有 27 个，我心里很高兴），我们作为官方组织群众来搞体育活动不够多，要给大家有个发泄的地方。（职能部门代表访谈，编码：1X5）

2. 饮食

人们对食物的选择会影响健康。如今，诸如肥胖、心血管疾病、牙齿和癌症问题影响着许多人。虽然这些疾病是由多因素引起的，但饮食被认为是一个重要因素。而人们对食物的选择是受到众多因素影响的，诸如个人和群体的参照、食品的价格、容易获得性等。一般对饮食和营养的调查会涉及食品消费、体位测量（身高和体重）、血压检查等。我们的问卷调查结果显示，有高达 94.2% 的受访者表示在选购食品时第一关注的是"安全"，例如：生产日期、保质期，有无"QS"认证及其他安全检验合格标志等。访谈内容也显示，人们对饮食的营养搭配、质量和安全有所重视。

> 随着"健康城区"行动的推进，居民开始在健康上投资，即便是平时生活很节约的人也愿意在改善健康上花钱。（居民代表访谈，编码：3X13）
>
> 以前老年人对吃的都不是很讲究，现在都会对营养搭配等有注意，注意怎样搭配膳食，也很注重食品的品牌。（专家和知名人士访谈，编码：2X7）
>
> 去菜场买菜，以前要便宜，现在不好的东西，尽管便宜，也不一定要。（专家和知名人士访谈，编码：2X11）
>
> 食品安全问题，也很受老百姓关注。过去老百姓买东西很多人都是不看保质期的。（专家和知名人士访谈，编码：2X2）
>
> （控盐控油）有些一下子做不到的，但是也逐渐靠拢，慢慢看到

别人好了，自己也会做。随着上海市发控盐勺，也更加有促进作用。（居民代表访谈，编码：3X11）

3. 吸烟

上海市健康城市建设《三年行动计划》中有三轮计划明确列有一定份额的控烟类指标任务，最高在第三轮中占"个人因素"类指标总数的20%。访谈内容结果显示，在控烟方面，市民的认识有所提高、态度有转变，甚至有人减少了抽烟量，有人不在公共场所吸烟，而且吸烟者感觉到来自周围的压力，最终，控烟工作的难度总体上有所降低。

> 控烟，老百姓这方面的认识提高，观念也有改变，控烟工作的难度较以往降低。以前公交车上有人吸烟，人们习以为常，若有他人劝阻，他会觉得别人在干涉他的自由，但是现在像公共汽车这种公共场合基本没有吸烟现象出现，如果有人提出来，他自己马上觉得自己不对了。像这种改变，是在不知不觉中，经过这些工作的开展，大家的观念在发生着改变。（专家和知名人士访谈，编码：2X9）

> 原本开个大会，20%—30%的人抽烟那是不稀奇的，司空见惯，开个小会，更可能就有80%的人抽烟。而现在长期开展活动以后，人家行动受制约了，在大家面前抽烟有失风度，大家对抽烟的问题都很注意了，想抽的话都是偷偷躲到角落里去抽，不再认为这是一种很正常的行为了，成为不正常的、病态的。（健康场所代表访谈，编码：4X13）

> （我们）正式职工80名，正儿八经所谓的烟民只有4个，也减少了抽烟的量。（健康场所代表访谈，编码：4X6）

4. 陋习有所改变、行为文明有养成

健康城市行动促进了人们陋习的改变、行为文明的养成。问卷调查结果显示，有98.4%的人认为自己不会随地吐痰，包括"无论何时何地都能做到不随地吐痰"（80.0%）或"大部分情况能够做到"

（18.4%），表示"基本做不到"的仅占0.2%。访谈结果显示了同样的表现。

> 我们小区是高档、高级小区……因为高级小区养宠物，大家都知道，宠物排泄物随处可见；另外，小区里条件好，车子不得了，住在门口的房子，进出喇叭吵闹，居民老（很）有意见；你别看咱们房子老（很）高档，但是走廊堆放杂物现象相当严重。计划开展至今，居民参与，宣传，建设健康城区，开会，之后，环境变化了：第一，喇叭声少了；第二，养宠物的都带好塑料袋卫生纸；第三，走廊杂物清理掉了。（居民代表访谈，编码：3X2）

> 今年我们区里搞区运会迎奥运。搞开幕式，（区爱卫办）王主任主动地组织一个垃圾随身走活动。如果不教育，因为我市里之前看过特奥会的开闭幕式，我都去了，从表演看是一流，但是从观众最后表现是比较混乱的，包括从人流撤退也好和随身携带的东西也好，因为他开闭幕式每个椅子上都放一套道具，包括吃的、水，什么的。到最后呢，开幕式之前，观众提前两小时到的，不断反复地在播谁先走谁后走，但是到最后是一片混乱，然后椅子、地上全是垃圾。而我们这次区运动会开幕式闭幕式，爱卫办出主意，进行宣传，从筹备到彩排，到开幕式当天，按照爱卫办给我们提供的宣传资料，在大屏幕上、喇叭播，提供无纺布袋，跟大家讲，有垃圾就往里面扔，我们没有提供食品给他们，吃是自己带。市里面是提供的。由爱卫办给我们策划。结果，开幕式结束后，场地上没有一点垃圾。（职能部门代表访谈，编码：1X5）

> "人人养成健康行为"（方面，我们）与区文明办联合，引导居民遵守"七不"规范，逐步养成一些健康行为。（健康场所建设代表访谈，编码：4X14）

5. 健康城市行动使个人风险因素改进的机制

关于健康城市行动对上述转变所起的作用，访谈结果显示，代表们认为是一种潜移默化的作用，一种氛围，也是一种观念上的改变。

（主持人问：）"健康城区"在以上所说转变中到底是起着一种什么样的作用？（受访者答道：）是一种潜移默化的作用，大家是在互相之间逐渐的影响，是一种观念的改变。（专家和知名人士访谈，编码：2X2）

第四节　城市物质环境

环境与健康有必然联系。环境包括多方面维度，尤其指安全的物质环境以及支持性的经济和社会条件，其中物质环境对健康的客观状况以及市民的主观判断有重大影响。健康和安全的物质环境，包括空气质量、水质量（化学和生物污染、水源疾病的爆发）、用水和下水道服务（覆盖面）、噪声污染、辐射、开放空间、食品质量（监管情况、食源性疾病的爆发）等方面（WHO，1995）。《上海市健康城市建设三年行动计划》有大量"城市环境"方面内容，特别是前两轮计划占指标任务的一半以上。本书从上海市统计局公布的数据获得客观指标，并以我们的问卷调查和质性访谈结果来验证上海市健康城市建设在城市物质环境改善方面所取得的成效。

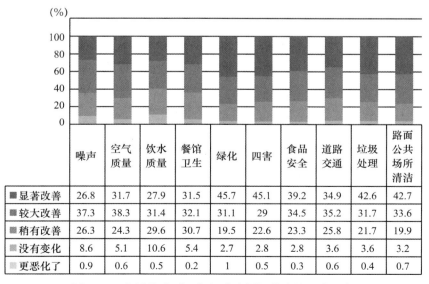

(%)	噪声	空气质量	饮水质量	餐馆卫生	绿化	四害	食品安全	道路交通	垃圾处理	路面公共场所清洁
■显著改善	26.8	31.7	27.9	31.5	45.7	45.1	39.2	34.9	42.6	42.7
■较大改善	37.3	38.3	31.4	32.1	31.1	29	34.5	35.2	31.7	33.6
■稍有改善	26.3	24.3	29.6	30.7	19.5	22.6	23.3	25.8	21.7	19.9
▨没有变化	8.6	5.1	10.6	5.4	2.7	2.8	2.8	3.6	3.6	3.2
▢更恶化了	0.9	0.6	0.5	0.2	1	0.5	0.3	0.6	0.4	0.7

图9—8　市民认为《三年行动计划》带来的环境改变

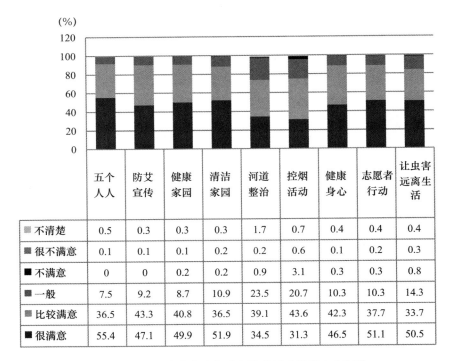

	五个人人	防艾宣传	健康家园	清洁家园	河道整治	控烟活动	健康身心	志愿者行动	让虫害远离生活
▨ 不清楚	0.5	0.3	0.3	0.3	1.7	0.7	0.4	0.4	0.4
▪ 很不满意	0.1	0.1	0.1	0.2	0.2	0.6	0.1	0.2	0.3
▪ 不满意	0	0	0.2	0.2	0.9	3.1	0.3	0.3	0.8
▪ 一般	7.5	9.2	8.7	10.9	23.5	20.7	10.3	10.3	14.3
▪ 比较满意	36.5	43.3	40.8	36.5	39.1	43.6	42.3	37.7	33.7
▪ 很满意	55.4	47.1	49.9	51.9	34.5	31.3	46.5	51.1	50.5

图 9—9　市民对健康城市重点推进活动的满意度评价

一　自然环境

一般来说，基本环境的数据主要指有关空气、水的质量和废物处理等方面的情况（WHO，1995）。《上海市健康城市建设三年行动计划》中有大量的"城市环境"类指标，其中80%以上针对这方面改善。统计数据显示上海市健康城市建设以来，空气、水、噪声等方面有所改善，居民问卷调查和访谈结果也显示市民对此评价很高。

1. 空气质量

良好的空气质量是良好健康和环境质量的先决条件。统计局公布的数据显示，上海市城市整体环境质量稳步改善。其中，环境空气质量优良率2012年为93.7%，对比健康城市建设开始前的2002年（77%），近十年间环境空气质量优良率增加了16.7个百分点。我们的居民问卷调查和访谈结果也显示，受访者对空气质量的改善给予了一定肯定。

表9—2　　　　　　　　　　　主要年份环境空气状况

指标　　　　　　　年份	2002	2009	2010	2011	2012
中心城区二氧化硫年日平均值（毫克/立方米）	0.035	0.035	0.029	0.029	0.023
中心城区二氧化氮年日平均值（毫克/立方米）	0.058	0.053	0.050	0.051	0.046
中心城区可吸入颗粒平均浓度（毫克/立方米）	0.108	0.081	0.079	0.080	0.071
降水 pH 平均值	5.4	4.66	4.66	4.72	4.64
酸雨频率（%）	10.9	74.9	73.9	67.8	80.0
环境空气质量优良天数（天）	281	334	336	337	343
环境空气质量优良率（%）	77.0	91.5	92.1	92.3	93.7

资料来源：上海市统计局《上海统计年鉴2013》。

但同时，我们的问卷调查和质性访谈也显示出这方面工作还存在一些不足和问题。当问卷调查问到"下一步最急需完善的"项目（见图9—10），受访者把"空气质量"列为第2位，而在二轮中评的问卷调查结果中是位居第6位，这一定程度上说明这方面工作更加迫切。访谈结果也显示，市民对空气污染治理仍然有意见，职能部门代表也提出这方面存在问题，如扬尘、餐饮油烟污染、汽车尾气等，还有居民代表提出菜市场空气在改造后倒变坏了。

　　居民意见比较集中的两个问题：噪声和空气污染。（健康场所代表访谈，编码：4X1）
　　目前，长宁区直观的环境如小区环境比较好，但是大气环境，一些比较深层次的环境情况不容乐观（正规企业燃煤锅炉已经很少，但是一些小摊小贩私自使用蜂窝煤的现象屡禁不止）。还是有差距的……扬尘还是问题，大规模建设，地铁，加班加点；另外，正规的企业，燃煤解决了，但是那些今天解决了，明天又来了。（职能部门代表访谈，编码：1X7）
　　餐饮油烟机的污染，汽车尾气排放污染。（健康场所代表访谈，

编码：4X1)

　　改造后的菜场空气仍然不好，比较闷，应该要装排气设备，如今年雨水多，黄梅天，跑进去很臭。这当中，有些地方是好改进的，这些地方，天天都要进去的，每天都要买菜，这种地方要更加改变得彻底好一点，环境要好点。还有，小弄堂里的设摊现象还有待改善。(居民代表访谈，编码：3X2)

2. 水环境

上海市健康城市建设行动开展了"河道整治"重点活动。我们的居民问卷调查数据显示，对"河道整治"活动，有73.6%的人感到满意(包括很满意"的34.5%、"比较满意"的39.1%)；不满意的仅为1.1%(包括"不满意"的0.9%和"很不满意"的0.2%)；认为"一般"的有23.5%；有1.7%的人"不清楚"。我们进行的质性访谈结果也显示，居民对河道水质改善给予肯定，认为有改变。

　　周边环境附近河道水质，以前臭得不得了，到了夏天路过都受不了。现在有人在钓鱼，这不一定提倡，但是至少说明水质是改善了。(居民代表访谈，编码：3X9)

不过，访谈中有职能代表指出了水体环境问题和河道治理在地域分割等方面的困难：

　　目前，××区直观的环境如小区环境比较好，但是一些比较深层次的环境情况不容乐观，还是有差距的。如水环境，河道、景观河道××区多，有些是死河道，是拦(起来)了，客观原因很多。(职能部门代表访谈，编码：1X7)

3. 噪声

噪声治理的情况，我们的问卷调查结果显示(见图9—8)，认为有"较大程度改善"的人最多，占37.3%，其次是26.8%的人认为"显著改善"；最后是认为"稍有改善"，有26.3%的人持此看法。而认为"没有变化"的仅有 8.6%，认为"更恶化了"的人数最少，有 0.9%。另外，问到"下一步最急需完善"的项目（见图 9—10），"噪声"居第 4 位，而上一年居第 1 位，此变化表明了噪声的严重性相对有下降。不过，质性访谈数据仍显示存在的不足，受访者反映了包括商业噪声、高架桥和地铁噪声等交通噪声，以及娱乐场所噪声、单位空调的噪声、小区犬吠等。

马路上各种噪声，特别是商店、理发店，他们觉得要做生意就把音乐声音（开得）老响。（居民代表访谈，编码：3X3）

居住在延安路高架附近的居民反映噪声太多。（居民代表访谈，编码：3X12）

噪声问题严重，××区立体交通那么多，居住在高架周围的居民小区受噪声问题困扰严重。很多事情合法但是不合理，如地铁 2 号线通过居民住宅楼，经过检测其噪声达标，但是老百姓有反映，确实对居民的日常生活产生了一定的影响，相关法律法规没有出台，没有跟上。（职能部门代表访谈，编码：1X7）

居民意见比较集中的两个问题：噪声和空气污染。噪声主要是交通噪声、娱乐场所噪声、单位空调的噪声、小区犬吠。（健康场所代表访谈，编码：4X1）

4. 虫媒控制

上海市健康城市建设行动开展了"让虫害远离生活"重点活动，"四害"控制也一直是环境卫生工作的一个常规工作。问卷调查和访谈数据反映了居民对这方面工作的肯定。问卷调查结果显示，有一半以上的人（50.5%）对"让虫害远离生活"活动"很满意"，"比较满意"的有 33.7%，而认为"一般"的有 14.3%，"不满意"的仅有 0.8%；"很不满意"的为 0.3%；0.4% 的人"不清楚"。对健康城市行动后"四害"控制的情况，近一半的人（45.1%）认为有显著改善，29.0% 的人认为有"较大程度改善"，认为"稍有改善"的占 22.6%；而认为"没有变化"的仅占 2.8%，认为"更恶化了"的占 0.5%。当问到下一步最急需完善的方面（见图 9—10），"四害"被列在第 10 位，而上一年是第 9 位。

这从一个侧面反映了虫媒控制工作和效果较稳定。访谈数据也有同样的肯定，同时也指出了一些问题，认为灭虫药物的发放按人头发不合理，因为老城区更需要。

> 灭蚊虫、灭蟑螂，居委都有设施和药品提供。（居民代表访谈，编码：3X8）
>
> 虫害的问题。我们会定期在社区开展"让虫害远离生活"的活动。许多居民家里都会养花，可是不知道怎样养得好，比如经常会问：我的花盆里为什么有这么多虫子，经常产生蚊子。比如说蚂蚁多，怎么处理，消毒站的人员就跟他们说围花盆撒一圈灭虫药物，就没有了。（健康场所代表访谈，编码：4X11）
>
> 蟑螂药不足，老城区需要更多，按人头分发不合理。（居民代表访谈，编码：3X13）

5. 固体废物收集和处理

访谈数据显示，受访者肯定了环境卫生的改善，但对垃圾分类提出了一些问题。

> 公共环境的卫生改善很大。（专家和知名人士访谈，编码：2X5）
>
> 另一个问题是环境方面的困惑：垃圾分类的问题。今年开始倡导垃圾分类管理，可以促进垃圾的循环利用，也能节约资源，美化社区环境，是城市文明程度提高的标志之一，意义大。我们知道垃圾分类分为玻璃、有害垃圾、可回收垃圾以及其他生活垃圾四类。但是，现在硬件条件不够，即便分类垃圾桶数量足够，要求居民把自己的垃圾分类，又分类丢到垃圾桶中，这对居民素质的要求高。目前居民普遍对垃圾如何分类尚不清楚，垃圾分类难以实现，更不用说今年倡导垃圾的无袋化，更是加大了垃圾分类管理的难度，所以垃圾分类的工作细节方面还有待我们去探讨。（健康场所代表访谈，编码：4X1）
>
> 关于要求垃圾分类，一方面"限塑令"的困惑，倡导减少塑料袋的使用；另一方面环保提出用环保袋，在垃圾分类中又提倡居民

垃圾分类，如何解决这个矛盾可能是我们下个工作阶段的内容。（健康场所代表访谈，编码：4X2）

6. 市容环境、生活环境

生活环境的改善，特别是在清洁方面，得到了市民的肯定。我们的问卷调查数据显示，受访者对周边生活环境的清洁状况感到"较清洁"的人最多，占42.8%，并有36.9%的人认为"非常清洁"；有17.4%的人认为"一般"，而认为不清洁的人仅为2.8%（含"较不清洁"的1.6%、"很不清洁"的1.2%）。质性访谈结果也显示以肯定意见居多，受访者还具体提到了道路拓宽、路面条件改善、沿街招牌整齐、标准化菜市场改造改善了环境等。

（1）中小道路整治效果好

十路十景实际上蛮好，直接推动了整个长宁市容环境改变、道路品质改善了。每年一个街道搞一条路，从1994年开始，这条路是环境比较差的，连续几年，后来不提十路十景，而是中小道路整治。每个街道实际上是五条道路，几年下来整治好了。（专家和知名人士访谈，编码：2X50）

其他区，普陀区、静安区、闵行区等都来向长宁区学习的。城郊接合部，这个十路十景起了好作用。（专家和知名人士访谈，编码：2X51）

确实改变了环境，居民生活在好的环境中，对身心有好处。（专家和知名人士访谈，编码：2X53）

环境整洁，道路全部翻建一新，宽敞、干净，再也没有泥泞小路了……店招店牌都整齐划一，商业繁华。（居民代表访谈，编码：3X12）

（2）标准化菜市场改造改善了环境

"健康城区三年行动计划"开展前，周边三个菜场杂乱无章。三年计划开展至今，菜场都进行了标准化建设，原来地面又湿又乱又

臭。现在看，摊面一格格东西放里面，摊位一只一只；小弄堂也干
净了。（居民代表访谈，编码：3X2）

（3）违章建筑问题

不过，访谈内容也反映了存在的一些不足，如老城区的违章建筑
问题。

> 我们也是老区，违章建筑很多。一楼有天井，很多就搭成房间
> 导致房顶堆积垃圾，影响小区环境。（居民代表访谈，编码：3X7）

7. 工作环境

人们工作于其中的工作环境与疾病和伤害有密切联系。工作环境包括
物质、心理等方面的因素。我们的访谈数据显示，健康单位建设促进了工
作环境的改善，受访者具体提到了工作环境中物质环境改善方面的投入，
而且大家一起锻炼，促进了身体健康，精神面貌也得到改善，等等。

> （单位）对（工作）环境健康的关注，2005 年到现在，投入 100
> 多万元，今年创建上海市花园单位，到目前为止已经投入了 70 多万
> 元，2008 年年底要评比。建立垃圾回收站、分类垃圾桶、回收箱
> （健康场所代表访谈，编码：4X12）
> "人人健身"（方面），作为医务人员，平时工作比较忙。我单位，
> 每天早上开展做"五禽戏"操。（健康场所代表访谈，编码：4X4）

二　建成环境

城市环境（urban environment）的主要特色是建成环境（the built en-
vironment），包括了景观、一定比例的绿色空间或公园，这些建成环境的
质量实质地影响着人们的生活（Garcia，McCarthy，1996）。一般用来描
述城市环境的指标有很多，其中有一个概念是"城市物质基础设施"，包
括道路、桥梁、水供应、健康环境、绿色空间、交通模式和卫生设施等
（WHO，1995）。一个城市的基础设施影响着并在某些方面决定着城市的
生活条件、物理自然环境和生活方式。而这方面情况的描述一般包括交

通、运输和城市更新与规划。其中，交通模式包括公共交通的可获得性、公共交通范围、沟通和信息技术的可获得性、公共媒体的使用（WHO，1995）。

目前已完成的四轮《三年行动计划》中有大比例的"城市环境"类指标，其中有一部分是绿化、公园、景观等环境建设内容，所占有比重，最高是在第二轮达 35.0%，最低在第三轮达 15.4%，而首轮和第四轮分别为 26.9% 和 28.6%，接近 1/3。另外，健身中有健身设施建设，文明创建中有文化设施如广场等的建设，健康场所建设中有标准化菜市场建设。来自上海市统计局的资料显示了上海市在这些方面的逐年改善和增长，我们的调查结果也显示出市民对这方面成绩的肯定。

1. 绿化与绿色空间

《上海市健康城市建设三年行动计划》中有大量绿化等环境指标任务，统计数据显示，上海市的人均公园绿地面积，2012 年达到了 13.29 平方米，比 2002 年（7.76 平方米）增加了近一倍。

表 9—3　　　　　　　　主要年份城市绿地情况

指标 年份	城市绿地面积 （公顷）	公园数 （个）	绿化覆盖率 （%）	人均公园绿地 面积（平方米）
2002	18758	133	30.0	7.76
2003	24426	136	35.2	
2004	26689	136	36.0	
2005	28865	144	37.0	
2006	30609	144	37.3	
2007	31795	146	37.6	
2008	34256	147	38.0	
2009	116929	147	38.1	12.80
2010	120148	148	38.2	13.00
2011	122283	153	38.2	13.10
2012	124204	157	38.3	13.29

资料来源：上海市统计局《上海统计年鉴 2013》。

我们的问卷调查结果显示，有 4/5（81.3%）的人对绿化覆盖情况表示满意（含"比较满意"的38%和"很满意"的42.8%），而且相较于二轮中评（67.9%），满意率增加幅度近1/3。而且，有近一半（45.7%）的受访者肯定健康城市行动使"绿化"有"显著改善"，另外还有近1/3（31.1%）的人认为"较大程度改善"，而认为"没有变化"的仅占2.7%。最后，在"下一步最急需完善的"项目排序中（见图9—10），绿化排在末位，而二轮中评的调查结果中是排在第7位。质性访谈数据也显示出居民对上海市绿化改善的高度评价，所提到的细节包括草坪、树、小区绿化、空气的改善等方面，并提到了街道、居委的投入等。

> 街道、居委投入了很多资金来改善绿化，草坪、树，全部重栽。（居民代表访谈，编码：3X4）

> 三年行动计划的成绩有很多，我感受多的是：小区绿化面积增加很大，环境很舒适。（居民代表访谈，编码：3X5）

> 绿化，我们也是上海市绿化小区，不是绿化少而是绿化太多，人家说我们的小区像公园，甚至由于树太多，导致大树老龄、大树遮阳，所以街道办实事，与绿化办沟通，下半年要准备移栽，请出去一些。（居民代表访谈，编码：3X12）

> 2007年我们创建了全国的绿化小区。（专家和知名人士访谈，编码：2X3）

2. 道路、交通

《三年行动计划》中道路交通建设的指标并不突出，但我们的问卷调查结果显示，有近2/3的受访者（62.6%）肯定了"出行便利，也不拥堵"，而认为"出行不便利，拥堵严重"的人仅有0.9%。而且，有超过2/3的受访者肯定健康城市建设使道路交通有改善（包括35.2%的"较大程度改善"和34.9%的"显著改善"），而认为"没有变化"的人占3.6%，认为"更恶化了"的人仅占0.6%。访谈数据也显示了居民对道路交通改善的肯定，如认为马路拓宽了。

> 马路变化，拓宽了。（居民代表访谈，编码：3X2）

调查结果也显示出了这方面仍然存在的不足和问题。如还有近 1/3（30.8%）的人虽然肯定了"出行便利"，但仍然认为"拥堵严重"。另外，在"下一步最需要完善"的项目排序（见图 9—10）中，道路交通状况排第 3 位，并且上一年调查结果是排第 4 位，表明"道路、交通"这方面的改善应该更加重视。

3. 水供应、安全饮水的可及性

据统计局发布的数据，上海市自来水普及率达 99.99%。我们的调查数据显示了市民对水质的评价。一方面，有一半以上的受访者肯定水质有改善（包括 31.4% 的"较大程度改善"，以及 27.9% 的"显著改善"），认为"更恶化了"的仅占 0.5%；但另一方面，饮水质量被列为第一位的"下一步最急需完善的"项目（见图 9—10），而上一年的调查结果是第 2 位，这表明市民对这个问题的重视，也反映了这方面的工作需要加强。

4. 运动设施

加大投入增加运动设施、促进市民体育锻炼，是上海市健康城市建设行动的指标任务的重要方面。统计数据显示了这方面的表现，我们的问卷调查数据和访谈数据也验证了这方面的改善。

表 9—4　　　　　　　上海市主要年份群众体育运动设施

年份\指标	2002	2003	2004	2005	2006	2007	2008	2009	2010	2011	2012
社区体育健身设施数（个）	2318	2895	3436	4604	4796	—	4845	4845	4845	4845	6429
健身点	2161	2724	3232	4345	4537	4586	4586	4586	4586	4586	4586
社区健身场地面积（万平方米）	148.7	185.7	225.7	295	300	301	301	301	301	301	426.9
社区公共运动场（个）	—	—	—	76	130	176	220	261	316	324	324
社区公共运动场面积（万平方米）	—	—	—	16.4	199.1	229	234	239	247	254	46.7

资料来源：上海市统计局《上海市统计年鉴 2013》。

首先，我们的质性访谈数据显示，居民对体育锻炼设施方面的改善给予了肯定，具体提到了社区中的健身器材、设施，以及专门的场地如操场、室内活动场所等细节，而健身器材提供者多指街道、居委会等的投入。

> 街道、居委会对健身器材的投入很大，每个小区里都有健身器材，这些健身设施很受居民欢迎，连80多岁的老人腿脚不便当的，坐在轮椅中都每天来坚持锻炼。（居民代表访谈，编码：3X10）
> 健身器材安装好。（居民代表访谈，编码：3X4）

其次，访谈中也反映了一些问题和不足，包括场地问题，如某街道缺乏室内活动场地，另外也提到了设备维护问题。

> 我们街道只有一个公共活动场所新泾公园，但很多居民离那里比较远，走很远路，很多人不肯去，待在家中，不方便居民活动，现在有了一块地方，大家也肯出来了，很开心。但是，也有问题，露天的地方，最好有一些遮盖的，太阳可以遮，雨天也可以遮，室内活动场所，避免不便。（居民代表访谈，编码：3X13）
> 健康活动场所还是有点少。尽管周边几个学校对居民开放，但开放的仅仅是操场，我觉得如果设施和器材能够开放，适当收取费用，现在居民生活能够接受的，开放体育锻炼设施是居民都愿意接受的；另外，社区体育锻炼的设施也遇到了问题，设施有，但是一旦坏掉没人修，维护问题需要专门解决。（健康场所代表访谈，编码：4X5）

5. 食品安全卫生

食品的安全卫生，是环境的一个重要组成部分。为预防食源性传染病，对食品的生产、制作和销售要进行定期检查，包括食品制作、处理过程中的问题，以及食品质量和成分。上海市健康城市的前三轮（2003—2011年）《三年行动计划》中包括屠宰、农药化肥管理和食品检测等食品相关的指标和重点推进活动，所占份额10%不到，最高在首轮计划中达 8.65%，最低在第三轮计划达 2.27%，趋势是份额逐轮减少直至第四轮消失。从我们调查结果显示，市民对食品安全卫生给予了一定程度的肯定，食品安全连续两年都在"下一步最急需完善"的项目中居前五位（见图 9—10）。

（1）食品安全和餐馆卫生得到改善

首先，问卷调查数据显示，有 2/3 的受访者肯定"食品安全"有改善（含"显著改善"的 39.2%、"较大程度改善"的 34.5%），而认为"没有变化"的仅占 2.8%，认为"更恶化了"的人最少（0.3%）。在"下一步最急需完善的方面"排序（见图 9—10）中，食品安全上一年列为第 3 位，次年降到第 5 位，说明有一定改善。

其次，我们的问卷调查问到了餐馆卫生，调查结果显示，认为"更恶化了"的仅有 2 人，占 0.2%；认为"没有变化"的人也仅达 5.4%，相对比的是，认为"稍有改善"的达近 1/3（30.7%），而另外近 2/3 的人认为有"较大程度改善"（32.1%）和"显著改善"（31.5%）。

（2）食品安全方面存在的不足与问题

我们的调查结果也显示出食品安全方面相关工作仍然需要继续加强。例如前文提到的"下一步最急需完善的方面"的排序（见图 9—10）中，食品安全上一年排在第 3 位，次年降到第 5，虽然这说明了有一定改善，不过，连续两年排在前 5 位，也表明这方面的工作仍然需要继续重视。而且，我们的问卷调查问到"您觉得哪些方面会给你带来安全隐患或造成不安全感？"结果显示，排在前 3 位的依次为：社会治安、食品安全和社会保障，即食品安全被列为第 2 位的不安全感来源。另外，质性访谈数据也显示受访者对食品安全的不放心，希望加强监督管理。

> 食品、食材的购买还不放心，小菜、水果，看看有时候老（很）心虚，希望加强食品安全方面的工作。（居民代表访谈，编码：3X5）
>
> 现在防不胜防，看看讲像是绿色食品，但是有（可能是）用化学品弄后（成那样的），对人的身体健康又（有不良）影响。这是由啥人来（该由谁来）监督管理，要解决这个问题。（居民代表访谈，编码：3X10）

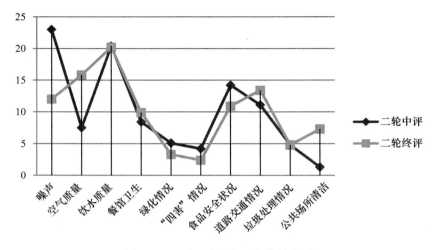

图9—10　下一步最急需完善的方面

三　市民满意度评价

1. 对城市环境有关项目的满意度总体评价

我们在对上海市 C 区第二轮《三年行动计划》（2006—2008）的中期评估（2007 年）和终末评估（2008 年）中，连续两年对该区进行了居民问卷调查，其中包含了市民对健康城区建设的满意度评价，所列项目是针对健康城区建设的指标任务和重点推进活动的主要方面，大部分与城市环境有关。上一年的调查针对"五个人人"、防艾宣传、健康家园、清洁家园、河道整治、控烟活动、健康身心、志愿者行动、让虫害远离生活九个项目；而第二年的调查除了沿用上一年的内容以便进行年度间比较外，还新增了"菜市场"和"学校环境"两项，所以共有11个领域来请市民作出满意度评价。评价由低到高依次分为很不满意、不满意、一般、比较满意、很满意五个等级，另外还有一个选项是"不清楚"。

调查结果显示，对所调查的11个项目，市民肯定"很满意"的前三位依次为：五个人人、清洁家园和志愿者活动，后三位由低到高依次上升为：控烟、河道治理、健康身心；而上一年的调查结果是，市民"很满意"的前三位是"五个人人"、防艾宣传、健康家园，而后三位由低到高依次为：控烟、河道治理和清洁家园。两年的结果对比可以看出，"五个人人"连续两年都居市民"很满意"的首位，而控烟和河道治理在两年中都居末位。另外，有的项目的群众满意度变化很大，如"清洁家园"，在上一年居倒数第 3 位，而次年则跃升到第 2 位，表明清洁卫生工作得到了一定改进。

2. 居民对环境改善成效的具体评价

第二轮《三年行动计划》"医、食、住、行"四大领域的重点任务中，营造健康环境、维护食品安全是重要方面，其指标任务和重点推进活动涉及水、空气、噪声、清洁卫生等方面。在我们对 C 区第二轮《三年行动计划》的中期评估（2007 年）和终末评估（2008 年）所进行的居民问卷调查中，连续两年都列出了相关的 10 个方面请居民对改善情况进行评价。评价分五个等级，由低到高依次为：更恶化了、没有变化、稍有改善、较大程度改善、显著改善。连续两年相同内容的调查便于进行年度间的比较，从而作出发展性评价。

问卷调查结果显示，大部分居民充分肯定了健康城市行动在营造健康环境方面取得的成效，而且与上一年相比，各项的好评率都有上升。所调查的所有项目在"有显著改善"方面的分值各都在 26.8% 以上，最高达 45.7%，前三位由高到低依次为绿化、四害、路面和公共场所清洁，而倒数三位由倒数末位起依次为：噪声、饮水质量和空气质量。而在上一年的调查结果中，同样的项目和选项，分值最低至 2.9%，最高达 30.2%，有"显著改善"的前 3 位，由高到低依次为垃圾处理、路面及公共场所清洁、绿化，而倒数 3 位由倒数末位起依次为四害、噪声和饮水质量。对比前后两年的调查结果，总体而言次年都比上一年好评率有增加，且最高增幅达 40%，最低也增加一成以上；就各项的位次而言，"路面及公共场所清洁"都居第 2 位；绿化前后两年都跻身前 3 位，并由上一年的第 3 位跃居次年的第 1 位；四害的变化最大，由上一年的倒数第一位，跃居次年的第 2 位，表明这方面的工作取得很大改善；而噪声和饮水质量在两年中都列在倒数两位，不是倒数第 1 位就是倒数第 2 位，表明噪声和饮水质量应该引起注意。另外，质性访谈数据也显示，对于健康城市建设在改善物理环境方面的作用，居民给予了充分肯定。

看到长宁区环境，周桥街道的变化很大，很好，我体会很深。

（居民代表访谈，编码：3X2）

　　　我们小区，环境面貌，最近6年，我从新疆回来6年多了，年年环境有变化，与街道投入有关。人工湖改造、水电改造、平改坡等。（居民代表访谈，编码：3X11）

　　3. 环境方面的收益与影响：市民比以前更重视环境健康

　　环境的改善，是有赖于广大市民的支持和努力的，包括其行为改变和对环境的监督作用。问卷调查数据显示，通过健康城市行动，市民对环境健康更为重视，这应该是环境健康的一个重要的收益与影响，对城市环境的改善意义深远。我们的居民问卷调查问到"通过健康城市（区）行动，您对环境健康的重视程度"，结果显示，有2/3的受访者表示更加重视环境健康（含49.6%的"比以前重视，它会影响身体健康"和24.7%的"比以前要重视一些"，共74.3%）；25.1%"一直很重视"，而"没什么变化，不怎么关心"的人仅为0.6%。

第五节　健康服务、社会经济条件和社会健康

　　健康的决定因素还包括健康服务、社会经济条件等方面。虽然后者有许多内容并没有明确地列入《上海市健康城市建设三年行动计划》（指目前已完成的前四轮），但在我们的质性访谈中，受访者提到了这方面的内容。

一　健康服务的改善

　　《上海市健康城市三年行动计划》每个轮次的指标任务中都有健康服务议题，所占份额最高在第三轮计划中达20.5%即1/5，最低在第二轮计划中有10%，总的来说是仅次于"城市环境"和"个人因素"议题。而具体内容可以归纳为这四个主要方面：一是针对特定人群的传统卫生服务，如人口计生有关服务、母婴项目、学校学生的体检和心理咨询及免疫、老龄体检等；二是服务机构设施、人员、经费；三是健康自我管理小组；四是健康信息系统建设。我们的问卷调查和访谈数据结果显示了健康服务改善的一些情况。

1. 老年服务

老年服务一般以老年的养老服务、老年医疗服务等代指，其中，养老服务通常以养老机构、床位、居家养老服务、获得政府补贴的老龄人数等来测量，而老年医疗服务与一般的医疗服务一致，此外，还包含独立老年护理院、老年医院的机构数、床位、利用数、家庭病床数以及服务人员的情况。在我们对上海 C 区市民代表的焦点访谈中，有许多受访者提到相关方面。本书主要以这些质性访谈结果来显示老年服务的改善情况。

（1）老龄服务的内容

受访者提到多方面的老龄服务内容，主要有：体检、普及药品知识、慰问、免费牛奶、免费旅游、用餐工程、洗衣中心，另外还提到给无工作的老人每月 50 元的零花钱，盒饭每份补贴 1.5 元，以及社区医疗服务以老龄人为重点等。

居委对老年人的身体健康很重视，一年内就组织了两次身体检查，一次是华东医院前列腺检查，另一次是去海军 455 医院给 70 岁以上老人进行全面的身体检查。

平民大药房请大药房的药剂师到小区给大家鉴别药品是否还可以服用。世纪联华超市就在马路对过，也是我们社区的，每年老年节都来慰问我们老人与老人沟通。（居民代表访谈，编码：3X9）

街道对 80 岁以上老人每天免费供应一瓶牛奶，每年组织 60 岁以上的健康老人免费旅游，不仅街道，各居委还会在每年敬老节组织免费旅游，所以，一年基本可参加两次旅游，上半年、下半年。另外，对无业就是无工作的老人发放每月 50 元零用钱；还推出了老人的盒饭工程，街道对统计下来知道 60 岁以上独居老人，吃饭不方便，就提供盒饭，并进行补贴，标准 7 元 1 份，街道补贴 1.5 元，老人自己出 5.5 元；因为，送盒饭会冷掉，且也不一定合胃口，所以即将在街道成立为老人服务的用餐中心，据说 9 月份就开张了。还要成立洗衣中心。（居民代表访谈，编码：3X12）

我们小区是老龄小区，老年人占到小区总人口的 1/3，在服务方面以老年人为重点服务对象。老百姓在诊疗慢性病时，也得到了实

惠。（健康场所代表访谈，编码：4X8）

（2）老龄服务的组织者、提供者

为受访者提到的这些老龄服务的组织者和提供者，多为街道、居委等最基层的政府组织以及社区卫生服务中心，另外，还提到了平民大药房，这应该是商业机构，且是民营机构。

（3）对所提到的老龄服务的评价

对这些老龄服务的效果，受访者在访谈给予了肯定，认为得到了实惠，身心健康有了保障，子女也很满意，有的人买了新房离开时觉得很不舍，并认为健康城市建设既使得老龄人和慢性病患者得益，也促进了社区卫生服务中心本身的工作。

　　平民大药房请大药房的药剂师到小区给大家鉴别药品是否还可以服用。世纪联华超市就在马路对过，也是我们社区的，每年老年节都来慰问我们老人、进行沟通。我感到老年人的身心健康都得到了保障。子女也很支持，我这个发言的稿子都是女儿用电脑打出来的，他们也感到很满意。（居民代表访谈，编码：3X9）

　　程家桥很多老人都舍不得离开我们街道，如有的由于子女买了新房，但是老龄人不愿意走，说在这待遇这么好，其他地方不一定有。（居民代表访谈，编码：3X12）

　　我们小区是老龄小区，老年人占到小区总人口的1/3，在服务方面以老年人为重点服务对象。老百姓在诊疗慢性病时，也得到了实惠，健康创建促进了工作，也促进了居民的健康。（健康场所代表访谈，编码：4X8）

2. 医疗服务

对医疗服务方面的测量，通常以机构数、病床、服务利用率、医护人员如每个初级卫生保健从业者所服务居民、多少居民有一个护士等为指标。在我们的质性访谈调查中，受访者提及了医疗服务的情况，本书主要以这些质性数据来呈现这方面的情况。首先，服务内容方面，受访者常提到的有慢性病治疗、外来务工人员的计划生育指导、产前检查和分娩及其子女的计划免疫等；其次，关于这些服务的提供机构，多指社区卫生服务中心。

> 我们居委本身社区卫生服务中心就在我们居委，近水楼台，身体一有不舒服，马上医生就知道。（居民代表访谈，编码：3X9）

> 平民大药房请大药房的药剂师到小区给大家鉴别药品是否还可以服用。（居民代表访谈，编码：3X9）

> 我们小区是老龄小区，老年人占到小区总人口的1/3，在服务方面以老年人为重点服务对象。老百姓在诊疗慢性病时，也得到了实惠，健康创建促进了工作，也促进了居民的健康。（健康场所代表访谈，编码：4X8）

> 百万农民外来务工者也是弱势群体。这两年，在区政府、中心配合下，对所有外来务工人员的子女加大计划免疫的力度，对所有外来儿童都做免费的计划免疫工作。江苏社区卫生服务中心。（健康场所代表访谈，编码：4X4）

> 同时加强外来务工人员的计划生育指导，特别是有些可能超生游击队，对怀孕的外来务工女性指导如何优生，我们作为医疗机构，在提倡优生优育的情况下，如果已经怀孕5—6个月了，加强孕期保健、产前检查以及产后护理的指导教育。我们也碰到过，以前发生过外来务工女性因为在黑诊所分娩，婴儿脐带感染导致死亡的案例。我们讲清楚，你们来，你们既然已经有孕在身，我们长宁区、上海市也有平价的分娩点，鼓励其来中心进行正常的产前检查和分娩，从而有效减少孕产妇和婴儿的死亡率。（健康场所代表访谈，编码：4X4）

3. 医疗保险

医疗保险是市民健康的重要保障，但上海市健康城市建设除了第一个轮次说到了公共卫生经费的人均数增加外，一直都没有关于社会保障和医疗保险方面的内容，有关职能部门也基本未加入。不过，在我们进行的质性访谈中，受访者还是提到了这方面的情况。从受访者所谈内容看，主要涉及在职职工的医疗保障计划、重大疾病保险以及报销额度更理想的健康保险，而投保方则提到了单位或企业。

> 领导也重视，决定开办在职职工的医疗保障计划以及重大疾病保险。这个保险，重大疾病险投保 2 年来，我们单位有 40 人次享受到 4 万多元的保险理赔，从比例上看不错，因为，我们也不希望员工得多少病。今年体检后，我们重新办了一个健康保险，比以前的保险好，每个员工的投保为 400 多元，看病在其受理范围内可报 50%。（健康场所代表访谈，编码：4X7）

二　社会经济的条件

健康还受到社会经济因素的影响。影响健康的社会经济因素有很多，但具体指哪些方面，各种说法有不一致的地方，不过一般都会提到的有：教育（儿童全日制教育的比例、识字率、成人教育项目参与率）、就业（失业率、城市中的主要雇主和产业）、收入、犯罪（警察统计数据如偷盗）等，有的还包括了暴力、文化参与（研讨会、体育赛事、音乐会、其他娱乐、艺术展览、博物馆和展览的参与率）（WHO，1995）。《上海市健康城市建设三年行动计划》中相关的主要有住房和住房有关的指标任务，如旧房改造、饮用水提供等。我们的问卷调查主要涉及居住面积，而质性访谈中居民具体提到了住房条件改善以及经济困难改善等方面。

1. 住房条件的改善

住房条件影响人们的身体和精神健康，健康不佳与住房拥挤等较差条件有关。适合的住房是每个人的基本需求之一，住房应该给予足够的保障，免于潮湿、寒冷、热和噪声，有足够的光线、热源，并饮用水可得、适当的排废水和卫浴。有一些指标用于测量住房情况，诸如每人的房间数量、生活空间大小、居住于不合规格的住房的人的比例。另外，还有租住的模式（户主、私人或公共租屋）。这些指标在不同国家间有差别，因此有不同的统计源。一般认为住房方面的信息应当包括：无家可归率、居住面积不足的人口比例、住房的物理自然特征（如基础的设施如热水、水冲厕、厨房）、居住密度（每户居住数，每屋、厨房、卫生间的共同使用人数）等（WHO，1995）。限于数据的可获得性，本书主要以居民人均住房居住面积和旧房改造的情况来反映住房条件方面的进展。

（1）住房面积

据统计局公布的数据，从 2002 年到 2012 年，上海市城镇居民人均住房居住面积逐步增长，2009 年达到 17.2 平方米，到 2012 年达 17.3 平方米，比上海市健康城市建设三年行动计划开始前的 2002 年（13.1 平方米）有所增加，具体增加了 4.2 平方米。

问卷调查结果显示，上海市民家庭人均居住面积达到 17 平方米以上的情况在增多，2007 年是 50.9% 以上，而 2008 年则增加到有一半多以上（54.1%），比上一年即 2007 年（50.9%）增加了 3.2%。表明在 2008 年有一半多以上的家庭人均居住面积接近统计局公布的 2009 年上海市城镇居民人均住房居住面积。

（2）住房特征

住房的物理自然特征（基础设施如热水、水冲厕、厨房）、居住密度（每户居住数，每屋、厨房、卫生间的共同使用人数）等也是住房条件的重要方面（WHO，1995）。上海市的这方面情况主要体现在旧式里弄改造、简屋减少等方面。在我们的访谈调查中，受访者提到了旧城区改造、一体化小区建设、卫生间合用的改变、住房综合整治、违章建筑拆除、平改坡，对于居住环境的改善给予了肯定。

> 这两年从去年到今年我们综合整治的面积已经达到 337892 平方米，因为老小区，违章建筑较多，经拆违 49580 平方米，环境品质有很大改善，居民居住环境得到改善，这方面得益于"健康社区"的创建。（专家和知名人士访谈，编码：2X8）
>
> 旧城区也在这三年里得到改建，成为一体化小区，原本卫生间合用的情况得到改善。（居民代表访谈，编码：3X8）
>
> 我们程桥，3 年来完成了 100% 的平改坡。今年开始是旧小区的综合改造，单我们街道在这方面就投入了将近 2000 万。（专家和知名人士访谈，编码：2X3）

不过，访谈内容也反映出一些不足和问题，如有受访者明确提到了饮水问题，主要是水箱水二次污染的问题。

我想说的是一个饮水的问题：现在居民区，4楼以上的居民都是用的水箱水，大家都知道水质受到二次污染，这对健康有很大隐患，能否早点进行这方面的工程。希望有关方面，让4楼以上有安全饮用水。（居民代表访谈，编码：3X8）

2. 社会经济条件方面的问题：企业特困人员、老龄人、看病贵等

社会经济条件是重大的健康决定因素，通常包括教育、职业和收入等方面（WHO，1995）。我们的访谈数据显示存在一些困难和问题，主要集中于一些弱势群体，如企业特困人员、特定年龄群体，由于经济等方面的困难，造成了医疗方面的困难。另外，访谈内容也有提到了一般市民面对的问题，如看病难、看病贵。

（1）企业特困人员一定程度存在，而企业由于经济的不景气，对其帮助乏力

我们企业，主要是特困人员。酒店行业，早几年前，新兴行业时，效益还不错，但是这几年旅游经济的萧条后，现在其实收益不怎么样，对于特困群体问题的帮困，对于单位来讲也是有点力不从心。（健康场所代表访谈，编码：4X7）

我单位，提供了设施，不错的，但是这总是一部分人，家里面有多数是生活压力、经济压力有困难。吃饱饭才能够考虑健康问题。我觉得设备不是最关键的问题。因为有些时候健身设施是齐备的，但是如果人被生活中的住房、就业、医疗等各种原因所困扰，他是没有心情去锻炼去健身的，根本考虑不到。如果他觉得他的命是很值钱，就要重视健康。弱势群体，活下去都成问题。所以经济方面要上去。（健康场所代表访谈，编码：4X6）

（2）老龄人退休金低，如遇到瘫痪等问题，疾患护助费用难以承担

我接触到的，老年夫妻两人如有一人瘫痪，如果要请帮手，退休人员工资也蛮够呛的，付不起，生活就比较艰辛，希望政府可以

出台一些救助措施。（居民代表访谈，编码：3X12）

（3）"看病贵"

　　我们很多员工，老员工，身体不好，有人知道自己有病，但不去看，因为看了要花钱。我们有个生癌的工程师，他跟我说，他知道我已经生癌了，我去看病了，把家里钱弄得人财两空，我不去看病，就等死了。这点钱，小孩子还可以读大学。就这样，他没有钱，他谈什么健康。单位没有钱，还为员工提供什么保障福利呀。（健康场所代表访谈，编码：4X7）

　　老百姓都看不起病了，很悲哀。（健康场所代表访谈，编码：4X21）

三　社会安全与和谐

　　对社会健康的测量，多是通过对社会公正的评估，但对一些基本概念也还没有达成一致意见（Garcia，McCarthy，1996）。而确认健康不平等，通常是通过分析因社会经济地位差异而使不同群体的健康存在差距的情况。本书基于我们的调查结果，主要用居民对社会治安、社会保障，以及健康城市对社会和谐、社会建设的影响和评价来呈现健康城市建设对社会健康的作用。

　　1. 社会治安和社会保障，分别列为不安全感的首位和第三位来源

　　正如前文所述，我们的问卷调查结果显示，有一半多（51.7%）的人给自己安全感打了满分，但反过来看也意味着有近一半的人没有完全的安全感。进一步追问不安全感的来源，结果显示，前三位依次为：社会治安、食品安全和社会保障。这表明了社会治安和社会保障等方面存在不足。而社会治安和社会保障对健康有重要影响，其中，社会治安状况对健康的影响不言而喻，社会保障更是社会的减震器和安全阀。但是这两个领域及其政府相关职能部门都没有列入或进入上海市健康城市建设三年行动，公安局曾经进入了一轮行动计划，但主要是为了配合环保局的"汽车尾气"治理。

2. "健康城市（区）"行动对社会建设的影响

（1）"健康城市（区）"行动对社会问题的影响

问卷调查问到"'健康城市（区）'行动对社会的影响"，结果显示，近一半以上（55.7%）的人认为健康城市活动对社会问题的解决有积极作用，"健康城市活动要多多益善"；另外有41.5%的人肯定"有一定作用"，而认为健康城市是形式主义的人仅有0.6%。而上一年（2007年）的调查结果是，一半以上（56.7%）的人肯定的是"有一定作用"。连续两年相比较，从一个侧面显示了上海市健康城市建设在解决社会问题方面的作用日益显著，从而得到市民的肯定。

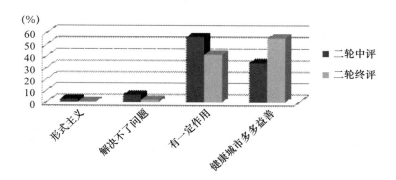

图9—11　健康城市对社会建设的影响

（2）健康城市建设对和谐社会实现的影响

首先，多数人肯定健康城市对和谐社会有贡献。我们的问卷调查问到"健康城区的建设对和谐社会的实现有否作用？"回答"有很大推动作用"的人有81.0%；认为"可能有一些帮助"的有18.8%。而认为"基本没有意义"、"会产生一些反作用"的人相加也仅占0.2%，没有人认为"只能使情况更加恶化"。

其次，健康城市对和谐社会实现的具体作用，前三位依次为：提高公众参与意识、有利于社区文明建设、增强公众社会责任感。末位是"有利于社区基础设施建设"，但也得到了40%多的受访者的肯定。这个调查结果在连续两年（2007年、2008年）的评估中都是一致的。

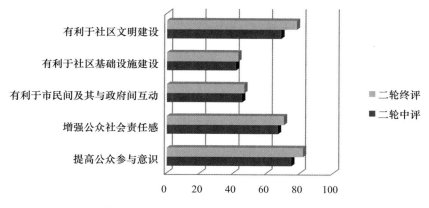

图 9—12　健康城市对和谐社会的贡献

第 十 章

结论与展望

　　20 世纪 80 年代中期在欧洲和北美提出的健康城市，于 20 世纪 90 年代引入我国并在 21 世纪初迎来实质性发展，上海市作为中国特大型城市，其健康城市建设也始终走在全国前列，WHO 健康城市的关键原则、核心方面在我国各地开展的健康城市建设中的实现程度如何，其好的、强的方面以及不足和问题是什么、受到哪些因素的促进或阻碍，所有这些问题都可以从上海市健康城市建设来窥见一斑。现总结主要的研究发现并就未来发展提出政策建议，最后是基于本研究的不足而明确未来的研究方向。

一　主要研究结论

　　上海市在中国特大型城市中较先提出健康城市建设，并以"三年行动计划"推进这一进程，现已经历了四轮以上的政策周期。本研究以 WHO 健康城市的原则和策略为标准，基于《上海市健康城市建设三年行动计划》及其他相关政策文本、工作简报、媒体报道，以及居民问卷调查、相关者焦点访谈、统计年鉴、人口普查资料和其他途径获得的事实材料，对上海市健康城市建设的政策内容、环境、过程、参与者和健康结果进行分析，主要发现和结论如下：

　　（一）成功方面和取得的健康成效

　　总的说来，上海市健康建设的政策过程各相关方面一定程度上正确实施和实现了 WHO 健康城市的原则和策略，预期健康成效的取得也证明了这些原则和策略的有效性。

　　首先，上海市健康城市建设是由城市政府提出来的，上海市政府组织制定了计划、建立了机构及保障人财物投入，并建立了组织网络和相应机制，使计划得以实施，从而切实体现了城市政府对健康的政治承诺以及为此作出的努力。

通过政策过程的阶段式分析，可以把上海市健康城市建设政策过程描述为以下四个主要方面：第一，上海市健康城市建设经过了调研、《三年行动计划》方案起草并获得市级的批准，从而获得了合法性及城市最高层次的政治承诺；第二，由一副市长牵头，建立了联席会议制度，从而建立了类似于 WHO 健康城市项目委员会的领导协调结构，并设立办公室并置于爱卫办，从而落实了办公室的组织安置，以及建立了专家指导组作为组织的技术支撑系统，从而使健康建设具备了充足的领导、有效的公共卫生倡导能力以及项目持续所需要的组织能力；第三，利用行政安排把指标任务分解、层层下达，要求把指标任务按分工纳入各级各部门工作，各级政府和各部门也建立与市级对应的类似结构和保障人财物投入，从而形成了横向到边、纵向到底的组织网络，进而通过在不同层面上分级负责、多部门分工协作，并宣传发动、社区和市民参与，最终使计划得到实施；第四，评估是上海市健康城市建设的一个整合的部分，并形成了阶段性政策发展机制，行动计划三年一轮，从 2003 年到 2015 年，已经制定五轮《三年行动计划》并已完成了四轮。

其次，上海市健康城市建设的政策内容议题广泛，一定程度上体现了 WHO 健康城市的基础哲学及其要把健康改善工作扩大到卫生领域之外以解决更广泛的健康决定因素这一实质和宗旨。

WHO 健康城市基于健康的社会—生态模式，认为健康是在卫生之外创造的，健康城市建设的提出就是为了把健康改善工作扩大到卫生领域之外。上海市健康城市建设政策内容的特点体现在其《三年行动计划》的指标任务和重点推进活动中，从 2003 年到 2014 年的四轮计划共覆盖了 7 类议题，其中除了"卫生服务"外，还有"个人因素"、"城市环境"、"食品提供"、场所建设、文明创建以及市民满意度等方面；而且，这 7 类议题中至少有 4 类议题是在每轮计划都出现的，这 4 类议题包括"卫生服务"，也包括"个人因素"干预、"城市环境"和"场所建设"。这就表明，上海市健康城市建设《三年行动计划》的指标任务和重点推进活动所覆盖的议题领域已越出了卫生保健，已把健康改善工作扩大到卫生领域之外。

再次，上海市健康城市建设促进了多部门健康合作，尤其加强了健康与环境部间的联系，同时也重视健康城市建设中的公众参与，采取了多种策略和途径来加强宣传教育、征求民意和赋能市民，从而较好地体现和实施了 WHO 健康城市的基础策略和价值观。

多部门健康合作关系的开发和维持是 WHO 健康城市的基础策略，WHO 健康城市基于健康的社会模式，认为几乎所有部门的工作都对健康有影响，故而强调要超越医疗保健，把健康合作的范围扩大到卫生或健康部门之外。上海市健康城市建设在多部门合作方面，第一，每轮《三年行动计划》的参与部门除了健康或卫生部门外，还有城市环境、教育、体育、交通等非卫生类部门，而且后者占到 70% 以上；第二，参与部门和街道层次政府的受访者都承认参与健康城市建设非常必要，对参与状态的自评和他评都较高，其中尤以街道层次为甚；第三，部门代表肯定健康城市建设给部门间合作带来了收益和改变，并具体指出这些收益和改变主要在两个方面，即除了给各部门工作协调提供了一个新"平台"外，还有使其工作更贴近民生，从而更易获得市民的认同与响应，也较易给政府部门工作赢得群众基础。

公众参与既是 WHO 健康城市的基础策略，也是其价值观。上海市健康城市建设在公众参与方面的，第一，各轮《三年行动计划》都把公众参与列为基本原则或策略，其中第二、三轮和第四轮计划还明确地把公众参与机制的建立和完善列为行动目标；第二，上海市采取多种策略和途径来促进公众参与，其中不仅包括加强宣传教育、以问卷调查和市民巡访等方法向公众进行咨询，而且通过各种方式赋能市民，诸如提供培训、专业技术支持和各种物质条件等以支持和帮助草根活动；第三，关键知情人在访谈中也认为健康城市活动中的公众参与是强于其他活动的。所以，总的说来，可以认为公众参与是上海市健康城市建设比较成功的一个方面。

最后，《上海市健康城市建设三年行动计划》的开展，促进了人群健康、环境生态、健康服务以及社会健康的改善，从而一定程度上验证了政策过程对政策目标的有效性。

健康城市建设的最终目标是要改善人的健康，政策目标的实现也是对政策过程有效与否的验证。上海市健康城市建设经过从 2003 年到 2014

年共四轮《三年行动计划》的开展，市民的健康知识有所增加、健康意识得到加强、健康行为习惯的养成得到促进，环境生态、健康服务与其他社会服务得到改善，市民对健康城市三年行动的认同感和满意度较高，健康城市成为了和谐社会建设的抓手和推进器，上海市民的人均期望寿命、婴儿和孕产妇死亡率等主要健康指标在全国处于领先地位并接近一些发达国家和地区的先进水平。预期健康成效的实现验证了上海市健康城市政策过程对政策目标的有效性。

（二）存在的不足与问题

在肯定成绩的同时，也要承认，就2003—2015年开展的四轮《三年行动计划》来看，上海市健康城市建设仍然存在一些不足和问题。这些不足和问题概括起来主要有以下几方面：

首先，在政策内容方面，上海市健康城市建设在对传统干预的突破、以更上游的政策来解决健康决定因素等方面还存在一定的局限性和差距。

在政策内容方面，基于健康的社会模式，相较于以个人健康行为等"近的"决定因素为目的的干预，WHO健康城市的干预是在更为复杂的层次，不仅仅要扩大到卫生之外，而且要延伸到Dahlgren和Whitehead的健康的社会决定因素模型中的外围圈，诸如社会经济和环境条件。与此相对照，上海市健康城市建设的局限性主要表现在两个方面：第一，四轮计划都缺乏社会经济决定因素方面的议题和更上游的政策，总体上以"城市环境"和"个人因素"干预议题为主；第二，"城市环境"和"个人因素"干预议题也都多为传统内容和"下游"路径，一是"城市环境"主要涉及水、空气、排污、清洁卫生等给城市生活提供基本支持环境的议题，其余是诸如绿化、公园、景观等含有健康和福祉的维度的"健康隐性相关环境"，总体上未达到"以健康为首要考虑和目的、以健康为统领的、用一致的方法"的"健康整合环境"；二是"个人因素"干预多为健康知信行的健康教育策略，其余是健身和控烟，但健身锻炼仍属于身体活动促进的传统方法，而控烟方面的结构性因素也仍然有限，总体来看"个人因素"干预策略多属于传统的范畴、"下游"路径。

其次，在多部门健康合作关系的开发和维持方面，《上海市健康城市建设三年行动计划》参与部门在职能类别、组织性质的多样、多元性方面仍比较有限，多部门合作需要继续加强。

　　WHO 健康城市语境下的多部门合作，所挑战的是要真正地超越卫生而达健康的上游因素，强调的是那些其政策对健康决定因素有重大影响的关键部门的参与。《上海市健康城市建设三年行动计划》中的多部门参与主要存在三方面不足：第一，总体以卫生和环境部门为主，而民政等社会服务部门和经济部门、规划、交通部门的参与数量和轮次则较有限，且劳动就业、社会保障这类对健康也有广泛且重大影响的关键部门从未在计划中出现；第二，从组织类别角度看，列入《三年行动计划》的部门主要是政府部门，这意味着上海市健康城市建设多部门合作的核心伙伴主要是指各政府部门，而私人部门和志愿部门的参与少、参与层次低；第三，总体而言，委办局代表也认为部门间合作仍然需要继续努力。所以，以 WHO 健康城市的原则要求看，该市健康城市建设在多部门合作方面仍存在一定的局限性。

　　再次，在促进公众参与方面，上海市健康城市建设在向公众提供信息的机制、所提供的信息内容以及公众参与决策制定的框架化机制等方面尚存改进余地。

　　上海市健康城市建设在促进公众参与方面存在的不足可以概括为三个方面：第一，在提供信息方面，向公众提供信息的机制或渠道有限，而且所提供的信息内容限于健康和生活方式等方面的知识和技能；第二，缺乏框架化了的使公众参与到决策制定中的方法和机制；第三，总体以"参与之轮"的四个象限来看，上海市健康城市建设在促进公众参与方面最强的是"提供信息"中的"宣传教育"，然后是"咨询社区"，"赋能公众"中的培训、支持自助群体等也达到一定程度，但相形之下较弱的是"加入"到正式的决策机制中这方面。正如 WHO 健康城市相关文献所言，公众参与不是一个简单的灵丹妙药。上海市健康城市建设中的公众参与方面存在的不足表明，成功地使公众参与到决策制定中仍然是一个学习的过程。

　　最后，居民问卷调查和访谈也反映出上海市在人群健康、环境和社会健康等方面仍然存在诸多问题和不足，城市健康目标的实现仍任重道远。

　　虽然上海市健康城市建设通过从 2003 年到 2014 年共四轮《三年行动计划》的实施，确实取得了很大的健康成效，但同时，从居民问卷调查和访谈结果也可以看出，上海市在人群健康、环境和社会健康等方面仍然存在以下不足和问题：第一，亚健康问题堪忧、个人风险因素中健康意识加强与不良行为转变的同步性有待提高；第二，环境整治还需要加强噪声污染、餐饮扰民、食品安全问题的治理等；第三，看病难、看病贵的问题仍然存在，对于企业特困人员、特定年龄群体等弱势人群更是雪上加霜，社会保障问题被市民列为不安全感的第三位来源；第四，社会治安问题被市民列为不安全感的首位来源；第五，其他还有住房和旧房改造等问题亟待解决。这些问题和不足的存在表明健康城市建设仍需要继续努力。

（三）影响因素概括

上海市健康城市建设的议程设置模式、政策内容及行动者的上述特点，是与上海市健康城市建设推行于其中的政策环境分不开的，本研究也通过问卷调查和访谈确认了一些促进和阻碍了健康城市的策略、原则在我国城市中推行的因素和事件。这些影响因素概括起来主要有以下几方面：

首先，关于上海市健康城市政策议程设定的影响因素，包括经济、政治和社会的；必然的和偶发的因素等诸多方面。

上海市能够在特大城市中首先提出健康城市建设，是由于城市化加剧、伴随巨量人口而来的问题流，领导班子换届、执政理念更新和发展思路转变所构成的政治流，以及世界卫生组织健康城市嘉定试点和其他已有相关政策如环保三年行动计划、卫生城市基础条件和计划的调研起草等政策流，此三"流"发展到一定程度，"非典"爆发等焦点事件的出现，使三"流"相遇，打开了机会之窗，从而健康城市计划得以进入市一级的决策议程并最终获得通过。

其次，上海市健康城市建设的政策环境影响因素，包括宏观环境，也涉及中观因素，并且除了国内因素外，还有国际环境的影响，总体覆盖了经济、政治、社会文化和卫生等领域。

上海市健康城市建设运行于其中的政策环境主要有六方面特征：第一，人口、地理方面，上海市有2000多万之巨的常住人口、超过6000平方公里和近17个区县（2012）的辖区尺度、地理区位在长江三角洲及其河网纵横的形态特征；第二，经济方面，上海是全国最大的经济中心城市，经济连续十多年以两位数增长；第三，政治方面，国家层面包括中国共产党发展新思路、执政新理念的提出、单一制的国家结构形式、自上而下的政策流向，上海市层面"两级政府、三级管理"的城市政府体系，以及分管领导制度、"条、块"关系和协调问题的存在；第四，社会方面，老龄化、劳动人口的户籍和就业所有制结构，还有单位制解体、社会动员模式的转变，民间力量有所发育但力量和作用仍有限等转型社会特征；第五，卫生方面，面临疾病谱改变、传染病（新老）新老传染病和慢性病构成的双重挑战，以及国际上世界卫生组织对健康城市的倡导及技术支持；第六，政策基础方面，包括卫生城市创建、环保三年行动、公共卫生三年行动计划和文明城市等已有政策项目。以上所有这些因素构成了上海市健康城市建设的政策环境，上海市健康城市建设的议程设定模式，以及政策内容优先序和政策过程、工作模式（及多部门合作）的特点，一定程度上都可以从其所处政策环境中找到解释，这些环境因素所产生的影响，包括构成压力、动力，提供了基础，并使该市的健康城市建设政策内容、方式方法等各方面具有自身特点。

再次，上海市健康城市建设多部门合作方面的成功是与领导支持、成绩共享和双赢等策略经验分不开的，而阻碍、困难则包括健康城市范围宽泛、协调能力有待提升等方面。

上海市健康城市建设在多部门合作方面的成功因素和策略经验是多方面的，概括起来主要有：第一，领导支持是关键方面；第二，使参与机构认识到参加健康城市建设的好处，并真正得到收益、成绩共享和双赢；第三，建立在已有的合作上，并在部门间工作内容的交叉或相近处寻求结合点；第四，《三年行动计划》的任务、目标明确，使参与部门明确自己的角色任务，并加强考评问责形成了压力机制；第五，群众参与度高而使活动开展顺利。

而多部门协作方面存在的困难、障碍概括起来主要有：第一，健康城市范围宽泛，使各部门较难明确自身该为此做什么，且如果《三年行动计划》中指标的制订只是照搬各部门已有指标，就难免缺乏创新；第二，部门间信息的共享方面存在不足，协调机构的协调能力也有限；第三，企事业单位等参与者的困难和障碍还包括经济效益与社会责任间的矛盾；第四，其他方面的阻碍因素有公众支持、社会氛围不够等。

最后，其他方面，诸如上海市健康城市建设中的公众参与方面存在不足，这种不足与其他地方开展的健康城市活动相类似，公众参与都不是简单的事情。而究其原因，有一些因素是有共性的，正如 WHO 健康城市相关文献所指出的，公众通常不一定习惯于去影响政策的改变，而且公众参与也是需要资源投入，并且是耗时间的过程。

二　主要的政策建议

健康城市建设是长期的事业，保障城市人民健康的工作还任重道远。对于未来的发展，本书基于以上实证研究结论，特别是多部门参与、公众参与等方面存在的问题和不足，提出以下健康城市政策过程完善和发展的建议，其中，利用社会管理创新的契机以推进民众自治的健康城市行动策略，是未来发展的关键。

首先，树立正确的健康城市理念，建立重视健康的社会共识。观念是行为的先导，健康城市要搞好，首先观念上要解决问题。健康城市倡导健康新范式，使用整体的理解来把城市看作是一个有机的、有生命的系统，并相应地倡导用整体的方法来解决城市健康问题。倡导把健康提上公共议程，用地方政府政治承诺、多部门密切合作、公众参与等方法来解决城市健康问题。这就首先要求全社会要形成统一认识，即健康是由包括社会和经济的、自然物理的、个人的等等多因素决定的，强调社会、经济和环境因素对健康的影响，把健康看作是社会问题，提高组织和社会团体对健康问题的意识和参与。

其次，寻找和及时抓住新的机会窗口，使健康城市不断持续发展下去。公共政策过程的环境是不断变动的，原有的机会窗口消逝了，新的政策窗口又会不断出现，关键是要善于捕捉并及时抓住机会窗口，来促使公共卫生议程和行动的创新，来促进健康城市的发展势头得以保持，从而使城市公共卫生问题得到不断改善。像上海市这样富有发展活力的城市，不断会有新的热点和公共事件，来给健康城市创造机会窗口，抓住这些机会，使健康城市不断持续发展下去。

再次，坚持政府主导的优势，完善政府主导作用。政府重视和政治承诺也是健康城市所强调的，并认为城市政府在城市健康问题解决方面有优势。我国的健康城市建设不仅是政府作出了承诺，并且实际地由政府发起并制订了计划、建立了机构，并投入人财物来推行。由于政府有权威并拥有权力的、政治的、物质的资源，而且提供清洁的水、空气等公共物品也是城市政府分内之事，所以，要坚持和发扬政府主导的优势。而要做到此，首要的是要加强协调机构的权威性和凝聚力。要在条件允许情况下，进一步促进其实体化或增加专职人员编制，以增强其组织协调能力。而且，政府部门间要加强合作，一是通过法制和制度完善，将健康城市建设涉及问题用规则的形式固定下来，照章办事；二是建立健全相关政策制度配套设计；三是加大协调机构的权威。

最后，完善公民社会，促进其他各类组织（私营部门、非营利组织）、社会成员的多方参与。健康城市项目可持续性的影响因素之一就是有广泛的参与者，其中一个重要方面就是公众参与。据 WHO 的在中低收入者国家开展健康城市的经验，这些国家的健康城市项目的可持续一般是与市长的个人议程联系紧密而较少大众参与。但这样做会带来的风险是，一旦政府换届、领导人事变动，新的领导班子会建立自己的新议程；反之，如果当地方社区发现项目与自己真正有关，就会施加其压力给市长继续之。另外，加强公众和社区参与的道理还在于，社区与当地人生活息息相关，也最了解当地的情况和需要，而反之官僚人员如中央与市政府并不了解地方的需求及其特殊的环境、历史、文化等，所以如果采用一刀切的解决方法也常是错误的，因而需要培养公民责任感并促进其参与，从而使健康城市得到发展并保持可持续。关于公众参与的改善，要努力探讨针对不同人群开展有针对性活动的内容与形式，如针对白领，常用的工作抓手是宣传加活动如运动会以及户外郊游等。此外，要从知情、咨询、合作和赋能等环节入手加强公众参与。随着公民社会的不断完善与成熟，非政府组织以及社区力量在健康城市建设中的作用也将不断加强，相应地，公众参与也会有所进步。

总体而言，最实质的是要使健康城市成为一种方法和途径，而不仅仅是专门列出来做的一个项目性的事情。也就是说，健康城市不仅仅停留在有这个名称，或者有关机构长期存在、计划一直持续、期限延长，甚至健康城市的可持续并不一定意味着项目的长期存在，而更主要的是要通过健康城市项目的实施，使城市的发展和保障市民健康的方式发生系统改变，健康城市应该成为一种经常的、一个解决城市健康问题的方法。这包括形成"健康是每个人的事情"的意识、得到各政府部门以及其他部门的重大参与和持续参与的承诺，跨部门合作成为运作的理所当然的模式，建立制度和体制来确保健康问题的优先权以及所有部门都认同其在健康城市中的角色和作用，最终，所有这些成为了地方政府结构的一个部分。

三　本书不足和今后研究的努力方向

总体来看，本书的研究基本上达到了预设目标，但是，正如健康城市建设是长期的事业、保持城市中人口健康还任重道远一样，对这方面的研究在未来仍然需要继续。加之，本书的研究也还存在不足，特别本书只是一种单案例研究，研究结论主要是来自于对上海市一地的健康城市建设的考察，因此，本书对健康城市建设及其同类社会问题被关注并得到解决的政策过程特征的探索性结论，需要在一个更广范围去进行进一步的验证，而且，研究主要是集中在其已经完成的前四轮行动计划，所以只能代表其政策过程中某个阶段的特征；加之，本书所使用的居民问卷调查、利益相关者访谈、机构调查数据主要来自对该市 C 区的评估项目，虽然该区是一个跨中心城区和郊区的区，其健康城区建设工作也一直处于该市的前列，而具有一定代表性，但还需要拓展。还有，在内容结论和政策建议上，对建立"自上而下"和"自下而上"相结合的健康城市推进机制所涉不多，这喻示着研究内容的亟待深入。

鉴于本书存在的以上不足，克服和解决这些不足应该成为未来研究发展的方向，所以接下来的进一步研究应该至少要从这几方面入手：首先，要扩大考察的范围和区域，而不仅仅是对一个城市进行单个的研究，并应该更多地进行与国外健康城市的比较，在同类以及差异中来全面且客观地反映实际情况，以得出更有深度和有说服力的解释；其次，要继续跟踪该市健康城市的发展，以便更完整地、及时地反映其发展轨迹；最后，内容上，对于如何才能发动民众"由下而上"的健康城市运动这类系统且深层次的问题，需要继续深入研究。

机构调查问卷(委办局用)

长宁区建设健康城区三年行动计划（2006—2008 年）终期评估
机构调查问卷（委办局用）

委办局名称：_____　　填写时间：_____

一　保障机制

1. 在本轮建设健康城区三年行动计划中，您部门/单位是否出台了相关政策、文件或专项计划？如果有，请列出。（每项政策的名称、时间等）

2. 您部门/单位是否成立了建设健康城区三年行动的工作小组或领导小组？如果有，请附领导/工作小组成员的名单。

3. 你单位开展建设健康城区，是否有专职人员，专职人员有几人？有否兼职人员，兼职人员有几人？

二　开展的项目

您部门/单位围绕本轮健康城区建设，在相关重点推进活动中，开展了哪些工作或项目？请列出重点推进活动、具体工作/项目名称、时间、简要内容等。

三　取得的成效

指标任务完成情况

您部门/单位在本轮建设健康城区三年行动计划中涉及的总指标

_____项，其中，已完成或超额完成 _____ 项，未完成_____项（列表如下）。

指标序号	项目任务名称	指标值	未完成值	原因说明

四 部门、街道间工作的协调与配合

1. 在实施健康城区三年行动计划（2006—2008 年）中，下列哪些部门/单位是您的协作方？这些部门实际提供协作配合的情况和程度如何？在今后的工作中，您认为需要哪些部门/单位提供协作？请根据实际情况在下表中打钩（如选择"是"则在相应空格中打钩）或打分。

选项 委办局		是否协作单位	是否提供了配合、协作	协作、配合的程度评分（0—5 分，5 分为满分）	今后是否需要其协作
1	体育局				
2	计生委				
3	卫生局				
4	食药监				
5	环保局				
6	建交委				
7	城管大队				

委办局＼选项		是否协作单位	是否提供了配合、协作	协作、配合的程度评分（0—5分，5分为满分）	今后是否需要其协作
8	文明办				
9	市容局				
10	房地局				
11	创建办				
12	爱卫办				
13	教育局				
14	经委				
15	文化局				
16	国资委				

注：如果给各部门合作程度的打分没有差别，如都是3分等，请说明如此无差别打分的原因和理由、标准和依据是什么？

2. 以下哪些街道（镇）在开展健康城区建设过程中工作主动、积极配合？对街道（镇）协作配合的满意度如何？请在下表中打钩（如选择"是"则在相应空格中打钩）或打分。

街道（镇）＼选项		开展工作自主性高	工作过程中配合积极、主动落实	工作配合满意度打分（0—5分，5分为满分）
1	天山			
2	北新泾			
3	仙霞			
4	华阳			
5	江苏			
6	周桥			
7	虹桥			
8	程桥			
9	新华			
10	新泾镇			

注：如果给街道（镇）的打分没有差别，如都是3分等，请说明如此无差别打分的原因和理由、标准和依据是什么？

附 录 2

机构调查问卷（街道用）

长宁区建设健康城区三年行动计划（2006—2008 年）终期评估
机构调查问卷（街道用）

街道名称：_____　　填写时间：_____

一　保障机制

1. 在本轮建设健康城区三年行动计划中，您街道是否出台了相关政策、文件或专项计划？如果有，请列出。（每项政策的名称、时间等）

2. 您街道是否成立了建设健康城区三年行动的工作小组或领导小组？如果有，请附领导/工作小组成员的名单？

3. 您街道开展建设健康社区，是否有专职人员，专职人员有几人？有否兼职人员，兼职人员有几人？

二　开展的项目

您街道围绕本轮健康城区建设，在相关重点推进活动中，开展了哪些工作或项目？请列出重点推进活动、具体工作/项目名称、时间、简要内容等。

三　部门、街道间工作的协调与配合

1. 在实施健康城区三年行动计划（2006—2008 年）中，下列哪些部门/单位是您的协作方？这些部门实际提供协作配合的情况和程度如何？在今后的工作中，您认为需要哪些部门/单位提供协作？请根据实际情况在下表中打钩（如选择"是"则在相应空格中打钩）或打分。

选项 委办局		是否协作单位	是否提供了 配合、协作	协作、配合的程度评分 （0—5分，5分为满分）	今后是否 需要其协作
1	体育局				
2	计生委				
3	卫生局				
4	食药监				
5	环保局				
6	建交委				
7	城管大队				
8	文明办				
9	市容局				
10	房地局				
11	创建办				
12	爱卫办				
13	教育局				
14	经委				
15	文化局				
16	国资委				

注：如果给各部门合作程度的打分没有差别，如都是3分等，请说明如此无差别打分的原因和理由、标准和依据是什么？

附 录 3

居民调查问卷

上海市 C 区健康城市评估调查问卷（2008 年）

问卷编号：_____

亲爱的居民朋友：您好！非常感谢您百忙之中抽出时间来配合我们的调查。本次调查是有关您对健康城市的满意状况的调查，不会耽误您很长时间。您的回答对今后政策的制定和评估都有十分重要的意义。希望您能认真配合回答我们的问题。十分感谢！

第一部分　一般情况

1.1　受访者性别：　A. 男性　　B. 女性

1.2　请问您是_____年_____月出生的？

1.3　请问您的户籍属于：

A. 上海市户口　　　　　　　　　B. 外地城市户籍户口

C. 外地农业户口

1.4　请问您最高的教育程度是什么？

A. 小学或以下　　　　　　　　　B. 初中

C. 高中（包括中专、技校、职校）　D. 大专或本科

E. 研究生

1.5　请问您是否有医保？

A. 本市医保　　　　　　　　　　B 外地医保

C. 小城镇保险　　　　　　　　　D. 合作医疗

E. 无

1.6 请问您目前的职业状况?

A. 国有企业或集体企业　　　　　B. 事业单位

C. 外资企业　　　　　　　　　　D. 私营企业或个体工商户

E. 政府部门　　　　　　　　　　F. 失业或无业或下岗

G. 退休　　　　　　　　　　　　H. 学生

1.7 如果你在职工作的话,请问你目前工作所属的行业是什么?

A. 农副业　　　　　　　　　　　B. 制造加工业

C. 建筑施工　　　　　　　　　　D. 商业服务

E. 餐饮服务　　　　　　　　　　F. 类专业技术

1.8 请问您目前婚姻状况如何?

A. 未婚　　　　　　　　　　　　B. 已婚

C. 离婚　　　　　　　　　　　　D. 丧偶

1.9 您听说过"国家卫生城市"吗?

A. 是　　　　　　　　　　　　　B. 否

1.10 您听说过"健康城市(区)"吗?

A. 是(请继续填写本问卷)

B. 否(调查到此结束,感谢您的配合)

第二部分　健康意识、行为与健康水平

2.1 您认为什么是健康?(可多选)

A. 身体健康　　　　　　　　　　B. 心理健康

C. 拥有良好的人际关系　　　　　D. 拥有健康的居住环境

2.2 您知道自己的身高和体重吗?如果知道,请问您的身高体重是多少?是否属正常范围?

您的身高是_____ cm,体重是_____ kg,属于:

A. 正常　　　　　　　　　　　　B. 不正常(请在选项前打钩)

2.3 根据上海市有关规定,下列关于无偿献血的提法正确的有哪些?(可多选)

A. 献血者累计献血 800 毫升以上的,可以终身免费临床用血

B. 无偿献血者自献血之日起 5 年内临床用血,可以按其献血量的 5 倍免费用血

C. 无偿献血者自献血之日起 5 年后临床用血，可终身等量免费用血

D. 无偿献血者自献血之日起 5 年内，其家属临床用血，可按其献血量等量免费用血

2.4 您了解艾滋病的传染途径有哪些吗？（可多选）

A. 注射器、针头传染

B. 母婴传染

C. 输血或使用血液制品传染

D. 接吻传染

E. 性接触传染

F. 握手、共同进餐

G. 不知道

2.5 您在选购食品时第一关注的是

A. 食品的安全，例如：生产日期、保质期，有无"QS"认证及其他安全检验合格标志等

B. 食品的质量，例如：食品的品牌，生产及加工厂家等

C. 食品的价格

D. 食品外包装的美观程度

E. 其他

2.6 您会定期参加体检吗？

A. 会

B. 不会

2.7 您平时参加体育锻炼的情况？

A. 几乎天天进行体育锻炼

B. 每周参加 2—3 次体育锻炼

C. 每周参加一次体育锻炼

D. 偶尔参加

E. 基本不参加，没这个习惯

2.8 您能做到不随地吐痰吗？

A. 无论何时何地都能做到

B. 大部分情况下都能够做到

C. 人多的公共场合能够做到，人少的公共场合不太注意

D. 偶尔会注意

E. 基本做不到

2.9 请问您最近有没有出现过以下状况？（可多选）

A. 有疲劳感，乏力

B. 睡不好觉

C. 容易发脾气

D. 感到压力大

E. 强迫现象，例如：反复检查门有没有锁好等

G. 没有上述状况

2.10 您与您的家人经常聚会吗？

A. 经常在一起吃饭聊天，相互沟通关心，气氛很融洽

B. 节假日会在一起吃饭，不过只是家庭惯例，没什么意思

C. 只有遇到重要节日时才会聚到一起，平时没空

D. 都很忙，基本没空凑到一起

2.11　对于您的邻居的情况，您了解吗？都了解以下哪些内容？（可多选）

A. 完全不知道，跟陌生人没两样

B. 姓名　　　　　　　　　　　C. 工作单位

D. 家庭成员　　　　　　　　　E. 兴趣爱好

F. 其他

2.12　您会与单位的领导或同事一起吃饭吗？对此，您有什么样的看法或感受？

（非在职人士请跳答第2.13题）

A. 大家经常聚餐，包括领导在内，气氛很轻松愉快

B. 跟同事聚餐比较愉快，有领导在场时气氛比较压抑

C. 会一起聚餐，但只是单位惯例，气氛比较沉闷

D. 会在一起吃饭，不过是因为公事

E. 基本不会一起吃饭

F. 关系不是很好，不愿意和他们一起吃饭

2.13　您对"明天"持有什么样的观点？

A. 每天都有可能出现新的希望与机遇，只要自己努力，明天会更美

B. 对明天有期待，但现实生活中有很多问题，感到有点力不从心

C. 就是一天天过日子，没什么感觉

D. 明天和今天一样，一成不变，很枯燥乏味

E. 自己生活工作状况很糟糕，不愿意多想"明天"

2.14　过去的一年中，您接触过家庭计划指导吗？

A、是　　　　　　　　　　　　B、否

第三部分　健康品质

3.1　您觉得周边的总体生活环境如何？

A. 很不清洁　　　　　　　　　B. 较不清洁

C. 一般　　　　　　　　　　　　D. 较清洁

E. 非常清洁

3.2　您觉得周边的交通状况如何？

A. 出行便利，但拥堵严重

B. 拥堵现象不明显，但出行不方便

C. 出行便利，且拥堵现象不明显

D. 出行不便利，且拥堵现象严重

3.3　你对长宁区的绿化覆盖情况感觉如何？

A. 很不满意　　　　　　　　　　B. 不太满意

C. 一般　　　　　　　　　　　　D. 比较满意

E. 很满意

3.4　您平常娱乐放松的主要方式是什么？（可多选）

A. 收看电视　　　　　　　　　　B. 收听广播

C. 读书看报　　　　　　　　　　D. 上网

E. 运动健身

F. 参加文化休闲活动（去电影院、艺术馆、音乐厅等）

G. 其他_____

3.5　您在过去一年中是否外出旅游过？

A. 是　　　　　　　　　　　　　B. 否

3.6　您的家庭月均收入大约是

A. 3000 元及以下　　　　　　　B. 3001—7000 元

C. 7001—10000 元　　　　　　　D. 10001—15000 元

E. 15000 元以上

3.7　您平均每月家庭支出大约是

A. 1000 元及以下　　　　　　　B. 1001—2000 元

C. 2001—3000 元　　　　　　　D. 3001—5000 元

E. 5000 元以上

3.8　您家庭每月在饮食上的花销大约是

A. 500 元及以下　　　　　　　　B. 501—1000 元

C. 1001—1500 元　　　　　　　D. 1501—3000 元

E. 3000 元以上

3.9 您家庭每月在文化教育上的花费大约是

A. 500 元及以下 　　　　　　　B. 501—1000 元

C. 1001—1500 元 　　　　　　　D. 1501—3000 元

E. 3000 元以上

3.10 您家庭每月在休闲娱乐上的花费大约是

A. 500 元及以下 　　　　　　　B. 501—1000 元

C. 1001—1500 元 　　　　　　　D. 1501—3000 元

E. 3000 元以上

3.11 您全家有_____口人，其中_____人参加了社会保险

3.12 您的家庭人均居住面积大约为

A. 7 平方米以下 　　　　　　　B. 7—16 平方米

C. 17—25 平方米 　　　　　　　D. 26—35 平方米

E. 36—45 平方米 　　　　　　　F. 45 平方米以上

3.13 在以下几项中，对您来说压力最大的是（只能选一个）

A. 经济压力 　　　　　　　　　B. 工作压力

C. 家庭压力 　　　　　　　　　D. 处理邻里、朋友关系的压力

E. 其他_____

3.14 上面选的压力会对您的心理造成一定的负面影响吗？

A. 会 　　　　　　　　　　　　B. 不会（请跳答 3.16 题）

C. 不一定 　　　　　　　　　　D. 说不清

3.15 面对因上述压力而带来的心理影响您通常如何处理？

A. 通过运动等形式排遣压力 　　B. 去看心理医生

C. 向家人、朋友等倾诉 　　　　D. 自我调节

E. 不去处理 　　　　　　　　　F. 其他_____

3.16 请您结合自身的感受，对以下有关生活品质的五个项目予以总体评价，在相应的评价等级中打钩。

生活品质项目	评价等级				
	很不理想	不太理想	一般	较为理想	非常理想
生活环境					
生活文化					
生活水平					
生活压力					
生活幸福					

3.17 如果请您对自己生活的安全感打分的话（1—5 分，5 分为满分即觉得很安全）

A. 1   B. 2

C. 3   D. 4

E. 5

3.18 您觉得以下哪些方面会给你带来安全隐患或造成不安全感？（可多选）

A. 社会治安   B. 应急处理能力

C. 社会保障   D. 食品安全

E. 环境安全

3.19 您知道长宁健康城区希望树立怎样的品牌？

A. 文明健康   B. 人人健康

C. 健康身心   D. 长久安宁

E. 长寿康宁

3.20 您如何看待这个品牌目标？

A. 无所谓

B. 只是作秀

C. 想法不错，但不切实际

D. 还不错，但我觉得还可以提得更好

E. 很不错

3.21 您认为"节能减排"的主要目的是？

A. 减少成本，节约开支   B. 保护环境

C. 促进经济发展   D. 为了培养节约意识

3.22　对正在实行的限塑令，您觉得

A. 很拥护，也完全照做

B. 有必要，但带来了不方便和麻烦

C. 不反对限塑，但是塑料袋确实方便，所以在可能情况下还是用塑料袋

D. 限塑没有必要，因为塑料袋方便

3.23　汶川地震后，有很多人做志愿者参加抗震救灾。您认为：

A. 我也会做

B. 尽管我自己不会去做志愿者，但是很赞赏志愿者

C. 这种人是头脑发昏

D. 参加抗灾救灾有很多方式，不一定都要去做志愿者

3.24　通过健康城区活动，您认为健康要搞好，最关键的是：

A. 国家　　　　　　　　　　B. 政府

C. 单位　　　　　　　　　　D. 个人

第四部分　满意度

4.1　您从下列哪种途径了解或听说过"健康城市（区）"？（可多选）

A. 报刊、电视　　　　　　　B. 网络

C. 亲戚朋友　　　　　　　　D. 社区、居委会

E. 街头宣传　　　　　　　　F. 其他（请注明）_____

4.2　您在过去一年内是否测量过血压？

A. 是　　　　　　　　　　　B. 否

4.3　您是否知道自己的血压？如果知道请写出您的血压是多少？是否在正常范围内？

您的血压，收缩压（高）是_____，舒张压（低）是_____，属于：

A. 正常

B. 不正常（请在选项 A 或 B 前打钩）。

4.4　请从下列选项中选出您听说过的长宁区健康城市行动中"五个人人"的相关活动

A. 人人知道自己血压
B. 人人知道健康知识
C. 人人参加健身活动
D. 人人参与消灭四害
E. 人人掌握救护技能
F. 人人知道食品药品安全
G. 人人参与无偿献血
H. 人人养成健康行为

4.5 您是否接触过有关食品安全的宣传?

A. 是
B. 否

4.6 消费者在消费食品过程中其合法权益受到侵害时,可以拨打_____进行申诉举报。

A. 12320
B. 12315
C. 962727
D. 不知道

4.7 食品标签上必须标注的内容是以下哪项?

A. 精确的保质期
B. 生产日期
C. 详细的厂址及企业名称
D. 以上都是

4.8 您是否在公共场所或电视等大众媒体上看到过倡导文明礼仪的公益性广告?

A. 是
B. 否

4.9 在您看来,长宁区建设健康城区是面向哪些人群的?

A. 全区范围内老年人、妇女、儿童等特殊群体
B. 工作单位在本区的职工
C. 全区范围内的本市户籍居民
D. 全区范围内包括外来流动人口和本市户籍居民在内的常住人口
E. 不清楚

4.10 关于长宁区建设健康城区的出发点,您认为是

A. 从老百姓的利益出发
B. 从缓解社会的矛盾出发
C. 从经济的发展出发
D. 政府官员出于自身考虑的政绩工程,形式主义而已
E. 不清楚

4.11 您认为健康城区行动能不能使普通市民受益?

A. 能
B. 不能
C. 不了解,所以说不清

4.12 您认为健康城区行动目前所取得的成效与您期望中的健康城市相比

A. 相去甚远

B. 取得了一些成效，但与期望还有差距

C. 和想象中的差不多

D. 比想象中好

E. 不清楚

4.13 您有没有参加过长宁举办的健康城区相关活动？

A. 有（跳答 4.15 题）　　　　　　B. 没有

4.14 您没有参加的原因是（完成此题后跳答 4.18 题）

A. 不知道有这样的活动　　　　　B. 时间冲突

C. 活动内容不吸引人　　　　　　D. 活动效果很差

E. 对公共活动不感兴趣　　　　　F. 其他（请注明）_____

4.15 您是否做过公益性活动或社区志愿者

A. 是　　　　　　　　　　　　　B. 否

4.16 如果参与过，您参加的公益活动是_____主办的

A. 区里　　　　　　　　　　　　B. 社区

C. 单位　　　　　　　　　　　　D. 自发组织的

4.17 您是抱着怎样的心态参加健康城区相关活动的？

A. 这是对全社会有益的事，作为公民我应该要去

B. 这是对我自己健康有益的事，一定要去

C. 正好有空，不妨去参加一下

D. 有人上门来通知，不得不去

4.18 您认为健康城区行动成功的关键在于

A. 人人积极参与　　　　　　　　B. 各部门间的协调配合

C. 政府大力投入资金　　　　　　D. 相关配套措施的完善

E. 其他（请注明）_____

4.19 请结合您对长宁区健康城区活动的直接了解（亲身参与）和间接了解（听闻），对以下重点开展的健康城区建设项目予以评价，在相应的满意度等级处打钩。

项目编号	活动名称	满意度等级					
		很满意	比较满意	一般	不满意	很不满意	不清楚
A	"五个人人"						
B	防艾宣传						
C	健康家庭						
D	清洁家园						
E	河道整治						
F	控烟活动						
G	健康身心						
H	志愿者行动						
I	让虫害远离生活						

4.20　如果您和您的家人中有人在学校工作、学习，请问您对学校的整体环境是否满意？

A. 满意　　　　　　　　　　B. 不满意

C. 没有人在学校

4.21　您对菜市场的整体环境满意不满意？

A. 满意　　　　　　　　　　B. 不满意

第五部分　收益与影响

5.1　您觉得健康城市行动对增加您的健康常识：

A. 没有用　　　　　　　　　B. 有一点儿用

C. 有用　　　　　　　　　　D. 很有用

5.2　通过健康城市行动，您对自己的身心健康情况的重视程度：

A. 没有改变　　　　　　　　B. 有一点儿增强

C. 增强了　　　　　　　　　D. 显著增强了

5.3　您觉得健康城市行动对您参加体育锻炼的影响是：

A. 没有影响，很少参加体育锻炼

B. 有些影响，现在也会做点儿体育锻炼

C. 有很大影响，现在很注意体育锻炼

D. 一直很注意体育锻炼

396 / 超越卫生

5.4 您觉得这次活动给您带来的最大收获是：

A. 没什么收获

B. 健康意识、健康水平提高了

C. 心态好多了

D. 邻里关系更融洽了

E. 对公益活动重要性的认识加强了

5.5 通过"健康城市（区）"行动后，您对环境健康的重视程度：

A. 没什么变化，不怎么关心 　　　　 B. 比以前要重视一点了吧

C. 比以前重视了，它会影响身体健康 D. 一直很重视

5.6 下面是关于健康城市活动之后一些情况的评价，请您在您认为最合适的框内打钩。

项目指标	分级				
	更恶化了	没有变化	稍有改善	较大程度改善	显著改善
1. 噪声					
2. 空气质量					
3. 饮水质量					
4. 餐馆卫生					
5. 绿化情况					
6. "四害"情况					
7. 食品安全状况					
8. 道路交通状况					
9. 垃圾处理情况					
10. 路面及公共场所的清洁情况					

5.7 对上题的十项内容，您觉得下一步最需要改善的是_____（请填写项目指标号码）

5.8 您觉得"健康城市（区）"行动对社会的影响是：

A. 社会有太多不如意，还老搞这种形式主义，根本没有成效

B. 社会有很多问题，像"健康城市"这样的活动效果很小，解决不

了问题

C. 虽然社会存在问题，但"健康城市"这样的活动可以起到改善作用

D. 社会基本很和谐，"健康城区"这样的活动多多益善

5.9　您认为健康城区的建设是否有利于和谐社会的实现

A. 有很大的推动作用　　　　　　　B. 可能有一些帮助

C. 基本没意义　　　　　　　　　　D. 会产生一些反作用

E. 只能使情况更加恶化

5.10　您认为健康城市（区）行动对"和谐社会"建设过程中的哪些方面有帮助？（可多选）

A. 提高公众的参与意识

B. 增强公众的社会责任感

C. 有利于市民间以及市民与政府间的互动

D. 有利于社区的基础建设

E. 有利于社区的文明建设

5.11　您觉得今后的工作重点是

A. 加强健康知识的宣传，优化健康资源配置

B. 加大投入，改善环境

C. 多组织一些社区活动，营造良好社区氛围

5.12　希望您能为长宁区健康城区的工作提出宝贵的意见或建议

_____

_____

调查员签名：_____　　调查日期：_____

访谈记录编码表

编码	对象性质	名称、来源、姓名	备注	地点	时间
1X1	职能部门代表1	建交委			
1X2	职能部门代表2	计生委			
1X3	职能部门代表3	城管大队			
1X4	职能部门代表4	市容局			
1X5	职能部门代表5	体育局		上海市长宁区公共卫生大楼	2008.8.28 上午
1X6	职能部门代表6	教育局			
1X7	职能部门代表7	环保局			
1X8	职能部门代表8	食药监			
1X9	职能部门代表9	国资委			
1X10	职能部门代表10	经委			
1X11	协调机构爱卫会爱卫办	爱卫办			
2X1	专家和知名人士1	略	园区		
2X2	专家和知名人士2	略	社区		
2X3	专家和知名人士3	略	程桥		
2X4	专家和知名人士4	略	疾控中心 学校卫生		
2X5	专家和知名人士5	略	新华街道 人大代表	上海市长宁区公共卫生大楼	2008.8.28 下午
2X6	专家和知名人士6	略			
2X7	专家和知名人士7	略	居委会		
2X8	专家和知名人士8	略	天山		
2X9	专家和知名人士9	略	疾控中心 健康教育		

编码	对象性质	名称、来源、姓名	备注	地点	时间
3X1	社区居民代表 1	略			
3X2	社区居民代表 2	略			
3X3	社区居民代表 3	略			
3X4	社区居民代表 4	略			
3X5	社区居民代表 5	略			
3X6	社区居民代表 6	略			
3X7	社区居民代表 7	略		上海市长宁区公共卫生大楼	2008.8.20 上午
3X8	社区居民代表 8	略			
3X9	社区居民代表 9	略			
3X10	社区居民代表 10	略			
3X11	社区居民代表 11	略			
3X12	社区居民代表 12	略			
3X13	社区居民代表 13	略			
3X14	社区居民代表 14	略			
4X1	健康场所建设代表 1	略	社区服务中心专职干部		
4X2	健康场所建设代表 2	略			
4X3	健康场所建设代表 3	略			
4X4	健康场所建设代表 4	略			
4X5	健康场所建设代表 5	略			
4X6	健康场所建设代表 6	略			
4X7	健康场所建设代表 7	略		上海市长宁区公共卫生大楼	2008.8.20 下午
4X8	健康场所建设代表 8	略			
4X9	健康场所建设代表 9	略			
4X10	健康场所建设代表 10	略			
4X11	健康场所建设代表 11	略			
4X12	健康场所建设代表 12	略			
4X13	健康场所建设代表 13	略			
4X14	健康场所建设代表 14	略	健康城区建设专职干部		
4X15	健康场所建设代表 15	略			

参考文献

一 英文文献

［1］Aggarwal, S. , Yoosuf, A. S. Urbanization Dynamics and WHO's "Healthy City" Initiatives in the South-East Asia Region ［C］. *Regional Health Forum*, 2010.

［2］Arnstein, S. R. A Ladder of Citizen Participation ［J］. *Journal of the American Planning Association*, 1969, 35 （4）: 216 – 224.

［3］Aronson, R. E. , Norton, B. L. , Kegler, M. C. Achieving a "Broad View of Health": Findings From the California Healthy Cities and Communities Evaluation ［J］. *Health Education & Behavior*, 2007, 34 （3）: 441 – 452.

［4］Ashton, J. , Grey, P. , Barnard, K. Healthy Cities—WHO's New Public Health initiative ［J］. *Health Promot. Int.* , 1986, 1 （3）: 319 – 324.

［5］Ashton, J. , Ubido, J. The Healthy City and the Ecological Idea ［J］. *Soc Hist Med*, 1991, 4 （1）: 173 – 180.

［6］Ashton, J. , ed. *Healthy Cities.* Milton Keynes, United Kindom: Open University Press, 1992.

［7］Ashton, J. , Seymour, H. *The New Public Health—The Liverpool Experience.* Milton Keynes, UK: Open University Press, 1988.

［8］Ashton, J. , The Historical Shift in Public Health ［M］//Tsouros, A. D. , Dowding, G. , Thompson, J. , et al. *Health Promoting Universities Concept, Experience and Framework for Action.* Copenhagen: WHO, 1998: 5 – 10.

［9］Ashton, J. Urban Lifestyle and Public Health in the City ［J］. *Journal of the Royal Statistical Society. Series D （The Statistician）*, 1990, 39 （2）:

147 – 156.

[10] Barton, H., Grant, M., Mitcham, C., et al. Healthy urban Planning in European Cities [J]. *Health Promot. Int.*, 2009, 24 (suppl_1): i91 – i99.

[11] Barton, H., Grant, M. Urban Planning for Healthy Cities [J]. *Journal of Urban Health*, 2011 (3): 1 – 13.

[12] Barton, H., Mitcham, C. Tsourou, C., eds. *Healthy Urban Planning in Practice: Experience of European Cities.* Report of the WHO City Action Group on Healthy Urban Planning. Copenhagen, WHO Regional Office for Europe (in press), 2003.

[13] Baum, F., Cooke, R. Healthy Cities Australia: The Evaluation of the Pilot Project in Noarlunga, South Australia [J]. *Health Promot. Int.*, 1992, 7 (3): 181 – 193.

[14] Baum, F., Jolley, G., Hicks, R., et al. What Makes for Sustainable Healthy Cities Initiatives? —A Review of the Evidence from Noarlunga, Australia after 18 Years [J]. *Health Promot. Int.*, 2006, 21 (4): 259 – 265.

[15] Baum, F. E. Healthy Cities and Change: Social Movement or Bureaucratic tool? [J]. *Health Promot. Int.*, 1993, 8 (1): 31 – 40.

[16] Bjaras, G., Haglund, B. J. A., Rifkin, S. B. A New approach to Community Participation Assessment [J]. *Health Promot. Int.*, 1991, 6 (3): 199 – 206.

[17] Boonekamp, G. M. M., Colomer, C., Tomas, A., et al. Healthy Cities Evaluation: The Co-ordinators Perspective [J]. *Health Promot. Int.*, 1999, 14 (2): 103 – 110.

[18] Bracht, N., Tsouros, A. Principles and Strategies of Effective Community Participation [J]. *Health Promot. Int.*, 1990, 5 (3): 199 – 208.

[19] Breton, E., de Leeuw, E. Theories of the Policy Process in Health Promotion [J]. *Health Promotion International*, 2010, 26 (1).

[20] Buse, K., Dickinson, C., Gilson, L., Murray, S. F. *How can the Analysis of Process and Power Improve Health Outcomes? Moving the Agen-*

da Forward. ODI Briefing Paper 26. London: Overseas Development Institute, 2007. www. odi. org. uk (2012 - 1 - 14).

[21] Cheadle, A. , Senter, S. , Solomon, L. , et al. A Qualitative Exploration of Alternative Strategies for Building Community Health Partnerships: Collaboration-versus Issue-oriented Approaches [J]. *Journal of Urban Health*, 2005, 82 (4): 638 - 652.

[22] Clark, D. K. The City Government's Role in Community Health Improvement [J]. *Public Health Reports* (1974 -), 2000, 115 (2/3): 216 - 221.

[23] Coenen, F. *Public Participation and Better Environmental Decisions* [G]. Springer, 2009.

[24] Considine, M. *Pubic Policy: A Critical Approach.* Macmillan Education Australian PTY KTD, 1994.

[25] Chu C. , Breucker G. , Harris N. , et al. Health-promoting Workplace China [J]. *Health Promotion International*, 2000, 15 (2): 155 - 166.

[26] CSDH. *Closing the Gap in a Generation: Health Equity Through Action on the Social Determinants of Health. Final Report of the Commission on Social Determinants of Health.* Geneva: World Health Organization (2008) (www. who. int/social_determinants).

[27] Dahlgren, D. , Whitehead, M. *European Strategies for Tackling Social Inequities in Health: Levelling up Part 2. Studies on Social and Economic Determinations of Population Health*, No. 3. WHO Regional Office for Europe, 2007.

[28] David, S. Structure for Community Participation [J]. *Journal of Urban Health-Bulletin of the New York Academy of Medicine*, 2003 (1): 1 - 2.

[29] Davidson, S. Spinning the Wheel of Empowerment [J] . *Planning*, 1998 (April): 14 - 15.

[30] Davies, J. , Kelly, M. *Healthy Cities: Research and Practice* [M]. London: Routledge, 1993.

[31] de Leeuw, E. Do Healthy Cities Work? A Logic of Method for Assessing Impact and Outcome of Healthy Cities [J]. *Journal of Urban Health-Bul-*

letin of the New York Academy of Medicine, 2011, 89 (2): 217 - 231.

[32] de Leeuw, E. Evaluating WHO Healthy Cities in Europe: Issues and Perspectives [J]. *Journal of Urban Health*, 2012: 1 - 9.

[33] de Leeuw, E. Evidence for Healthy Cities: Reflections on Practice, Method and Theory [J]. *Health Promot. Int.*, 2009, 24 (suppl_1): i19 - i36.

[34] de Leeuw, E. Global and Local (Glocal) Health: The WHO Healthy Cities Programme. *Global Change & Human Health*, 2001, 2 (1): 34 -45.

[35] de Leeuw, E. Healthy Cities Deserve Better [J]. *The Lancet*, 2012.

[36] de Leeuw, E. Healthy Cities: Urban Social Entrepreneurship for Health [J]. *Health Promot. Int.*, 1999, 14 (3): 261 -270.

[37] de Leeuw, E. Mixing Urban Health Research Methods for Best Fit [J]. *Journal of Urban Health*, 2010, 87 (1): 1 -4.

[38] de Leeuw, E. Nurturing Healthy Cities: Research Responsibility and Accountability [M] //Takano, T. *Healthy Cities and Urban Policy Research*. London: Spon Press, 2003: 138 - 161.

[39] Delamothe, T. First United Kingdom Healthy Cities Conference, Liverpool [J]. *British Medical Journal (Clinical Research Edition)*, 1988, 296 (6629): 1117 -1120.

[40] United Nations. *World Urbanization Prospects: The 2003 Revision*. New York: Department of Economic and Social Affair, Population Division, 2004.

[41] Donchin, M., Shemesh, A. A., Horowitz, P., et al. Implementation of the Healthy Cities' Principles and Strategies: An Evaluation of the Israel Healthy Cities Network [J]. *Health Promot. Int.*, 2006, 21 (4): 266 - 273.

[42] Dooris, M., Doherty, S. Healthy Universities—Time for Action: A Qualitative Research Study Exploring the Potential for a National Programme [J]. *Health Promot. Int.*, 2010, 25 (1): 94 -106.

[43] Dooris, M., Dowding, G., Thompson, J., et al. The Settings-based Approach to Health Promotion [M] //Tsouros, A. D., Dowding, G.,

Thompson, J., et al. *Health Promoting Universities Concept, Experience and Framework for Action.* Copenhagen: WHO, 1998: 21 – 32.

[44] Dooris, M., Heritage, Z. Healthy Cities: Facilitating the Active Participation and Empowerment of Local People [J]. *Journal of Urban Health*, 2011: 1 – 18.

[45] Dooris, M. Healthy Cities and Local Agenda 21: The UK Experience—Challenges for the New Millennium [J]. *Health Promot. Int.*, 1999, 14 (4): 365 – 375.

[46] Dooris, M. Healthy Settings: Challenges to Generating Evidence of Effectiveness [J]. *Health Promot. Int.*, 2006, 21 (1): 55 – 65.

[47] Duhl, L. Healthy Cities: Myth or Reality [M] //Ashton, J. *Healthy Cities.* Milton Keynes Philadelphia: Open University Press, 1992: 15 – 21.

[48] Duhl, L. J., Sanchez, A. K. *Healthy Cities and the City Planning Process: A Background Document on Links between Health and Urban Planning.* Copenhagen, WHO Regional Office for Europe, 1999 (http: // www. euro. who. int/healthy-cities/Documentation/20020514_1) .

[49] Duhl, L. J. The Healthy City: Its Function and Its Future [J]. *Health Promot. Int.*, 1986, 1 (1): 55 – 60.

[50] Edmundo Werna, Trudy Harpham, Ilona Blue. From Healthy City Projects to Healthy Cities [J]. *Environment and Urbanization*, 1999, 11 (1): 27 – 40.

[51] Edwards, P., Tsouros, A. *Promoting Physical Activity and Active Living in Urban Environments: The Role of Local Governments.* Copenhagen, WHO Regional Office for Europe, 2006.

[52] Faskunger, J. Promoting Active Living in Healthy Cities of Europe [J]. *Journal of Urban Health*, 2012: 1 – 12.

[53] Freudenberg, N. *Intersectoral Approaches to Health Promotion in Cities: Health Promotion Evaluation Practices in the Americas.* Springer, 2008.

[54] Friel, S., Akerman, M., Hancock, T., et al. Addressing the Social and Environmental Determinants of Urban Health Equity: Evidence for Action and a Research Agenda [J]. *Journal of Urban Health*, 2011, 88

(5): 860 – 874.

[55] Fryer, P. A Healthy City Strategy Three Years on—the Case of Oxford City Council [J]. *Health Promot. Int.*, 1988, 3 (2): 213 – 217.

[56] Galea, G., Powis, B., Tamplin, S. A. Healthy Islands in the Western Pacific—International Settings Development [J]. *Health Promot. Int.*, 2000, 15 (2): 169 – 178.

[57] Garcia, P., McCarthy, M. *Measuring Health: A Step in the Development of City Health Profiles*. Copenhagen, WHO Regional Office for Europe, 1996 (document EUR/ICP/HCIT 94 01/PB03) (http://www.who.dk/healthy-cities/Documentation/20010918_9).

[58] Gaventa, J. Reflections on the Uses of the "Power Cube" Approach for Analyzing the Spaces, Places and Dynamics of Civil Society Participation and Engagement. Institute of Development Studies, 2005.

[59] Gilson, L., Buse, K., Murray, S. F., Dickinson, C. Future Directions for Health Policy Analysis: A Tribute to the Work of Professor Gill Walt [J]. Oxford University Press. *Health Policy and Planning*, 2008, 23: 291 – 293.

[60] Goldstein, G. Healthy Cities: Overview of a WHO International Program [J]. *Reviews on Environmental Health*, 2000, 1 – 2 (15).

[61] Goumans, M., Springett, J. From Projects to Policy: "Healthy Cities" as a Mechanism for Policy Change for Health? [J]. *Health Promot. Int.*, 1997, 12 (4): 311 – 322.

[62] Goumans, M. What about Healthy Networks? An Analysis of the National Networks of Healthy Cities in Europe [J]. *Health Promot. Int.*, 1992, 7 (4): 273 – 281.

[63] Grady, M., Goldblatt, P., eds. *Addressing the Social Determinants of Health: The Urban Dimension and the Role of Local Government*. Copenhagen: World Health Organization Regional Office for Europe, 2012.

[64] Green, G., Acres, J., Price, C., et al. City Health Development Planning [J]. *Health Promot. Int.*, 2009, 24 (suppl_1): i72 – i80.

[65] Green, G., Tsouros, A., ed. *City Leadership for Health: Summary E-*

valuation of Phase Ⅳ of the WHO European Healthy Cities Network. WHO, 2008.

[66] Green, G. Intersectoral Planning for City Health Development [J]. Journal of Urban Health-Bulletin of the New York Academy of Medicine, 2012, 89 (2): 247 – 257.

[67] Hall, C., Davies, J. K., Sherriff, N. Health in the Urban Environment: A Qualitative Review of the Brighton and Hove WHO Healthy City Program [J]. Journal of Urban Health, 2010, 87 (1): 8 – 28.

[68] Hancock, T., Duhl, L. Promoting Health in the Urban Context. WHO Healthy Cities Papers No. 1. FADL Publishers, Copenhagen, 1988.

[69] Hancock, T., The Healthy City from Concept to Application: Implications for Research. In: Davies J., Kelly, M. Healthy Cities: Research and Practice. London: Routledge, 1993.

[70] Hancock, T., The Development of the Healthy Cities Project in Canada。In: Ashton, J., ed. Healthy Cities. Milton Keynes, United Kingdom, Open University Press, 1992: 43 – 48.

[71] Hancock, T. Healthy Communities Must Also be Sustainable Communities [J]. Public Health Reports (1974—), 2000, 115 (2/3): 151 – 156.

[72] Hancock, T. Lalonde and Beyond: Looking Back at "A New Perspective on the Health of Canadians" [J]. Health Promot. Int., 1986, 1 (1): 93 – 100.

[73] Hancock, T. Planning and Creating Healthy and Sustainable Cities: The Challenge for the 21st Century. In: Price, C., Tsouros, A., ed. Our Cities, Our Future: Policies and Action Plans for Health and Sustainable Development. Copenhagen, WHO Regional Office for Europe, 1996 [document EUR/ICP/HCIT 94 01/MTO4 (A)]: 80 – 85..

[74] Hancock, T. The Evolution, Impact and Significance of the Health Cities/Healthy Communities Movement [J]. Journal of Public Health Policy, 1993, 14 (1): 5 – 18.

[75] Harpham, T., Burton, S., Blue, I. Healthy City Projects in Developing Countries: The First Evaluation [J]. Health Promot. Int., 2001,

16 (2): 111 –125.

[76] Harpham, T. The Emergence of Urban Health Policy in Developing Countries [M] //Ashton, J. *Healthy Cities*. Milton Keynes Philadelphia: Open University Press, 1992: 64 –69.

[77] Harvey, I. Book Review: Healthy Cities: Research And Practice [J]. *British Medical Journal*, 1994, Vol. 308 (No. 6932 (Mar. 26, 1994)): 865. (p3).

[78] Heritage, Z. , Dooris, M. Community Participation and Empowerment in Healthy Cities [J]. *Health Promot. Int.* , 2009, 24 (suppl_1): i45 – i55.

[79] Hiroshi Nakajima. *Our Cities*, *Our Futures*. Who Healthy Cities Project Office, Copenhagen, 1996.

[80] Ison, E. The Introduction of Health Impact Assessment in the WHO European Healthy Cities Network [J]. *Health Promot. Int.* , 2009, 24 (suppl_1): i64 – i71.

[81] Itsatakis, A. Equity and Social Determinants of Health at A City Level [J]. *Health Promot. Int.* , 2009, 24 (suppl_1): i81 – i90.

[82] Lafond, L. J. , Heritage, Z. National Networks of Healthy Cities in Europe [J]. *Health Promot. Int.* , 2009, 24 (suppl_1): i100 – i107.

[83] Kegler, M, C. , Book Reviews: The Spirit of the Coalition [J]. *Health Education and Behavior*, 2001 (28): 811 –812.

[84] Kegler, M. C. , Painter, J. E. , Twiss, J. M. , et al. Evaluation Findings on Community Participation in the California Healthy Cities and Communities Program [J]. *Health Promot. Int.* , 2009, 24 (4): 300 –310.

[85] Kegler, M. C. , Rigler, J. , Honeycutt, S. The Role of Cmmunity Context in Plannying and Implementing Community-based Health Promotion Projects [J]. *Evaluation and Program Planning*, 2011, 34 (2011): 246 –253.

[86] Kegler, M. C. , Steckler, A. , Mcleroy, K. , et al. Factors that Contribute to Effective Community Health Promotion Coalitions: A Study of 10 Project ASSIST Coalitions in North Carolina [J]. *Health Education & Behavior*, 1998, 25 (3): 338 –353.

[87] Kegler, M. C. , Twiss, J. M. , Look, V. Assessing Community Change at Multiple Levels: The Genesis of an Evaluation Framework for the California Healthy Cities Project [J]. *Health Education and Behavior*, 2000, 27 (6): 760 – 779.

[88] Kegler, M. C. The Influence of Rural Home and Neighborhood Environments on Healthy Eating, Physical Activity, and Weight [M]. 2013.

[89] Kelly, P. M. , Morgan, A. , Bonnefoy, J. , et al. The Social Determinants of Health: Developing an Evidence base for Political Action. 2007.

[90] Kenzer, M. Healthy Cities: A Guide to the Literature [J]. *Public Health Reports* (1974 –), 2000, 115 (2/3): 279 – 289.

[91] Keruter, M. W. , Kegler, M. C. The Impact of Implementing Selected CBPR Strategies to Address Disparities in Urban Atlanta: A Retrospective Case Study [J]. *Health Education Research*, 2012, 27 (4): 729 – 741.

[92] Kickbusch, I. Healthy Cities: A Working Project and a Growing Movement [J]. *Health Promot. Int.* , 1989, 4 (2): 77 – 82.

[93] Lawrence, R, J. Building Healthy Cities-Springer [M] //Galeo S, D V. *Handbook of Urban Health*. New York, NY: Springer US, 2005: 479 – 501.

[94] Lawrence, R. J. , Fudge, C. Healthy Cities in a Global and Regional Context [J]. *Health Promot. Int.* , 2009, 24 (suppl_1): i11 – i18.

[95] Lawrence, R. J. Urban Health Challenges in Europe [J]. *Journal of Urban Health*, 2012: 1 – 14.

[96] Leah Janss Lafond, Zoe Heritage, Jill L. Farrington, et al. *National Healthy Cities Networks: A Powerful Force for Health and Sustainable Development in Europe*. WHO Regional Office for Europe, 2003.

[97] Lieberthal, Kenneth. Policy Making in China Leaders, Structures, and Processes. Kenneth Lieberthal and Michel Oksenberg.

[98] Lipp, A. , Winters, T. , de Leeuw, E. Evaluation of Partnership Working in Cities in Phase IV of the WHO Healthy Cities Network [J]. *Journal of Urban Health*, 2012: 1 – 15.

[99] Lock, K. , Mckee, M. Health Impact Assessment: Assessing Opportuni-

ties and Barriers to Intersectoral Health Improvement in an Expanded European Union [J]. *Journal of Epidemiology and Community Health* (1979 –), 2005, 59 (5): 356 – 360.

[100] Lowry, I. S. World Urbanization in Perspective [J]. *Population and Development Review*, 1990, 16: 148 – 176.

[101] Maier, K. Citizen Participation in Planning: Climbing a Ladder? [J]. *European Planning Studies*, 2001, 9 (6): 707 – 719.

[102] Matzon, K. B. Health Profile Surveys in the Context of Healthy City Development [J]. *Health Promot. Int.*, 1989, 4 (2): 145 – 148.

[103] Milio, N. Healthy Cities: The New Public Health and Supportive Research [J]. *Health Promot. Int.*, 1990, 5 (4): 291 – 297.

[104] Minkler, M. Using Participatory Action Research to Build Healthy Communities [J]. *Public Health Reports* (1974 –), 2000, 115 (2/3): 191 – 197.

[105] Mohindra, K. S. Healthy Public Policy in Poor Countries: Tackling Macroeconomic Policies [J]. *Health Promot. Int.*, 2007, 22 (2): 163 – 169.

[106] Moriyama, M. Sensory Awakening as a New Approach to Health Promotion-Springer [Z]. Springer Japan, 2011: 40 – 49.

[107] Morris, D. Healthy Cities: Self-reliant Cities [J]. *Health Promot. Int.*, 1987, 2 (2): 169 – 176.

[108] Nakamura, K. A Network of Healthy Cities in Asia and the Pacific: The Alliance for Healthy Cities [Z]. Springer Japan, 2011: 155 – 161.

[109] Nam, E W. Health Promotion and Healthy City Projects in Korea-Springer [Z]. Springer Japan, 2011: 141 – 154.

[110] Nations, U. , Affairs, D. O. E. A. , Division, P. *World Urbanization Prospects: The* 2009 *Revision.* New York: United Nations, 2010.

[111] Niles, M. L. Building Health Cities: The Role of Core Visionary (ies) in a Community Visioning Process—The Brazos 2020 Vision Initiative [D]. Texas A&M University, 2006.

[112] Nunez, A. , Colomer, C. , Peiro, R. , et al. The Valencian Community Healthy Cities Network: Assessment of the Implementation Process

[J]. *Health Promot. Int.*, 1994, 9 (3): 189 – 198.

[113] OECD. *Health at a Glance.* OECD Publishing, 2001. doi: 10. 1787/ health_glance – 2001 – en.

[114] OECD. *Health at a Glance: OECD Indicators* 2003. OECD Publishing, 2003. doi: 10. 1787/health_glance – 2003 – en.

[115] OECD. *Health at a Glance* 2013: *OECD Indicators.* OECD Publishing, 2013. http: //dx. doi. org/10. 1787/health_glance – 2013 – en.

[116] OECD. *Dataset: Health Status.* 2014. http: //stats. oecd. org/.

[117] Ogawa, H. Healthy Cities Programme in the Western Pacific Region. *Promotion & Education*, 2002.

[118] Ojima, T. Social Capital and Population Approach [M] //*Asian Perspectives and Evidence on Health Promotion and Education.* Springer Japan, 2011: 133 – 140.

[119] O'Neill, M., Simard, P. Choosing Indicators to Evaluate Healthy Cities Projects: A Political Task? [J]. *Health Promot. Int.*, 2006, 21 (2): 145 – 152.

[120] Parhizkar, A. Evaluation of Healthy Cities Progects: A Case Study of 13th Aban Street [J]. *Intl. J. Humanities*, 2008, 15 (1): 11 – 32.

[121] Plumer, K. D., Kennedy, L., Trojan, A. Evaluating the Implementation of the WHO Healthy Cities Programme across Germany (1999 – 2002) [J]. *Health Promot. Int.*, 2010, 25 (3): 342 – 354.

[122] Price, C., Dubé, C. *Sustainable Development and Health: Concepts, Principles and Framework for Action for European Cities and Towns.* Copenhagen, WHO Regional Office for Europe, 1997 (http: //www. euro. who. int/healthy-cities/Documentation/20010918_11).

[123] Price, C., Tsouros, A., ed. *Our Cities, Our Future: Policies and Action Plans for Health and Sustainable Development.* Copenhagen, WHO Regional Office for Europe, 1996 [document Eur/Icp/Hcit 94 01/Mto4 (A)].

[124] Public Health Agency of Canada. *Crossing Sectors—Experience in Intersectoral Action, Public Policy and Health* [R]. Public Health Agency

of Canada, 2007.

[125] Ritsatakis, A. Equity and the Social Determinants of Health in European Cities [J]. *Journal of Urban Health*, 2012: 1 – 13.

[126] Ritsatakis, A. Healthy Cities Tackle the Social Determinants of Inequities in Health: A Framework for Action. World Health Organization Reginal Office for Europe, 2012.

[127] Rydin, Y., Bleahu, A., Davies, M. Shaping Cities for Health: Complexity and the Planning of Urban Environments in the 21st Century [J]. *The Lancet*, 2012.

[128] Sabatier, P. A. Top-down and Bottom-up Approaches to Implementation Research: A Critical Analysis and Suggested Synthesis [J]. *Journal of Public Policy*, 1986, 6 (1): 21 – 48.

[129] Sabatier, P. A. Toward Better Theories of the Policy Process [J]. *PS: Political Science and Politics*, 1991, 24 (2): 147 – 156.

[130] Salma Burton. Evaluation of Healthy City Projects: Stakeholder Analysis of Two Projects in Bangladesh. *Environment and Urbanization*, 1999, 11 (1): 41 – 52.

[131] Seitanidi, M. M. The Politics of Partnerships [M]. SpringerNetherlands, 2010.

[132] Jeremy Shiffman. Agenda Setting in Public Health Policy. In Kris Heggenhougen and Stella Quah, ed. *International Encyclopedia of Public Health*, Vol. 1. San Diego, CA: Academic Press, 2008: 55 – 61 (externally reviewed).

[133] Somchai Durongdej. Evaluation of Healthy Cities Inbangkok, Thailand Who South-east Asia Region. *The Journal of the Royal Institute of Thailand*. 2006, 31 (2): 460 – 472.

[134] Start, D., Hovland, I. *Tools for Policy Impact: A Handbook for Researchers*. 2004.

[135] Stern, R., Green, J. Boundary Workers and the Management of Frustration: A Case Study of Two Healthy City Partnerships [J]. *Health Promot. Int.*, 2005, 20 (3): 269 – 276.

[136] Stern, R. Healthy Communities: Reflections on Building Alliances in Canada. A View from the Middle [J]. *Health Promot. Int.*, 1990, 5 (3): 225 – 231.

[137] Summary Report: Fourth Annual Healthy Cities Symposium [J]. *Health Promot. Int.*, 1990, 5 (3): 245 – 248.

[138] Takano, T., ed. *Healthy Cities and Urban Policy Research* [G]. London: Spon Press, 2003.

[139] Takano, T., Nakamura, K. Participatory Research to Enhance Vision Sharing for Healthy Town Initiatives in Japan [J]. *Health Promot. Int.*, 2004, 19 (3): 299 – 307.

[140] Taylor, M., Haglund, B. J. A., Tillgren, P. Policy Content and Context for Health Promotion in Swedish Schools. An Analysis of Municipal School Plans [J]. *Health Promot. Int.*, 2000, 15 (3): 185 – 195.

[141] Taylor, M. *The Healthy Cities Movement: Working Paper for the Lancet Commission on Health Cities*. Department of Geography, University College London, 2010.

[142] The Adelaide Recommendations: Healthy Public Policy [J]. *Health Promot. Int.*, 1988, 3 (2): 183 – 186.

[143] Tibbetts, J. Building Civic Health [J]. *Environmental Health Perspectives*, 2003, 111 (7): A400 – A403.

[144] Tsouros, A., ed. *World Health Organization Healthy Cities Project: A Project Becomes a Movement: Review of Progress* 1987 *to* 1990. Milan: Sogess, 1990. WHO Regional Office for Europe.

[145] Tsouros, A., Green, G. Health Promotion International: Special Supplement on European Healthy Cities [J]. *Health Promot. Int.*, 2009, 24 (suppl_1): i1 – i3.

[146] Tsouros, A. City Leadership for Health and Sustainable Development: The World Health Organization European Healthy Cities Network [J]. *Health Promot. Int.*, 2009, 24 (suppl_1): i4 – i10.

[147] Tsouros, A. D. Equity and the Healthy Cities Project [J]. *Health Promot. Int.*, 1989, 4 (2): 73 – 75.

[148] Tsouros, A. D. The WHO Healthy Cities Project: State of the Art and Future Plans [J]. *Health Promot. Int.*, 1995, 10 (2): 133 – 141.

[149] Tsouros, A. Healthy Cities Means Community Action [J]. *Health Promot. Int.*, 1990, 5 (3): 177 – 178.

[150] Turrell, G. *Reducing Socio-economic Health Inequalities: Issues of Relevance for Policy.* New South Wales Public Health Bulletin, 2002.

[151] UNFPA. *State of World Population* 2007: *Unleashing the Potential of Urban Growth.* United Nations Population Fund, 2007.

[152] United Nations: *World Urbanization Prospects: the* 2011 *Revision.* New York: Department of Economic and Social Affairs, Population Division, 2012.

[153] Van Naerssen, Barten, F. Healthy Cities as a Political Process. In: *Healthy cities in Developing Countries. Lessons to be Learned.* Saarbrucken (Germany), 2002.

[154] Wallerstein, N. A Participatory Evaluation Model for Healthier Communities: Developing Indicators for New Mexico [J]. *Public Health Reports* (1974 –), 2000, 115 (2/3): 199 – 204.

[155] Walt, G. *Health Policy: An Introduction to Process and Power.* Zed Brooks, Witwatersrand University Press, Johannesburg, London, 1994.

[156] Walt, G., Gilson, L. Reforming the Health Sector in Developing Countries: The Central Role of Policy Analysis [J]. *Health Policy And Planning*, 1994, 9 (4): 353 – 370.

[157] Webster, P., Lipp, A. The Evolution of the WHO City Health Profiles: A Content Review [J]. *Health Promot. Int.*, 2009, 24 (suppl_ 1): i56 – i63.

[158] Webster, P., Sanderson, D. Healthy Cities Indicators—A Suitable Instrument to Measure Health? [J]. *Journal of Urban Health*, 2012: 1 – 10.

[159] Webster, P. Review of the "City Health Profiles" Produced by WHO-Healthy Cities: Do They Present Information on Health and Its Determi-

nants and What are Their Perceived Benefits? [J]. *Journal of Epide-miology and Community Health* (1979 –), 1999, 53 (2): 125 – 127.

[160] WHO. *Health Promotion Glossary.* Geneva, 1998 (www. who. int/hpr/ NPH/docs/hp_glossary_en. pdf).

[161] WHO EURO. *Healthy Cities Around the World: An Overview of the Healthy Cities Movement in the Six WHO Regions.* Published on the Oc-casion of the 2003 International Healthy Cities Conference, Belfast, Northern Ireland, United Kingdom, 19 – 22 October 2003.

[162] WHO Europe. *Five Year Planning Framework* (Healthy Cities Paper No. 2) . Copenhagen: FADL, 1988.

[163] WHO EURO. *Health Promoting Universities Concept, Experience and Framework for Action.* Tsouros, A. , Dowding, G. , Thompson, J. , Dooris, M. (eds.) . Copenhagen: WHO, 1998.

[164] WHO SEARO. *Healthy Settings.* WHO Regional Office for South-East A-sia. http: //www. searo. who. int/entity/healthpromotion/healthyset-tings/en/.

[165] WHO. *A Working Tool on City Health Development Planning: Concept, Process, Structure, and Content.* WHO Centre for Urban Health, March 2001.

[166] WHO. *City Health Planning: The Framework.* Copenhagen, WHO Re-gional Office for Europe, 1996 (document EUR/ICP/HCIT 94 01/ MT06/7).

[167] WHO. *City Health Profiles—A Review of Progress.* Copenhagen, WHO Regional Office for Europe, 1998 (http: //www. who. dk/document/ e59736. pdf).

[168] WHO. *City Health Profiles—How to Report on Health in Your City.* Bohr, R. , ed. Copenhagen, WHO Regional Office for Europe, 1995 (document ICP/HSIT/94/01 PB 02) (http: //www. who. dk/docu-ment/wa38094ci. pdf).

[169] WHO. Constitution of the World Health Orgnazation [S]. In: WHO

Basic Documents, 40th ed. Geneva, World Health Organization, 1994.

[170] WHO. *HEALTH* 21 – *The Health for All Policy Framework for the WHO European Region* (http: //www. who. dk/cpa/h21/h21long. htm). Copenhagen, WHO Regional Office for Europe, 1999 (European Health for All Series, No. 6).

[171] WHO. *Healthy Cities Initiative in the African Region*: *Evaluation Manual*. Brazzaville: WHO, 2002.

[172] WHO. *Our Cities*, *Our Health*, *Our Future*: *Acting on Social Determinants for Health Equity in Urban Settings*. Report to the WHO Commission on Social Determinants of Health from the Knowledge Network on Urban Settings, 2008, WHO Centre for Health Development.

[173] WHO. *Phase* Ⅳ (2003 – 2008) *of the WHO European Healthy Cities Network*: *Goals and Requirements*. Copenhagen: WHO, 2003.

[174] WHO. *Phase* Ⅴ (2009 – 2013) *of the WHO European Healthy Cities Network*: *Goals and Requirements*. Copenhagen: WHO, 2009.

[175] WHO. *Primary Health Care*: *Report of the International Conference on Primary Health Care. Alma Ata*, *USSR* (1978) . Geneva, World Health Organization, 1978 ("Health for All " Series, No. 1).

[176] WHO. *The World Health Report* 2008—*Primary Health Care* (*Now More Than Ever*) . Geneva: World Health Organization.

[177] WHO. *Towards a New Planning Process. A Guide to Reorienting Urban Planning Towards Local Agenda* 21. Copenhagen, WHO Regional Office for Europe, 1999 (http: //www. euro. who. int/healthy-cities/ Documentation/20020517_1).

[178] WHO. *WHO Healthy Cities Project Phase* Ⅲ (1998 – 2002): *The Requirements and the Designation Process for WHO Project Cities*. 1997, http: // www. euro. who. int/__data/assets/pdf_file/0013/101182/ehcpphas3. pdf.

[179] WHO. *City Planning for Health and Sustainable Development*. Copenhagen, WHO Regional Office for Europe, 1997 (document EUR/ICP/ POLC060305B, European Sustainable Development and Health Series, No. 2).

[180] WHO. *Community Participation in Local Health and Sustainable Development: Aproaches and Techniques.* WHO Regional Office for Europe, 2002. http: //www. euro. who. int/document/e78652. pdf.

[181] WHO. Health Impace Assessment Toolkit for Cities Document 1. Background Document: Concepts, Processes, Methods—Vision to Action. Copenhagen: WHO, 2005.

[182] WHO. *Ottawa Charter for Health Promotion.* Geneva, WHO, 1986.

[183] WHO. *Regional Guidelines for Developing a Healthy Cities Project.* WHO Regional Office for the Western Pacific, March 2000. http: // www. alliance-healthycities. com/docs/HCguidelines_WHOWPRO. doc.

[184] WHO. *The Global Strategy for Health for All by the Year* 2000. Geneva: WHO, 1981. http: //www. searo. who. int/en/Section23/Section24/ Section25. htm (2010 – 9 – 23). http: //whqlibdoc. who. int/publications/9241800038. pdf.

[185] WHO. *Twenty Steps for Developing a Healthy Cities Project*, 3rd ed. Copenhagen, WHO Regional Office for Europe, 1997 [document EUR/ ICP/HSC 644 (2)].

[186] WHO. *Urban Voice.* Vol. 3, No. 2, WHO European Cites Newsletter, September 2003. http: //www. euro. who. int/document/hcp/voice3_2. pdf.

[187] Wilkinson, R. , Marmot, M. *The Solid Facts: Social Determinants of Health* (http: //www. who. dk/healthy-cities/hcppub. htm#SD). Copenhagen, WHO Regional Office for Europe, 1998 (document EUR/ ICP/CHVD 03 09 01).

[188] World Health Organization Regional Office for Africa. *Healthy Cities Initiative: Approaches and Experience in the African Region.* World Health Organization, Regional Office for Africa, 2002.

[189] Yamazaki, Y. , Togari, T. , Sakano, J. Toward Development of Intervention Methods for Strengthening the Sense of Coherence: Suggestions from Japan [Z]. Springer Japan, 2011: 118 – 132.

[190] Yao, S. C. Healthy City Kuching: Intersectoral Collaboration in Healthy Cities in Malaysia [M] //Takano, T. *Healthy Cities and Urban Policy*

Research. London：Spon Press，2003：271－277.

［191］ Yoo，S. Community-Based Participatory Research：A Promising Approach to Address Social Determinants of Health ［Z］. Springer Japan，2011：106－117.

［192］ Yvonne Rydin，Ana Bleahu，Davies，M. Shaping Cities for Health：Complexity and the Planning of Urban Environments in the 21st Century ［J］. *The Lancet*，2012.

［193］ Zhao，J. Towards Sustainable Cities in China ［M］. Springer New York，2011.

二　中文文献

［1］［韩］吴锡泓、金荣枰：《政策学的主要理论》，金东日译，复旦大学出版社 2005 年版。

［2］［美］布鲁斯·史密斯：《科学顾问：政策过程中的科学家》，温珂等译，上海交通大学出版社 2010 年版。

［3］ ［美］托马斯·戴伊： 《理解公共政策》，北京大学出版社 2008 年版。

［4］［美］威廉·邓恩：《公共政策分析导论》，谢明等译，中国人民大学出版社 2002 年版。

［5］［美］约翰·阿斯顿：《健康城市——世界卫生组织的一个新项目》，廖世雄译，管纪惠校，《中国健康教育》1991 年第 7 卷第 1 期，第 40—43 页。

［6］［美］约翰·金登：《议程、备选方案与公共政策》，丁煌、方兴译，中国人民大学出版社 2004 年版。

［7］［美］詹姆斯·P. 莱斯特：《小约瑟夫·斯图尔特公共政策导论》，中国人民大学出版社 2004 年版。

［8］ Chan Mable、白晨曦：《健康城市：通用设计原则》，《北京规划建设》2011 年第 5 期，第 184—186 页。

［9］ David Legge、Vivian Lin、Yan Guo：《全球化对中国卫生及卫生服务的影响》，载 Vivian Lin（林光汶）、郭岩、David Legge、吴群红主编《中国卫生政策》，北京大学医学出版社 2010 年版，第 47—53 页。

［10］David Legge、吴群红、林光汶：《卫生改革的国际经验》，载 Vivian Lin（林光汶）、郭岩、David Legge、吴群红主编：《中国卫生政策》，北京大学医学出版社 2010 年版，第 189—200 页。

［11］David Legge、张拓红、Deborah Gleeson 等：《政策理论》，载 Vivian Lin（林光汶）、郭岩、David Legge、吴群红主编：《中国卫生政策》，北京大学医学出版社 2010 年版，第 74—84 页。

［12］de Leeuw，Evelyne、郑英杰：《健康城市——发展历程、建设方法和评估机制》，《医学与哲学》（人文社会医学版）2006 年第 1 期，第 8—11 页。

［13］Wilfried Kreisel、戴俊明：《21 世纪健康城市展望——上海的挑战》，《医学与哲学》（人文社会医学版）2006 年第 1 期，第 1—3 页。

［14］Scott Burris、王琦：《治理和中国卫生政策》，载 Vivian Lin（林光汶）、郭岩、David Legge、吴群红主编《中国卫生政策》，北京大学医学出版社 2010 年版，第 64—71 页。

［15］Vivian Lin（林光汶）、郭岩、David Legge、吴群红主编：《中国卫生政策》，北京大学医学出版社 2010 年版。

［16］Wilfried Kreisel、Leonard J. Duhl、傅华：《论坛主题：健康城市理论、实践与发展展望》，《健康教育与健康促进》2006 年第 1 期，第 33—36 页。

［17］《健康城市的十条标准》，《中国卫生法制》1996 年第 3 期，第 11 页。

［18］《健康城市联盟》，《领导决策信息》2004 年第 3 期，第 12 页。

［19］《健康让生活更精彩——走进世博》编辑委员会编：《健康上海》，复旦大学出版社 2010 年版。

［20］《让健康城市的观念深入人心》，《领导决策信息》2003 年第 37 期，第 16 页。

［21］艾明：《苏州成为国内首座 WHO 健康城市联盟理事城市》，《中国健康教育》2004 年第 6 期，第 542 页。

［22］白涛：《健康城市人类健康的理想环境——访中国医疗保健国际交流促进会合作发展办公室主任沙乃平》，《中国医药指南》2003 年第 6 期，第 34—35 页。

［23］保罗·A. 萨巴蒂尔编：《政策过程理论》，彭宗超、钟开斌等译，生活·读书·新知三联书店 2004 年版。

［24］鲍勇：《健康管理是建设健康城市的重要基石（一）》，《实用全科医学》2008 年第 1 期，第 1—2 页。

［25］鲍勇、龚幼龙、玄泽亮、陈冬冬、张惠琴：《健康城市和健康社区的建设》，《中国全科医学》2005 年第 23 期，第 1950—1953 页。

［26］北京国际城市发展研究院案例研究中心：《苏州、上海健康城市建设走在全国前列》，《领导决策信息》2006 年第 41 期，第 20—21 页。

［27］本刊编辑部：《"新城市安全"系列报告（九）建设健康城市是城市安全的重要战略目标》，《领导决策信息》2003 年第 36 期，第 14—15 页。

［28］本刊资料室：《健康城市的 10 条标准》，《城市规划通讯》1996 年第 9 期，第 14 页。

［29］波尔斯比、格林斯坦：《政治学手册精选（上卷）》，竺乾威、周琪、胡君芳等译，商务印书馆 1996 年版。

［30］查长松：《健康城市拒绝"物本意识"》，《今日中国论坛》2010 年第 8 期，第 66 页。

［31］陈红：《非典 拷问国人公共卫生》，《中国民族报》2003 年 6 月 3 日第 5 版。

［32］陈柳钦：《健康城市：城市发展新追求》，《中国国情国力》2008 年第 11 期，第 20—23 页。

［33］陈少贤：《健康城市理论及在中国的实践》，《国际医药卫生导报》2000 年第 7 期，第 42 页。

［34］陈雯、李军、张钢等：《上海人群主要健康指标分析》，《中国卫生资源》2003 年第 4 期，第 160—161 页。

［35］陈英：《改善生活质量需要健康的城市——WHO 总干事中岛宏博士1996 年世界卫生日致辞》，《中国初级卫生保健》1996 年第 10 卷第 4 期，第 46—47 页。

［36］陈钊娇、蓝剑楠、单蔚等：《杭州居民健康城市建设参与现状及对策研究》，《健康研究》2011 年第 3 期，第 203—206 页。

[37] 陈振明：《公共政策学：政策分析的理论、方法和技术》，中国人民大学出版社 2005 年版。

[38] 陈振明：《政策科学》，中国人民大学出版社 1998 年版。

[39] 陈政、许文忠、谈佳弟：《以建设健康城市为载体 统筹提高城乡公共卫生水平》，《中国公共卫生管理》2004 年第 20 卷第 5 期，第 403—405 页。

[40] 段东升译、世界卫生组织和联合国环境规划署编：《城市化及其对儿童健康的影响——行动的可能性》，人民卫生出版社 1992 年版。

[41] 府采芹：《关注弱势人群、促进健康公平——建设健康城市的一项重要目标》，《苏南科技开发》2006 年第 12 期，第 16—17 页。

[42] 府采芹、邢育健：《健康城市项目标准试行》，苏州大学出版社 2003 年版，第 160 页。

[43] 傅华、李枫：《现代健康促进理论与实践》，复旦大学出版社 2003 年版。

[44] 傅华、李洋、郑频频、傅东波、戴俊明、彭伟霞：《第三次公共卫生革命的提出与健康城市建设》，《环境与职业医学》2007 年第 3 期，第 353—356 页。

[45] 傅华、玄泽亮、李洋：《中国健康城市建设的进展及理论思考》，《医学与哲学》2006 年第 1 期，第 12—15 页。

[46] 高峰、王俊华：《健康城市》，中国计划出版社 2005 年版。

[47] 高翔、徐勇、谢剑峰等：《苏州市各级卫生机构健康促进能力研究》，《健康教育与健康促进》2011 年第 4 期，第 259—260 页。

[48] 高向东、吴瑞君：《上海人口空间移动与公共管理和服务资源配置研究》，《科学发展》2013 年第 3 期，第 58—71 页。

[49] 耿香玲：《经济学视域中的健康城市建设》，《常熟理工学院学报》2006 年第 3 期，第 60—64 页。

[50] 耿香玲：《论人力资本投资与健康城市建设》，《学术交流》2006 年第 5 期，第 65—68 页。

[51] 顾沈兵：《上海市建设健康城市行动评估研究》，博士学位论文，复旦大学，2009 年。

[52] 顾沈兵、李光耀、李洋、傅华：《社区参与：创建健康城市的原动

力》，《中国卫生资源》2009 年第 2 期，第 59—61 页。

[53] 管军：《开展健康城市建设工作的策略与做法》，《江苏卫生保健》2006 年第 3 期，第 43—44 页。

[54] 广东省佛山市南海区建设健康村工程领导小组：《运用爱国卫生工作方法渐进式推进健康村工程——南海区建设健康村的主要做法》，《中国农村卫生事业管理》2009 年第 3 期，第 182—185 页。

[55] 郭根：《中国健康城市建设报告》，中国时代经济出版社 2009 年版。

[56] 郭剑鸣：《认识地方公共政策》，中国社会科学出版社 2006 年版。

[57] 郭清：《健康城市——跨世纪的健康选择》，《国际医药卫生导报》1997 年第 11 期，第 27—29 页。

[58] 郭清、蒋湘萍、邱伟、方娟：《论城市初级卫生保健是健康城市的基础》，《中国初级卫生保健》1996 年第 10 期，第 8—9 页。

[59] 郭幸福、孔宪法：《中国大陆上海健康城市案例介绍》，健康城市案例介绍，2008 年 5 月 23 日下载。

[60] 国际欧亚科学院中国科学中心、中国市长协会、联合国人居署：《中国城市状况报告 2010/2011》，外文出版社 2012 年版。

[61] 国家人口和计划生育委员会流动人口服务管理司：《中国流动人口发展报告 2010》，中国人口出版社 2010 年版。

[62] 郝模主编：《卫生政策学》，人民卫生出版社 2005 年版。

[63] 胡锦华：《以健康促进策略推进健康城市建设》，《文汇报》2007 年1 月 26 日第 5 版。

[64] 胡善联：《上海卫生改革的经验和问题》，《中国卫生资源》2002 年第 5 期，第 201—203 页。

[65] 胡延照、刘明浩：《上海人口问题和对策研究》，《上海大学学报》（社会科学版）1986 年第 1 期，第 94—99 页。

[66] 黄敬亨：《健康城市的发展与展望》，《中国健康教育》2002 年第 1 期，第 8—10 页。

[67] 黄敬亨：《苏州市建设健康城市的场所评估策略与方法》，《中国健康教育》2006 年第 4 期，第 299—301 页。

[68] 黄敬亨、王建同：《健康城市——世界卫生组织的行动战略》，《中国初级卫生保健》1995 年第 10 期，第 16—18 页。

［69］黄敬亨、邢育健、胡锦华等：《关于我国健康城市建设中若干理念问题的商榷》，《中国健康教育》2008 年第 5 期，第 389—391 页。

［70］黄敬亨、邢育健、乔磊等：《健康城市运行机制的评估——SPIRIT框架》，《中国健康教育》2011 年第 1 期，第 66—68 页。

［71］黄敬亨主编：《健康教育学》，复旦大学出版社 2006 年版。

［72］黄丽鹏、高向东：《世博后上海人口郊区化发展探讨》，《中国城市经济》2011 年第 1 期，第 246—247 页。

［73］江美球、朱又红、周扬帆：《试论健康城》，《城市问题》1989 年第 3 期，第 26—27 页。

［74］课题组（许国章、程志华等）：《构建宁波健康城市的战略研究》，《经济丛刊》2006 年第 6 期，第 7—11 页。

［75］孔宪法：《由健康城市运动反思地方发展愿景及都市规划专业》，《城市发展研究》2005 年第 2 期，第 5—11 页。

［76］李光耀、张浩：《关于制定和实施建设健康城市工作规划的思考》，《上海预防医学杂志》2005 年第 2 期，第 92—93 页。

［77］李广华：《建设健康城市的公共政策分析》，《江苏卫生保健》2005 年第 1 期，第 31—33 页。

［78］李广华：《转型时期的健康城市建设路径》，《常熟理工学院学报》2006 年第 3 期，第 65—68 页。

［79］李丽萍：《国外的健康城市规划》，《规划师》2003 年第 S1 期，第 40—43 页。

［80］李丽萍、彭实铖：《发达国家的健康城市模式》，《城乡建设》2007 年第 5 期，第 70—72 页。

［81］李娜、许冰、许从宝：《基于可持续发展的健康城市运动》，《生态经济》（学术版）2007 年第 2 期，第 324—326、344 页。

［82］李卫平、成莉：《日本"健康城市"主要特征及可借鉴的经验》，《中国公共卫生》2003 年第 6 期，第 673 页。

［83］李忠阳：《上海市建设健康城市实践与探索》，上海爱国卫生运动委员会—健康论坛。

［84］李忠阳、傅华：《健康城市理论与实践》，人民卫生出版社 2007 年版。

［85］ 梁鸿、曲大维、许非：《健康城市及其发展：社会宏观解析》，《社会科学》2003 年第 11 期，第 70 页。

［86］ 梁鸿、许非、王云竹、陈琰、曲大维、李佩珊：《论健康城市与社会经济发展》，《中国卫生经济》2003 年第 7 期，第 8—9 页。

［87］ 廖世雄、管纪惠：《WHO 健康城市计划简介》，《中国初级卫生保健》1991 年第 4 期，第 48—49 页。

［88］ 刘朝杰、David Legge、姚岚：《城市社区卫生服务改革》，Vivian Lin（林光汶）、郭岩、David Legge、吴群红主编：《中国卫生政策》，北京大学医学出版社 2010 年版，第 231—239 页。

［89］ 刘朝杰、林光汶、还锡萍：《公共卫生基础设施改革》，Vivian Lin（林光汶）、郭岩、David Legge、吴群红主编：《中国卫生政策》，北京大学医学出版社 2010 年版，第 260—270 页。

［90］ 刘俊：《上海十年卫生改革的回顾与研究——上海卫生政策情境分析研究课题概述》，《中国卫生资源》2003 年第 4 期，第 152—154 页。

［91］ 刘俊：《上海卫生发展 50 年》，《中国卫生资源》1999 年第 6 期，第 5—10 页。

［92］ 刘太格：《走进健康城市》，《北京规划建设》2006 年第 6 期，第 103 页。

［93］ 刘文强、刘滢：《政府间合作研究的评述》，《公共行政评论》2014 年第 6 期，第 107—166 页。

［94］ 刘运国、Gerald Bloom：《贫困地区农村卫生改革的启示》，载 Vivian Lin（林光汶）、郭岩、David Legge、吴群红主编《中国卫生政策》，北京大学医学出版社 2010 年版，第 253—259 页。

［95］ 陆韵：《芬兰公共卫生管理公共经验及启示——以结构不良问题为视角》2014 年第 2 期，第 91—93 页。

［96］ 吕东旭：《健康城市的体育健康促进体系研究》，博士学位论文，上海体育学院，2008 年。

［97］ 马祖琦：《"健康城市"研究对我国公共住房政策的启示》，《统计与决策》2008 年第 16 期，第 189 页。

［98］ 马祖琦：《欧洲"健康城市"研究评述》，《城市问题》2007 年第 5

期，第 92—95 页。

[99] 毛宽、曾刚：《基于健康城市视角的城市管治路径选择》，《现代城市研究》2008 年第 4 期，第 20—26 页。

[101] 毛其智：《从健康住宅到健康城市——人居环境建设断想》，《规划师》2003 年第 S1 期，第 18—21 页。

[101] 彭希哲：《完善社会政策体系、推进社会和谐发展》，载复旦大学社会发展与公共政策学院社会学系《复旦社会学论坛》（第一辑），上海三联书店 2005 年版。

[102] 齐永立：《城市化过程中健康城市公共政策的重构》，《黑龙江科技信息》2008 年第 10 期，第 79 + 69 页。

[103] 乔磊、金艳、赵惠珍：《我国创建健康城市的回顾和展望》，《中国初级卫生保健》2004 年第 10 期，第 30—31 页。

[104] 世界银行中蒙局环境人力资源和城市发展业务处：《中国：卫生模式转变中的长远问题与对策》，中国财政经济出版社 1994 年版。

[105] 任远：《城市生态学视野下的动态适度人口规模——兼论上海人口发展的基本态势》，《市场与人口分析》2005 年第 1 期，第 22—28 页。

[106] 上海市统计局：《上海常住人口性别年龄结构变化特征分析》，上海市统计局 2011 年公布。

[107] 上海预防医学杂志编者：《编者按：上海市建设健康城市三年行动计划（2003—2005）》，《上海预防医学杂志》2003 年第 12 期，第 585 页。

[108] 沈建国等、联合国人居中心编著：《城市化的世界　全球人类住区报告 1996》，中国建筑工业出版社 1999 年版。

[109] 盛新春：《浦东新区建设健康城市项目中健康政策的发展与应用研究》，硕士学位论文，复旦大学，2004 年。

[110] 世界卫生组织：《2000 年人人健康战略的制定——指导原则及主要问题·世界卫生组织执委会文件》，1979 年。

[111] 世界卫生组织编：《城市卫生危机，面对快速都市化，实现人人享有卫生保健的策略》，张妤、覃毅等译，人民卫生出版社 1996 年版。

[112] 世界卫生组织编：《健康促进术语汇编》，郑伯承、薛建平译，北京医科大学出版社 1999 年版。

[113] 市爱卫会：《2002 年本市建设健康城市活动情况》，上海市卫生局爱卫会网站。

[114] 司然等、联合国人居署编著：《全球化世界中的城市　全球人类住区报告 2001》，中国建筑工业出版社 2003 年版。

[115] 宋超：《上海市政府新闻发布一年间》，上海科学技术文献出版社 2005 年版。

[116] 宋君：《健康城市建设与公共物品的有效供给——以常熟市为例》，《常熟理工学院学报》2007 年第 9 期，第 35—39 页。

[117] 宋言奇：《世界健康城市建设的新趋势》，《国外社会科学》2008 年第 4 期，第 118—121 页。

[118] 孙国桢：《上海人口老龄化对医疗保障压力的对策研究》，《中国卫生资源》2001 年第 2 期，第 86—88 页。

[119] 孙统达、童亚琴、马藻华：《健康公平——建设健康城市的公共政策基石》，《中国农村卫生事业管理》2007 年第 10 期，第 723—725 页。

[120] 孙晓明：《21 世纪初上海卫生发展的背景、机遇与挑战》，《卫生经济研究》2000 年第 8 期，第 15—16 页。

[121] 汤大华、毛寿龙、宁宇、薛亮：《市政府管理——廊坊调查》，中国广播电视出版社 1998 年版。

[122] 唐琼：《上海努力推进"健康城市"建设——访上海市人民政府副秘书长薛沛建》，上海市卫生局爱卫会网站。

[123] 通讯员唐琼、记者顾泳：《上海成立"健康促进委员会"健康城市国际论坛在沪开幕，高强出席》，《解放日报》2005 年 11 月 21 日第 1 版。

[124] 万艳华：《面向 21 世纪的人类住区：健康城市及其规划》，《武汉城市建设学院学报》2000 年第 4 期，第 58—62 页。

[125] 王桂新：《城市化进程遇阻?》，《人民论坛》2008 年第 2 期，第 40—41 页。

[126] 王桂新：《上海人口规模增长与城市发展持续性》，《复旦学报》

（社会科学版）2008 年第 5 期，第 48—57 页。

[127] 王桂新、刘旖芸：《上海人口经济增长及其对环境影响的相关分析》，《亚热带资源与环境学报》2006 年第 3 期，第 41—50 页。

[128] 王凯戎：《1996 年北京健康城市国际大会召开》，《中华医院管理杂志》1996 年第 12 期，第 725 页。

[129] 王书梅：《中国健康城市现状和上海健康城市案例》，2005 年。

[130] 王书梅、Evelyne de Leeuw：《发展健康城市项目的 20 个步骤》，《中国健康教育》2002 年第 1 期，第 14—16 页。

[131] 吴群红、张振忠、郭岩：《中国卫生及卫生政策的历史沿革、发展与挑战》，载 Vivian Lin（林光汶）、郭岩、David Legge、吴群红主编《中国卫生政策》，北京大学医学出版社 2010 年版，第 1—10 页。

[132] 吴玉成：《中国大陆上海健康城市案例评论》，《健康城市案例介绍》，2008 年 5 月 23 日下载。

[133] 奚爱玲：《水环境治理中排污权交易的国际经验及上海的实践》，《世界地理研究》2004 年第 2 期，第 58—63 页。

[134] 夏震华：《试析国家卫生城市与健康城市的关系》，《江苏卫生保健》1999 年第 1 期，第 12—13 页。

[135] 谢剑峰：《健康城市的理念、发展与评价》，《江苏卫生保健》2006 年第 4 期，第 46—48 页。

[136] 谢剑峰：《建设健康城市的思考》，《江苏卫生保健》2004 年第 1 期，第 34—35 页。

[137] 谢剑峰：《苏州市健康城市指标体系研究》，硕士学位论文，苏州大学，2005 年。

[138] 谢庆奎等著：《中国地方政府体制概论》，中国广播电视出版社 1998 年版。

[139] 谢庆魁、杨宏山：《当代中国政府与政治》，高等教育出版社 2010 年版。

[140] 谢先国、李建华、尹卉：《推行健康城市为市民提供良好的生态环境》，《中国公共卫生》1997 年第 1 期，第 27 页。

[141] 信亚东、陈英耀、付晨等：《上海卫生发展的外部环境分析》，《中

国卫生资源》2003 年第 4 期，第 166—168 页。

[142] 邢育健：《健康城市——21 世纪城市化发展的一项新目标》，《江苏卫生保健》2001 年第 4 期，第 40—41 页。

[143] 邢育健：《苏州建设健康城市成功走向世界》，《江苏卫生保健》2004 年第 1 期，第 50 页。

[144] 邢育健、朱章利：《健康城市场景评估方法的感悟和思考》，《江苏卫生保健》2007 年第 4 期，第 25、49 页。

[145] 修建军译：《WHO 的健康城市计划》，《中国初级卫生保健》1996 年第 4 期，第 47—48 页。

[146] 徐园：《公共部门项目管理的流程、问题与改进对策研究——以上海市建设健康城市三年行动计划为例》，硕士学位论文，上海交通大学，2005。

[147] 许从宝、毕胜：《基于差异思维的"健康城市"》，《南方建筑》2006 年第 11 期，第 131—133 页。

[148] 许从宝、仲德崑：《健康城市：城市规划的重新定向》，《上海城市管理职业技术学院学报》2005 年第 4 期，第 33—38 页。

[149] 许从宝、仲德崑、李娜：《当代国际健康城市运动基本理论研究纲要》，《城市规划》2005 年第 10 期，第 52—59 页。

[150] 许从宝、仲德崑、李娜：《探寻健康城市观念的原旨》，《规划师》2005 年第 6 期，第 76—79 页。

[151] 许丛宝：《健康城市与健康城市规划——当代国际健康城市运动基本理论引介与研究》，博士学位论文，东南大学，2006 年。

[152] 许国章、程志华、马藻骅：《宁波建设健康城市的可行性研究》，《中国公共卫生管理》2006 年第 6 期，第 457—459 页。

[153] 许世雨：《台湾地区健康城市与健康社区之营造》，《法治论丛》2006 年第 2 期，第 23—32 页。

[154] 玄泽亮：《健康城市项目在上海市徐汇区开展的可行性研究》，硕士学位论文，复旦大学，2003 年。

[155] 玄泽亮、傅华：《城市化与健康城市》，《中国公共卫生》2003 年第 2 期，第 236—238 页。

[156] 玄泽亮、魏澄敏、傅华：《健康城市的现代理念》，《上海预防医

学杂志》2002 年第 4 期，第 197—199 页。

[157] 玄泽亮、魏澄敏、王克利、傅华：《上海市徐汇区健康城市指标体系的研究》，《中国健康教育》2003 年第 4 期，第 289—290 页。

[158] 薛迪、庞肖梦、唐开源等：《上海卫生改革评述》，《中国卫生资源》2003 年第 4 期，第 157—159 页。

[159] 严强：《"健康城市"评估与展望讲习班侧记》，《中国健康教育》2003 年第 8 期，第 611—616 页。

[160] 严强、邢育健：《关于健康城市的思考》，《江苏卫生保健》2001 年第 2 期，第 33—34 页。

[161] 严幸：《虹口区创建健康城市"居民和机关公务员"认知的问卷调查分析》，《健康教育与健康促进》2006 年第 1 期，第 50—51 页。

[162] 杨国安：《公众参与模式在健康城市建设中的应用研究》，《中国健康教育》2010 年第 10 期，第 779—781 页。

[163] 杨国庆：《城市可持续发展与管理中的健康城市——评〈健康城市：国际经验与中国方略〉》，《公共行政评论》2008 年第 6 期，第 184—188 页。

[164] 杨团、关信平：《当代社会政策研究》，天津人民出版社 2006 年版。

[165] 杨晓渡：《提高全民健康水平，将上海建设成为现代化的健康城市》，《中国卫生资源》2004 年第 2 期，第 51—52 页。

[166] 杨晓群：《营造健康城市环境的思考》，《广西工学院学报》1999 年第 1 期，第 33—35 页。

[167] 叶炯贤、廖素华、任陆华等：《健康城市背景下绿色医院建设的探讨》，《中国医院》2012 年第 2 期，第 50—53 页。

[168] 尹会荣、王景：《寻找健康的城市理念——认识和反思我们的城市建设》，《城乡建设》2005 年第 8 期，第 30—31 页。

[169] 于军：《健康城市——世界城市发展的方向》，《中国初级卫生保健》1997 年第 4 期，第 10—11 页。

[170] 于文平、钱跃升：《健康教育、健康促进与健康城市》，《中国健康教育》1998 年第 7 期，第 16—18 页。

[171] 袁爽秋、李立明：《健康城市建设的理论与实践》，《环境与职业医学》2008 年第 2 期，第 109—112 页。

[172] 约翰·格鲁姆：《政策影响分析》，［美］格林斯坦、波尔比斯编：《政治学手册精选》（上卷），商务印书馆 1996 年版，第 577—618 页。

[173] 岳经纶、郭巍青主编：《中国公共政策评论》（第 1 卷），格致出版社、上海人民出版社 2007 年版。

[174] 岳经纶、郭巍青主编：《社会保障与社会政策专辑》，格致出版社、上海人民出版社 2008 年版。

[175] 岳经纶、郭巍青主编：《中国公共政策评论》（第 3 卷），格致出版社、上海人民出版社 2009 年版。

[176] 张浩、李光耀：《上海市建设健康城市的实践与探索》，《上海预防医学杂志》2008 年第 1 期，第 1—4、6 页。

[177] 张鹤年：《上海"十一五"期间人口发展趋势与人口管理制度创新》，《社会科学》2007 年第 5 期，第 28—36 页。

[178] 张晶晶：《协调：让城市更健康——"城市管理世纪论坛（2006）"会议综述》，《上海城市管理职业技术学院学报》2007 年第 1 期，第 30—32 页。

[179] 张雄、陆绯云、上海财经大学人文学院·经济与社会发展研究中心编：《2006 上海暨长三角城市社会发展报告：健康城市与社会发展》，上海财经大学出版社 2007 年版。

[180] 赵芳：《上海市基层健康促进队伍健康促进能力调查》，《中国卫生资源》2010 年第 4 期，第 165—166 页。

[181] 赵芳：《上海市健康城市建设及其健康促进能力研究》，博士学位论文，复旦大学，2010 年。

[182] 赵芳、李光耀、朱建林等：《上海市基层健康促进队伍健康促进能力调查》，《中国卫生资源》2010 年第 4 期，第 165—166 页。

[183] 赵翊雯、James Killingsworth、Gerald Bloom：《公共部门改革及对卫生的影响》，载 Vivian Lin（林光汶）、郭岩、David Legge、吴群红主编《中国卫生政策》，北京大学医学出版社 2010 年版，第 23—32 页。

[184] 赵翊雯、方箐：《政府治理及其卫生决策过程》，载 Vivian Lin（林光汶）、郭岩、David Legge、吴群红主编《中国卫生政策》，北京大学医学出版社 2010 年版，第 11—21 页。

[185] 赵秀萍：《基于合作治理的苏州健康城市建设研究》，硕士学位论文，同济大学，2008 年。

[186] 赵一红：《东亚模式中的政府主导作用分析》，中国社会科学出版社 2004 年版。

[187] 陈飞、郝如一：《健康城市建设要以创卫为基础》，《中国社区医师（综合版）》2006 年第 22 期，第 10 页。

[188] 中国预防医学科学院：《我们的星球，我们的健康——世界卫生组织环境与健康委员会报告》，人民卫生出版社 1994 年版，第 229 页。

[189] 中华人民共和国卫生部卫生监督司等：《健康教育、健康促进重要文献选编　庆祝世界卫生组织成立五十周年》，中国人口出版社 1998 年版。

[190] 周明浩、李延平、史祖民、陈晓东：《卫生城市和健康城市》，《环境与健康杂志》2000 年第 6 期，第 377—379 页。

[191] 周向红：《加拿大健康城市经验与教训研究》，《城市规划》2007 年第 9 期，第 64—70 页。

[192] 周向红：《健康城市：国际经验与中国方略》，中国建筑工业出版社 2008 年版。

[193] 周向红：《欧洲健康城市项目的发展脉络与基本规则论略》，《国际城市规划》2007 年第 4 期，第 65—70 页。

[194] 周向红、诸大建：《现阶段我国健康城市建设的战略思考和路径设计》，《上海城市规划》2006 年第 6 期，第 12—15 页。

[195] 周祖根：《上海人口老化的发展趋势及其分析》，《人口与经济》1989 年第 4 期，第 44—48 页。

[196] 朱宝树：《上海人口城市化和再分布发展态势》，《南方人口》2003 年第 3 期，第 23—28 页。

[197] 左学金：《从第五次人口普查的主要数据看上海人口变化趋势》，《上海统计》2001 年第 5 期，第 29—30 页。

［198］左学金：《面临人口老龄化的中国养老保障：挑战与政策选择》，
《中国人口科学》2001 年第 3 期，第 1—8 页。

后　　记

　　本书主要是在博士学位论文理论框架和事实材料的基础上修改而成。我博士阶段的学习与论文写作得益于老师的教诲和各方的帮助，特在此表示衷心的感谢！

　　首先，我要感谢我的导师梁鸿教授。从入学那天起，导师就给予了我巨大的信任而使我得以接触与本书相关的课题研究活动，从而为本书打下了一定基础。本书的构思和修改也都离不开导师的悉心指导，并在导师的不断鼓励下得以最后完成。同时，在学习的过程中，导师敏捷的思维、严谨的治学态度、对学生的爱护和诲人不倦的高尚师德，都在我心目中留下了深刻印象，几年的学习也使我在知识、能力各方面受益匪浅。

　　还有，感谢在开展课题相关研究活动中给予我巨大信任和协助的上海市长宁区爱卫办的领导和老师们，特别是复旦校友吴琼老师，问卷调查和小组访谈的组织和协调离不开她的辛勤工作。另外，特别感谢澳大利亚墨尔本大学文学院院长、时任该校公共政策中心主任的 Mark Considine 教授，在墨尔本大学公共政策中心做访问学者一年的经历，开阔了我的视野，也促使我重返校园并把中国卫生政策相关实践作为博士阶段学习研究的主题。

　　本书也得益于王桂新、郭有德、赵德余及其他许多老师的谆谆教诲和无私帮助，还有同学仇育彬、余兴、叶华和苏晓馨等对调查数据收集和处理的协助，以及研究生游俊花、赵永涛协助修改图表，所有这些都帮助和感染了我！

　　最后，感谢我的家人！家人的理解、支持和鼓励，是支撑我前行的坚强后盾！

李娟

2018 年 1 月 28 日